중독의 근본적 치유와

영성훈련, 12단계 촉진을 위한

# 깨어있는 오늘 하루

Anonymous 저

고담의료재단 마야 • 마더스 병원 정신건강의학연구원 | 김경승 옮김

圖書出版 하나醫學社

# KEEP IT SIMPLE

Daily Meditations for Twelve-Step Beginnings and Renewal
by Anonymous



This Korean translation published by arrangement with professional Resource Exchange, Inc. through Duran Kim Agency.

이 책을
앞서 간 모든 분들과
우리에게 메시지를 전해 준 분들에게 바친다;
우리의 생명을 구해주신 당신들에게
감사드립니다.

# 차 례

# 서 문

이 책의 저자들인 우리는 회복 프로그램은 명상과 기도, 그리고 행동으로 이루어져야 한다고 믿는다. 이 책을 통해 독자들이 이러한 부분에서 도움을 받을 수 있도록 노력하였다.

각 페이지에서 여러분은 세 가지 부분을 발견할 것이다. 첫 번째는 인용문과 인용문에서 우리가 발견한 영적인 메시지에 대한 단락이다. 인용문과 그것에 대한 우리들의 생각들을 읽어보기를 권유한다. 그런 후 당신 자신의 영적인 여정에 대해 숙고하는 시간을 잠시 가져 보라. 이 인용문과 그것에 대한 우리의 생각들이 당신의 회복 프로그램에 대해 무엇을 말하고 있는가? 당신의 프로그램은 원하는 대로 되고 있는가? 만일 그렇지 않다면 12-단계 중 어떤 것을 실천에 옮겨야 할 지 생각해보라. 우리는 12-단계와 행동이 합쳐지면 대부분의 문제들이 해결될 수 있다고 굳게 믿는다.

다음으로 오늘의 기도가 있을 것이다. 우리는 기도를 중요한 행동으로 본다. 기도는 당신의 밖으로 나가는 행동이다. 기도는 인간이 되는 과제를 위해 도움을 청하는 행동이다. 오늘의 기도를 읽어보고 그것이 당신에게 적절하다면 하루 종일 반복해보기를 권한다. 그렇지 않다면 잠시 시간을 내어 당신에게 알맞은 개인적인 기도를 해보라. 아무 것도 떠오르지 않는다면 11단계가 암시하고 있는 기도를 활용하라. "당신의 뜻이 이루어지기를." 매일매일 우리의 의지를 더 높은 힘에게 맡겨야 함을 기억하라. 그렇게 함으로써 우리는 프로그램이 약속하고 있는 평온함을 얻는다.

마지막으로 오늘의 행동이 있다. 우리의 질병은 일련의 행동에 의해 강화된다. 해롭고 파괴적인 행동이다. 회복 프로그램 또한 행동에 관한 것이다. 그것은 매일의 영적인 행동이다. 영적인 행동은 우리 자신에 대해 더 좋은 느낌을 가지게 하고 세상을 보다 안전한 곳으로 느끼게 한다. 여기에서 당신은 희망하건데 당신의 프로그램을 강화시켜줄 수 있는 행동을 취하도록 요청받을 것이다. 다시 한 번 그것이 당신에게 적절하다면 실행에 옮기라. 그렇지 않다면 당신에게 알맞은 행동에 대해 숙고해보라.

또한 이 책에서 당신은 중독 환자, 혹은 중독이라는 단어를 보게 될 것이다. 시간이 변하면 언어도 달라진다. 우리가 이 용어를 사용할 때 알코올 및 약물에 의존되어 있는 사람들 모두를 지칭한다. 우리는 양자 사이에 아무런 차이가 없음을 본다. 양자 모두 동일한 치명적인 질병으로 고통 받는 사람들이다. 우리는 당신의 모습을 거기에서 보기를 요청한다.

회복은 마음과 몸, 그리고 영혼 사이의 균형을 잡는 과정이다. 바라건대 당신이 이 책을 통해 이러한 균형을 찾고 강화할 수 있기를.

당신과 함께 우리의 영적인 여정의 일부를 나눌 수 있게 되어 우리는 당신에게 감사드린다. 당신 자신의 여행을 잘 마칠 수 있기를 희망한다. 당신의 더 높은 힘과 멋진 관계를 가지기를 바란다.

저자들.

# 역자 서문

## 중독의 근본적 치료, 가능한가?

### ❖ 이 책을 활용하는 방법

내가 이 작은 책자와 만나게 된 것은 2004년, 미국 필라델피아의 다운타운에 있는 어느 서점에서였다. 내 삶에 새로운 전환점을 만들어 내기 위해 선진국의 중독연구기관과 전문 병원, 재활 센터 등지에서 중독에 대한 공부와 참관을 하고 있던 무렵, 밤이면 자동차들이 질주하는 시내 한 가운데에도 보도 위로는 반딧불이가 특유의 형광빛을 발하며 여유롭게 날아다니는 아름다운 숲의 도시 필라델피아에서 시가지를 감싸고 흐르는 스쿨킬 강을 가로지르는 다리를 날마다 뛰어 건너서는 다운타운 이곳저곳을 기웃거리던 어느 날 우연히 들렀던 서점이었다. 당시로서는 전국에 몇 안 되는 알코올 전문 병동 중의 하나였던 마야병원 알코올 병동을 처음으로 시작한지 6년이 흘렀지만 계속해서 재발하는 환자들을 보며 중독치료에 있어서 선진국과 우리의 차이가 무엇인지 알고 싶은 마음이 절실했던 열정으로 가득했던 시절, 우연히 손에 잡은 이 작은 책은 이미 중독에서 회복하고 있는 많은 분들이 12-단계에 기초하여 자신의 회복과 영적인 성장에 대해 주옥같은 경험을 담아 놓은 빛나는 내용으로 가득했다. 그 이후 10년 동안 나의 중독 병동에서 일주일에 두 번씩 여기에 나오는 글들을 번역해서 환자분들과 함께 읽으면서 생각과 소감을 나누는 시간을 가지고 있는데, 이것을 읽는 것만으로도 환자분들의 마음에 깊은 영향을 끼칠 수 있음을 무언의 분위기 속에서도 느낄 수 있었다. 또한 퇴원한 환자분들과 함께 활동하는 온라인 까페에 올려놓기도 하고, 내가 센터장을 맡고 있는 울산남구 중독관리통합지원센터에서 "소통과 나눔"이라는 제목으로 매일 매일 자신의 생활을 검토하는 데에 도움을 주기 위해 간행한 책자에도 등재해서 활용해오고 있다.

그만큼 이 책은 우선 중독 환자를 위한 책이다. 그러나 중독치료에 관심이 있는 전문가들 역시 이 책을 활용하여 도움을 받을 수 있다. 이 책은 월 별로 12-단계의 각 단계를 소개하고 있는데, 매일 한 가지씩 회복과 성장에 도움이 되는 주제를 다루고 있기 때문에 회복기에 있는 환자들이 매일매일 날짜별로 하나씩 읽으면서 잠시 묵상하고 자신을 돌아보거나 소감을 글로 써보는 시간을 가진다면 지속적인 단주를 위한 변화와 성장에 많은 도움이 되리라 여겨진다.

또한 중독의 사회심리적 치료와 회복의 전반에 대해 알고 싶은 환자나 가족, 혹은 관심이 있는 전문가라면 다음에 설명할 주제별로 접근해 보는 것도 좋은 방법이 될 것 같다.

중독으로부터 완전한 회복을 지향하는 근본적인 치료는 다음 세 가지의 목표를 포함한다고 말할 수 있다. 1) 단주 (단도박, ...등) 결심, 2) 지속적인 단주 (단도박, ...등) 를 유지시켜 줄 수 있는 내면적,

대인관계, 일상생활 및 가치관의 변화, 3) 치료의 수용과 치료 과정에 대한 참여. 이 세 가지 조건이 만족되면 대부분의 중독은, 그것이 아무리 악성이거나 만성적인 재발을 반복해 온 분이라도 근본적으로 치유될 수 있다. 어느 하나라도 만족되지 않으면 회복을 처음부터 시작할 수 없거나 재발이 반복된다.

중독의 근본적인 치유를 위해서는 다음 세 가지의 진실을 깨달아야 한다. 첫째는 술 (혹은 약물이나 도박...)을 적당히 마실 수 있는 조절 기능을 상실했다고 하는 진실이다. 그래서 단주를 목표로 하는 결심을 해야 한다. 많은 환자들이 오랫동안 이 진실을 깨닫지 못하고 조절 음주를 시도하다가 결국 돌이킬 수 없는 상태에까지 이른다. 둘째는 따라서 술을 끊어야 하는데, 현재로서는 자신에게 술을 끊을 수 있는 힘이 없다고 하는 진실이다. 많은 환자들이 처음에는 마음만 먹으면 술을 끊을 수 있다고 생각한다. 그러나 그들은 술 없이 일상생활을 해나갈 수 있는 마음의 근육이 모두 위축되어 있으며 따라서 단주할 수 있는 마음의 힘을 키우기 위해서는 학습과 훈련을 통한 변화와 성장을 필요로 한다고 하는 사실을 모르는 경우가 많다. 셋째는 혼자서는 이 마음의 근육을 키울 수 없으며 변화와 성장을 성취할 수 없다고 하는 진실이다. 그것은 치료와 전문적인 도움, 그리고 회복을 지향하는 회복 공동체를 통해 가장 효과적으로 발달시킬 수 있다.

### 1. 단주결심

1) 술을 적당히 마실 수 있는, 혹은 사교적인 음주나 도박을 즐

길 수 있는 조절 기능을 상실했다고 하는 진실을 깨닫기 위해 환자들은 자신의 과거를 진지하고 진실하게 돌아보는 시간을 가져야 한다. 정직하고 진실한 자기 검토, 이것이 회복의 첫 걸음이다. 이를 통해 알코올이나 약물, 그리고 다른 중독으로 인해 자신의 삶에서 얼마나 많은 소중한 것들을 잃어버렸는지 있는 그대로 직면할 수 있어야 한다. 이 주제와 관련된 내용은 1-2, 1-13, 3-6, 3-30, 4-1, 4-2, 4-11, 4-16, 5-1, 5-7, 5-8, 5-11, 5-14, 6-17, 6-18, 6-19, 6-22, 7-2, 7-17, 7-21, 8-1, 8-15, 8-23, 9-7, 9-11, 9-19, 9-27, 10-1, 10-2, 10-6, 10-9, 10-16, 10-20, 10-24, 10-27, 10-29, 10-31, 11-7, 11-22, 12-8, 12-12, 12-15, 12-19에 나와 있다.

2) 다음으로 필요한 것은 자신의 질병과 한계, 삶의 고통들을 있는 그대로 받아들이는 것이다. 1-1, 1-3, 1-21, 2-7, 3-25, 3-31, 4-2, 5-28, 6-22, 7-5, 7-26, 8-22, 8-23, 10-11, 10-18, 11-6, 12-20, 12-29이 이와 관련되는 내용들이다.

3) 그리하여 4-16, 4-21, 5-5, 6-28, 7-5, 7-19, 7-24, 9-30, 10-18, 10-19, 11-2, 12-20에 나와 있듯이 한편으로 조절과 조종, 고집을 포기하고,

4) 다른 한편으로는 1-4, 1-27, 2-1, 2-2, 2-11, 2-14, 2-19, 2-23, 2-25, 3-5, 3-17, 3-18, 3-23, 3-28, 6-12, 7-4, 7-19, 8-10, 9-28, 10-23, 11-6, 11-12, 11-17, 12-2, 12-8, 12-14, 12-18에서와 같이 미래에 대한 희망과 비전, 그리고 믿음과 신뢰가 싹틀 때 비로소 술이나 약물, 도박이나 게임을 중단하고자 하는 중

대한 결심을 시작하고 유지할 수 있게 된다.

## 2. 변화와 성장

다음으로 중독 환자는 결심이나 의지만으로는 지속적인 단주와 회복을 유지할 수 없으며 자신의 내면과 대인관계, 일상생활과 가치관의 변화가 필요하다고 하는 진실을 깨달아야 한다. 이것은 학습과 훈련을 통한 변화와 성장에서 비롯된다. 여기에는 변화와 성장의 필요성, 내용, 그리고 방법이 있다.

1) 중독 환자는 무엇보다 학습과 훈련을 통해 변화하고 성장해야 하며, 그리고 새로운 방식의 삶을 배워야 한다. 그러한 변화와 성장의 필요성이 무엇인지 알고 싶다면 다음을 참조하라. 1-18, 1-19, 2-17, 2-26, 2-29, 3-8, 3-21, 3-29, 3-30, 4-17, 5-3, 5-12, 5-17, 5-21, 5-28, 6-10, 6-11, 6-18, 6-20, 6-26, 6-30, 7-5, 7-12, 7-17, 7-18, 7-21, 7-24, 8-6, 8-8, 8-9, 8-11, 8-16 8-27, 8-28, 8-31, 9-3, 9-4, 9-5, 9-11, 9-18, 9-26, 10-5, 10-7, 10-10, 10-19, 11-13, 11-19, 11-24, 11-27, 12-3, 12-4, 12-11, 12-27, 12-31

2) 먼저 자신을 인정하고 존중하는 자기 신뢰, 자기 사랑과 돌봄, 자기 보호와 자기위로를 할 수 있는 내면적인 변화가 필요하다. 이것은 자신과의 관계가 변화하는 것이다. 이를 위해 1-23, 2-21, 3-1, 3-4, 4-8, 6-11 1-8, 1-12, 1-25, 1-27, 2-15, 2-28, 3-15, 4-1, 4-2, 4-18, 5-4, 5-13, 7-10, 7-11, 7-16, 8-7, 8-21, 8-24, 9-15, 9-23, 10-21, 10-25, 11-6, 11-21, 11-23, 12-4,

12-13, 12-22을 보면 도움을 받을 수 있다.

3) 이러한 자신과의 관계 변화를 기반으로 하여 1-3, 2-9, 2-21, 4-4, 4-8, 6-16, 8-14에 나와 있듯이 자신을 다시 위험에 빠뜨릴 수 있는 내적 및 외적인 위험요인들이 무엇인지 파악하고 이를 회피하는 것을 배워야 한다.

4) 자신의 외부에 있는 사람이나 장소, 사물, 상황과 같은 외적인 위험요인만이 아니라 내부에 있는 위험요인을 파악해야 하는데 여기에는 먼저, 증오와 원망, 외로움과 분노, 두려움과 걱정, 수치심 등의 다양한 부정적인 감정과 타인에 대한 비난, 거짓, 핑계와 같은 것들이 있다. 이것은 1-24, 2-12, 3-14, 3-26, 3-19, 4-4,, 4-10, 4-15, 5-13, 6-7, 6-16, 6-24, 6-25, 7-3, 7-20, 7-21, 7-30, 9-12, 9-20, 9-21, 9-25, 10-9, 10-26, 10-27, 12-17, 12-18에서 다루고 있다.

5) 부정적인 감정에서 자신을 보호하기 위해 단순한 삶과 휴식, 이완, 평온함, 여유, 천천히 하기, 침묵, 멈추고 생각하기, 명상, 기도와 같은 생활방식의 변화를 필요로 한다. 이와 관련된 내용은 1-11, 2-15, 2-20, 4-3, 5-2, 5-6, 5-16, 6-13, 6-15, 7-14, 7-15, 7-23, 7-31, 8-19, 8-25, 8-26, 8-29, 9-7, 9-12, 9-17, 11-2, 11-16, 12-6, 12-30에서 찾아볼 수 있다.

6) 한편 변화와 성장을 위해서는 행동과 훈련, 그리고 참여의 중요성을 인식해야 한다. 이를 위해 행동과 의식의 관계를 이해하는 것이 필요하다. 의식이 행동을 결정할 뿐만 아니라 반대로 행동 또한 의식을 변화시킨다. 과거의 습관적인 행동과 관계가 지속되는 한 의

식의 변화와 긍정적인 힘을 얻을 수 없다고 하는 사실을 이해할 수 있어야 한다. 1-14, 1-29, 1-30, 1-31, 2-6, 3-18, 5-6, 5-10, 5-22, 6-3, 6-4, 6-10, 7-9, 7-18, 8-4, 8-9, 8-16, 8-17, 9-15, 10-5, 10-12, 11-10, 11-14, 11-18 12-24를 참고하라.

7) 그러나 변화와 성장은 시행착오를 통해 점진적으로 이루어지는 것이므로 실수할 때 낙심하지 말고 이를 통해 학습과 훈련을 계속하는 것이 중요하다. 이것은 2-24, 3-8, 5-2, 10-1, 10-2, 10-9, 10-16, 11-8에서 다루고 있다.

8) 변화와 성장을 위해서는 전문적인 치료와 도움뿐만 아니라 먼저 회복을 시작한 경험자들의 도움을 기꺼이 받으려고 해야 하고; 2-3, 3-6, 3-26, 3-29, 4-4, 4-14, 5-20, 7-7, 7-13, 7-21, 9-6, 9-13, 9-30, 11-9, 11-13, 11-17, 12-23, 12-27,

9) 또한 자신의 회복 경험이 어느 정도 쌓이고 나면 이제 다른 중독 환자들과 나아가서 세상에 도움을 주고 봉사하는 것이 자신의 회복을 유지할 수 있는 필수적인 힘이라고 하는 사실을 인식하는 것이 필요하다. 타인을 돕는 것을 통해 자신을 돕는 것을 배우는 것이다. 이것은 타인 및 세계와의 관계 변화이다. 이것은 1-20, 2-22, 2-27, 4-13, 6-8, 7-25, 8-30, 9-17, 9-20, 9-28, 11-16, 11-19, 11-25, 11-28, 12-2, 12-5, 12-7, 12-9, 12-10, 12-15, 12-16, 12-21, 12-24에 나와 있다.

10) 자기중심적 이기주의, 고집, 도피, 폐쇄, 단절, 자기연민과 같은 성격적 약점의 변화가 필요하다. 1-15, 3-11, 3-14, 3-15, 3-18, 3-19, 3-25, 3-31, 4-2, 4-7, 5-27, 5-30, 6-1, 6-4, 6-9,

6-14, 6-15, 6-20, 6-25, 6-28, 7-8, 7-12, 7-15, 7-20, 7-23, 7-24, 7-25, 8-11, 9-10, 9-12, 9-20, 9-24, 10-3, 10-11, 10-13, 10-24, 11-8, 11-25, 12-17, 12-18

11) 또한 겸손을 통한 세상과의 연결, 소속, 대인관계의 변화가 일어나야 하고. 5-1, 5-22, 5-26, 7-1, 7-16, 8-1, 8-2, 8-3, 8-13, 9-1, 9-6, 9-9, 9-10, 9-14, 9-17, 9-23, 9-25, 11-21, 12-2, 12-3, 12-7, 12-26, 12-28,

12) 선택할 수 있는 결단력과 자기주장, 자신과 삶에 대한 책임의식을 통해 자유와 통제 사이의 균형 잡힌 삶을 배워야 한다. : 1-16, 1-30, 2-4, 6-25, 7-27, 7-29, 8-1, 8-2, 9-1, 9-15, 9-16, 9-26, 10-15, 10-26, 11-20

13) 또한 일상생활의 변화가 지속적인 단주와 회복을 위해 핵심적으로 중요하다. 이것은 술 없는 즐거움과 진정한 행복, 기쁨과 삶과 회복의 경이와 아름다움을 경험하는 것을 포함한다. 여기에 관해서는 2-10, 3-22, 4-5, 4-12, 4-15, 4-19, 5-2, 5-9, 5-24, 5-26, 5-31, 6-3, 6-17, 6-24, 6-26, 7-6, 7-10, 7-14, 7-20, 7-22, 7-25, 7-30, 8-20, 9-5, 9-14, 9-29, 10-14, 10-30, 11-4, 11-18, 12-11을 찾아보면 도움이 될 것이다.

술 없는 즐거움과 진정한 행복, 기쁨과 삶의 경이와 아름다움을 경험하기 위해서는 먼저 단주가 선행되어야 하고, 다음으로는 앞에서 언급한 바 있는 단순한 삶과 휴식, 이완, 평온함, 여유, 천천히 하기, 침묵, 멈추고 생각하기, 명상, 기도와 같은 생활방식의 변화와 함께 또한 다음과 같은 변화도 필요하다.

14) 현재 속에 존재하는 새로운 삶의 방식이 큰 도움이 된다. 이것은 지금 이 순간과 오늘 하루를 가장 소중히 여기면서 오늘 하루에 집중하는 삶의 방식이다. AA에서는 이것을 "한 번에 하루씩 (One Day at A Time)" 이라는 슬로건으로 표현하고 있는데 오늘 하루만은 단주하고 오늘 하루만은 행복하게 살겠다고 다짐하는 삶의 방식을 말한다. 이것을 현존, 혹은 마인드풀 라이프스타일이라고 할 수 있을 것이다. 1-5, 1-29, 2-4, 2-13, 4-9, 5-18, 5-30, 6-5, 7-2, 8-17, 8-19, 8-29, 9-22, 10-22, 12-6을 참고하면 좀 더 자세히 알 수 있을 것이다.

15) 한편, 오늘 하루에 집중하면서, 지나간 과거와 오지 않은 미래와 같이 어찌할 수 없는 부분에 대해서는 놓아버리고, 내맡기는 삶의 방식을 배워야 한다. : 2-20, 3-10, 6-13, 6-14, 8-10, 2-25, 3-1, 3-2, 3-3, 3-4, 3-29, 4-21, 6-12, 12-18

16) 이러한 변화와 성장을 통해 내면의 상처를 치유하며 궁극적으로 중독을 치유하는 것은 자기 자신과 삶에 대한 사랑과 용서라고 하는 사실을 이해할 수 있어야 한다. 1-26, 2-12, 3-2, 3-12, 3-15, 3-24, 4-11, 5-5, 5-8, 5-25, 6-7, 6-27, 8-1, 8-2, 8-3, 8-29, 9-1, 9-3, 9-21, 10-25, 11-15, 11-25, 11-30, 12-10, 12-25

17) 변화와 성장을 위해서는 먼저 시작의 중요성을 깨닫고 새로운 시작과 결단, 열정과 젊음, 모험을 필요로 하며 변화의 과정에서 만나게 되는 고통을 극복하고 고통의 의미를 이해하고, 고통을 통해 배울 수 있어야 한다. 1-5, 1-8, 2-6, 2-7, 3-21, 5-19, 5-23,

6-3, 6-4, 7-8, 8-8 8-16, 8-31, 9-26, 10-11, 11-17, 11-18

### 3. 치료의 수용과 참여

세 번째로 깨달아야 하는 진실은 학습과 훈련을 통한 변화와 성장을 혼자서는 성취할 수 없다고 하는 것이다. 이것은 전문적인 치료와 경험 있는 회복자들의 도움을 필요로 하며 궁극적이고 근원적인 치유는 자기 존재의 근원과 궁극적인 실재, 존재의 의미와 목적에 대한 새로운 인식과 실천을 통해 완성된다.

1) 이를 위해 먼저 자신을 개방하고 경청하는 태도를 배워야 한다. 여기에 대해서는 1-10, 3-4, 3-29, 3-31, 4-7, 6-8, 7-7, 9-4, 9-8, 9-9, 9-13, 9-30, 10-20, 11-5을 참고하라.

2) 그리하여, 도피와 회피를 일삼고 고집에 사로잡힌 폐쇄적이고 고립되어 있는 삶을 방식을 청산해야 한다. 이것은 1-15, 3-18, 3-31, 4-7, 5-27, 6-4, 9-30에 나와 있다. 또한 앞에서 언급한 성격적 약점의 변화에 관해서도 참고하라.

3) 중독의 근본적이고 지속적인 치유를 위해서는 회복을 지향하는 새로운 공동체 안에서 공동체 정신과 친교를 나누고, 이를 통해 친절과 사랑을 배움으로써 대인관계의 변화가 일어나야 한다. 1-6, 1-22, 1-28, 2-10, 2-16, 2-17, 2-22, 2-29, 3-2, 3-7, 3-9, 3-13, 3-20, 3-26, 4-14, 5-8, 5-13, 5-20, 5-29, 6-9, 6-23, 6-27, 7-13, 9-1, 12-7, 12-9, 12-28. 또한 변화와 성장에 관한 앞의 8), 9), 11)의 내용도 참고하라.

4) 이것은 결국 영성과 영적인 삶, 더 높은 힘에 대한 이해를 필

요로 한다. 1-15, 2-5, 3-12, 3-16, 4-20, 4-21, 5-5, 5-16, 5-23, 5-27, 6-6, 6-29, 7-22, 8-5, 8-6, 8-18, 9-8, 10-4, 11-1, 11-11, 11-15, 11-23, 11-29, 11-30, 12-1, 12-31

### ❖ 중독과 영성, 그리고 12-단계

이제 이 책에서 자주 등장하고 있는 "더 높은 힘 (Higher Power)"이라는 개념에 대해 어떻게 이해할 것인지, 또한 영성과 중독의 관계는 무엇인지에 대해 논의할 차례다. "더 높은 힘"은 AA (Alcoholics Anonimous) 를 비롯한 12-단계 프로그램에서 처음으로 사용한 단어인데 오늘날 많은 서구인들에게 비교적 친숙한 개념이 된 듯하다. AA 및 12-단계 프로그램은 12-단계 전문에도 "우리가 이해하는 대로의 신"이라고 나와 있듯이, "더 높은 힘"은 12-단계 집단, 자연, 의식, 신, 붓다, 과학, 실존적 자유 등과 같이 자신보다 더 큰 힘을 가지면서 자신을 사랑하고 돌볼 수 있는 힘을 가진 존재는 어떠한 것이라도 가능하다고 말한다.

1932년, 미국의 로드 아일랜드 주 상원의원의 아들인 해저드라는 청년이 자신의 알코올 중독을 치료받기 위해 융을 찾아간다. 거기서 융은 해저드에게 당신은 치유의 희망이 없지만 혹시 어떤 종교적 체험을 통해 자신의 삶을 전환시킨다면 회복이 가능할 수도 있겠다고 말한다. 낙심천만으로 고향으로 돌아온 해저드는 옥스퍼드 그룹이라는 종교적 집단에 참여 한다. 옥스퍼드 그룹은 사랑과 순결, 정직과 비 이기심을 지향하며 신의 인도하심과 도덕적 절대가치, 인격적 행위를 통한 삶의 변화에 토대를 둔 당시 융성하고 있던 기독

교적 도덕 재무장 운동이었다. 그리하여 해저드는 옥스퍼드 그룹을 통해 알코올 중독에서 회복 되었고 이러한 회복 경험이 빌에게 전해져서 AA의 기원이 되었으며 빌과 보브를 비롯한 AA의 초기 회복자들의 회복 경험에 토대를 둔 12-단계와 영적인 접근은 오늘날에도 알코올 및 약물 중독과 각종 중독의 치유에서 핵심적으로 중요한 역할을 하고 있다.

WHO에서 공식적으로 인간의 건강에 대해 신체적, 정신적, 사회적, 영적 안녕 상태라고 정의하고 있는 데서도 감지되듯이 구미 각국에서는 전통적 종교에 대한 관심은 퇴조하고 있지만 인간의 영성에 대한 관심은 급증하고 있다. 어린 시절 종교를 믿던 수많은 사람들이 영성을 종교의 대안으로 여긴다. 심지어 토마스 베리와 같은 가톨릭 사제는 피조물 영성 사상을 말하면서 조물주뿐 만 아니라 지구와 지구에 거주하는 모든 피조물을 숭배하라고 가르치고 지구를 돌보는 일은 성찬식 못지않게 중요한 일이라고 주장하며 영성 사상을 환경운동과 결합시키고 있다. 이와 같이 영성에 대한 관심은 과학주의와 성장주의로 인한 현대사회의 병폐를 치유하는 한 가지 대안으로 부상할 정도로 관심이 급증하고 있다.

### 영적 전통과 영성의 근대적 부인

켄 윌버(Ken Wilber)는 비교 종교학의 세계적 권위자인 Huston Smith를 인용하면서 세계의 거의 모든 위대한 전승 지혜는 '존재의 대사슬'에 대한 믿음에 찬동하고 있는데 실재란 물질에서부터 차례로 신체, 마음, 혼, 영에 이르기까지 서로 엮어서 짠 여러 수준들로 이루어진

풍성하고 현란한 융단과 같은 것이며 각 상위의 수준은 그 아래 차원들을 포함하면서 초월하여 사슬처럼 연결되어 있다고 말한다. 그리하여 세계 내의 모든 존재와 사건들은 모두 서로 서로 엮어서 짜여지게 되고 모든 것은 궁극적으로 영에 의해 전능한 신에 의해, 도에 의해, 브라흐만에 의해, 절대자 스스로에 의해 서로 연결되어 서로가 서로를 포괄하고 있다. 이러한 존재의 대사슬에 대한 관점은 인류 역사의 거의 전반을 통해 인류 문명의 지배적인 공식 철학이 되어 왔다. 그런데 서양에서부터 근대적 자아와 과학이 발흥하면서 존재의 대사슬에 대한 관념은 전적으로 사라져 버렸다. 계몽운동 이후 근대 서양은 인류 역사에서 존재의 대사슬의 실재성을 거의 전적으로 부인한 최초의 주요 문명이 되었다. 그 대신 기본적으로 사물(물질/에너지)로 구성된 평원적 개념의 우주가 자리 잡게 되었고 물질적 신체와 물질적 두뇌를 포함하고 있는 이 물질 우주는 과학에 의해 가장 잘 연구되어질 수 있고 그래서 과학이 혼자 모두 독차지하게 되었다. 사물로부터 신에 이르는 존재의 거대한 사슬 대신에 이제는 물질뿐이고 그러고는 끝이다. 그리하여 과학적 유물론으로 알려진 세계관이 근대 서양의 지배적이며 공식적인 철학이 되었고 예술, 도덕, 과학으로 이루어지는 문화 가치권에 대해 과학적 유물론은 다른 가치권들은 모두 무가치한 것이고 비과학적이며 환상적인 것이라고 선언했다. 이것이 근대와 과학의 세계에서 영성에 대한 논의가 실종된 역사적 배경이다.

## 인간에 대한 영성적 이해와 영적 전통

유태인을 학살했던 죽음의 수용소에서 살아남아 의미치료를 창시한 빅터 프랭클에 의하면 인간의 존재는 신체적 차원, 심리적 차원, 그리고 영적 차원을 포함하고 있으며 여기서 영적인 차원이란 의미를 찾으려는 의지, 목표를 향한 지향, 우리는 무엇이 될 수 있는가에 대한 전망, 생리적 및 심리적 요소(성욕과 의존)를 넘어선 진정한 사랑을 할 수 있는 능력, 양심에 귀를 기울이는 능력 등이 여기에 속한다고 말하고 있다

성격이나, 문화, 인지 등과 같이 직접적으로 관찰되지는 않지만 그 구성 요소의 차원들을 관찰함으로써 추론할 수 있는 대상에 대한 개념을 '잠재성 구성물(latent construct)'이라고 한다. 이러한 점에서 영성의 개념은 잠재성 구성물이라 할 수 있다. 영성은 전통적으로는 종교적인 변화의 과정으로 이해되어 왔다. 즉 신의 형상 혹은 불성과 같은 인간 본래의 모습을 되찾는 과정이라는 것이다. 현대 사회에서 영성은 여전히 이러한 종교적 변화의 과정을 지칭하기는 하지만 새로운 의미를 획득하였다. 자신을 '영성적이지만 종교적이지는 않는' 사람으로 보는 사람들이 많아짐에 따라 종교는 보다 외적이고 제도적인 조직을 의미하는 경향을 가지게 되었고 영성은 보다 내적인 체험을 의미하게 되었다. 그리하여 영성은 1) 궁극적인 실재, 2) 자기 존재의 내적인 정수를 찾는 내면의 길, 3) 자신이 의거하여 살아가는 가장 깊은 가치들과 의미 4) 자기 보다 더 큰 실재, 5) 자연이나 우주, 신적인 영역과의 연결 혹은 합일되는 경험을 통해 더 큰 자아에 이르는 경험, 등과 같은 다양한 의미를 가지게 되었다. 이 책에서

말하고 있는 '더 높은 힘'이란 이와 같은 의미로 이해할 수 있으리라 여겨진다.

영(spirit)은 숨을 의미하는 라틴어의 'spiritus'에서 유래했다. 영은 생명과 존재의 근원적인 힘, 혹은 에너지를 의미하기도 한다. 이것은 인간을 세계 및 타인들과 연결시키는 열정과 영감의 원천이다. 영성은 종교적 교리와 같은 특정한 신념 체계에 의해 매개되지 않은 상태에서 궁극적인 실재 혹은 성스러움과의 직접적이고 개인적인 체험에 관한 것이다. 이를 통해 인간은 의미와 소속감을 느끼게 되고 자기 존재의 핵심적인 가치를 열정적으로 추구하게 되며 감각적인 세계의 너머에 있는 힘과 의미를 체험하고 그것과 관계를 가지고자 갈망하게 된다. 또한 영성은 고립과 자기 폐쇄를 넘어서서 궁극적인 실재와 가치를 향한 자기 초월을 통해 인간의 삶을 통합하고자 하는 의식적인 노력의 체험과 관련된다. 이는 개별적 자아의 한계를 받아들이는 것과 개별적 자아의 포기를 통한 자기 초월을 그 내용으로 한다고 말해진다.

알코올 중독의 유일한 치유는 종교 중독(religiomania)이라고 말한 바 있는 미국 심리학의 아버지 윌리엄 제임스는 AA를 창시한 빌에게 심오한 영향을 준 것으로 알려져 있다. 물론 여기서 그가 말한 종교 중독이란 근본주의 종교인들의 광신적이고 맹신적인 종교 심취와는 거리가 멀다. 윌리엄 제임스는 종교적 경험의 다양성에 대해 논하면서 종교적 경험이 유신론 혹은 무신론적 종교 전통에서 만이 아니라 비 종교적 전통에서도 나타난다고 말하는데 그 특징은 1) 궁극적인 실재와의 관계를 통해 2) 그러한 경험을 갖기 이전의 상태와는 달리 완전한 변화를 보여 인간은 좀 더 겸손하고 엄숙하고 부드러운 태도를 가지고 행복감, 감사, 기쁨, 환희, 희생하려는 마음을 가지며 어떠한 난관 앞에서도 내면적인 평화를 잃어버리지 않는다. 또한 3) 예술이 제공하는 것 보다 훨씬 고차원의 심미적인 삶의 태도를 가지게 되고 하찮은 풀 한 포기나 나뭇잎을 통해서도 일반인이 보고 듣지 못하는 심미적 아름다음을 정교하게 보고 듣게 되고 삼라만상의 신비와 조화를 느끼게 되며 4) 인간 본래의 마음을 깨달아 비도덕적이고 비윤리적인 삶을 수정하여 도덕적이고 윤리적인 태도를 가지게 된다. 그리하여 이러한 경험을 한 사람들은 1) 자기중심적이고 이기적인 삶에 매달리기보다는 그러한 삶을 포기할 수 있게 되고 2) 이상적 힘의 요청에 순종하게 되고 3) 그러한 경험을 하기 이전의 상태와는 달리 무한히 자유스럽고 고양된 느낌을 가지게 되며 4) 분열, 부조화, 미움의 감정에서 조화, 일치, 사랑의 감정이 모든 대상과의 관계 속에 드러난다고 말하고 있는데 이것을 영적 체험 혹은 영적 자각의 상태라고 말할 수 있을 것이다. 이러한 상태에 도달하는 방법에 대해 윌리엄 제임스는 의지적 유형(volitional type)과 내맡김 유형(surrender type)으로 나누어 의지적 유형은 의식적이고 자발적 결단을 통해 이루어지는 점진적 과정이고 내맡김 유형은 비자발적이고 무의식적이며 무엇인가에 붙잡혀서 갑작스럽게 이루어지는 과정이라고 말했다.

**중독, 회복, 그리고 영성**

영성은 삶의 의미와 목적을 창출하는 인간 존재의 가장 고귀한

능력이다. 이것은 중독의 치료와 회복에서 매우 유익한 기능을 할 수 있다. 인간은 빵만으로는 살 수 없다. 살아남기 위해 인간은 '영혼을 위한 음식'을 필요로 한다. D. Chopra에 의하면 인간은 음식과 물과 공기를 필요로 하듯이 일상을 초월하는 기쁨과 희열을 필요로 한다. 영적인 결핍은 중독의 원인일 수도 있고 반대로 중독이 영성의 파괴를 초래한 결과일 수도 있다. 따라서 영적인 욕구에 대한 자각과 만족은 중독 행동을 지속적으로 중단시킬 수 있는 근원적인 방법이 될 수 있다. 보다 심오한 영적인 만족의 입구를 발견한 중독자는 자기 파괴적인 방법으로 만족을 찾는 중독에서 벗어나는 길을 자연스럽게 발견한다. 보다 높은 차원의 경험에 대한 열망은 화학물질이나 강박적인 행동에 의해 만족될 수 없기 때문이다.

인간은 진화의 어떤 단계에서 자신을 의식하기 시작한다. 단지 이름 없는 동물 세계의 일부였던 개체적 인간은 자연과 동료 인간으로부터 고립되고 분리되어 있는 불완전한 자신에 대한 위대하고도 공포로 가득한 자각에 도달한다. 이러한 고립과 분리감을 극복하기 위해 인간은 소속감과 연결감을 추구한다. 많은 경우에 이것은 궁극적으로 자기 보다 더 큰 어떤 존재에 대해 연결하고 소속하려는 영적인 갈망으로 나타나며 이것이 만족되지 않을 경우에 약물에 대한 의존으로 나타날 수 있다. 중독과 회복에서 영적인 요인이 관여한다는 생각은 AA와 기타 12-단계 프로그램에서 지속적으로 목격되어 왔다. Harry Tibout은 AA를 통해 중독에서 회복되는 중독자의 실제적인 성격변화에 깊이 감동하여 중독에 대한 영적인 이해를 시도한 최초의 정신과 의사이다. "무슨 일이 그들에게 일어났는가? 나의 대답은 환자들에게 종교적인 혹은 영적인 체험이 일어났다는 것이다" 이러한 영적인 체험에 대해 Tiebout은 전환, 내맡김, 바닥치기 등의 개념으로 설명한다. 이를 통해 그들은 자신과 타인에 대해 보다 편안해지고 정직해지며 개방적이고 겸손하게 변한다. 여기에 대해 G. Bateson 은 내맡김이라고 하는 중독자의 심층적인 변화는 자기중심적인 이기주의에서 인간 존재의 상호보완성 혹은 인간애의 공유라고 하는 심적 상태로 이끌어 통제의 중심과 자기감 및 타인과 세계에 대한 인식의 전환이 일어난다고 보았다. Stephany Brown 은 회복의 과정에서 결정적인 사건은 영성의 출현이며 이는 우주의 중심이 자기에서부터 더 높은 힘으로 옮겨감으로써 새로운 자기가 나타나고, 태도, 감정, 신념, 가치관의 변화가 일어나는 것이라고 한다. 이러한 전환이 자기중심적인 이기주의와 병적 자만을 극복하고 인간애를 공유하고 적대적인 방어를 사라지게 만든다는 것이다.

### 12-단계의 이해

12-단계는 1939년에 AA의 초기 회복자 100여명의 회복 경험을 토대로 만들어진 〈익명의 알코올 중독자들〉(일명 빅북)에 처음으로 수록되어 있는데 이는 AA가 채택한 영성적 생활의 원리로서 알코올에 대한 강박을 제거시켜 주고 삶의 전체성을 회복시켜 행복하고 유용한 삶을 살 수 있게 한다고 명시되어 있다.

12-단계 전반을 통해 가장 핵심적으로 중요한 작업은 11단계에서 이루어진다. 11단계는 이 우주와 자신의 삶이 어떠한 것이고 어떻게 살아야 할 것인가에 대한 삶의 의미와 목적 ("우리를 위한 신의

뜻")을 깨닫게 되는 단계인데 이것이 기도와 명상을 통해 가능하게 된다고 말한다. 그러나 기도와 명상이 효과적으로 이루어지기 위해서 1단계에서 10단계까지의 사전 작업이 필요하다. 이것은 크게 나누면 두 가지 내용으로 대별된다. 첫째는 삶의 방향을 전환하여 새로운 시작을 하는 것(1-3단계)과 둘째는 자기 성찰을 통한 행동의 수정 (4-10단계) 이다.

1단계는 자신의 문제를 인정하고 한계를 받아들이는 것이다. 자신이 술을 안전하게 마실 수 없게 되었고 그 결과 술 없이 일상적인 삶을 처리할 수 없게 되었다는 사실을 시인하는 것이다. 이는 마치 장님이 볼 수 있는 능력을 상실하고 귀머거리가 들을 수 있는 능력을 상실하듯이 알코올 중독자는 술을 적당하고 안전하게 마실 수 있는 조절능력을 상실했다고 하는 한계를 받아들이는 것이다. 여기에는 이러한 진실을 보지 못하도록 하는 자기기만과 부정을 극복하는 것이 포함된다. 따라서 완전한 단주만이 유일한 대안임을 받아들여야 한다. 이것이 변화의 첫 걸음이다. 2-3단계는 자만과 고집에 빠져 자신만을 위하여 제멋대로 살고 싶어 하고 외부의 도움과 소통을 거부하는 삶의 방식을 포기하고 전문적인 도움과 안내를 받아들이는 단계이다. 이는 실천적으로는 후원자를 선정하여 단주생활과 중요한 삶의 문제에 대해 의논하고 충고를 받아들이는 것이다. 여기까지의 과정에서 중독자는 자신의 질병을 인정하고 한계를 받아들이며 자만과 독선, 고립과 절망에 빠져 있던 삶의 방향을 전환하여 자기를 도울 수 있는 더 큰 힘의 존재를 인정하고 그 힘의 도움과 안내를 받아들일 수 있는 자세를 가질 수 있게 된다.

다음은 자신의 과거를 성찰하고 행동을 변화시키는 과정이다. 이를 위해 중독자는 자신의 지나간 삶을 '철저하고 두려움 없이' 검토하여 (4단계), 여기에서 드러난 중독적 자아(Addictive Self)를 솔직하고 정확하게 고백한다 (5단계). 6-7단계에서는 더 나아가 성격적으로 고착된 약점을 찾아내고 (6단계), 이를 수정하기 위한 겸허한 노력를 하는 단계이다 (7단계). 다음 단계는 자신의 중독적 행동으로 인해 주변의 인물들에게 입힌 상처와 손상을 찾아내고 (8단계), 이것을 자신이 할 수 있는 만큼 정직하게 보상 (9단계) 할 것을 요청한다. 4단계에서 9단계까지의 과정이 지나간 과거의 문제에 관한 것이라면 10단계는 매일매일 순간순간의 삶에서 자신을 성찰하고 잘못을 시인할 것을 요구한다.

자기 삶의 방향을 전환하고 도덕적 성찰과 윤리적 행동의 바탕 위에서 이제 11단계에서는 자신이 이해하는 대로의 신 혹은 궁극적 실재를 만나기 위해 기도와 명상의 작업을 수행할 수 있게 된다. 12단계에서는 지금까지의 단계에서 얻게 된 깨달음과 이를 통해 발견한 새로운 세계와 가치를 세상에 전하는 봉사를 한다. 다른 중독자를 도움으로써 자신을 돕는 것이다.

### 12-단계 촉진 치료(Twelve-Step Facilitation Approach)

12-단계 촉진 치료는 1989년 미국 NIAAA가 시행한 Project Match에 포함되어 있는 알코올 중독에 대한 세 가지의 주요 정신사회적치료 기법 중의 한 가지로 도입되고 연구되었다. 이는 알코올 중독에 대한 영적 및 질병 개념에 근거하여 12-단계 중 주로 1단계에

서 5단계를 강조하여 소개하고 AA 참여를 적극 권유하는 12회기의 고도로 구조화된 치료 프로그램이다. 그 구체적인 내용은 네 가지의 핵심 주제와 여섯 가지의 선택 주제로 나누어서 핵심주제에는 1) 프로그램 소개, 2) 1단계: 수용, 3) 2~3 단계: 내맡김, 4) 능동적 활동에 관한 내용을 다루고 선택 주제에서는 1) 가계도, 2) 조장, 3) 사람, 장소, 사물, 4) HALT(Hungry, Angry, Lonely, Tired), 5) 4, 5단계: 도덕적 검토 6) 단주 생활에 관해 다룬다.

12-단계 촉진 치료는 두 가지의 중요한 목표를 가지는데 그것은 '수용' (Acceptance) 과 '내맡김' (Surrender) 이며 이는 12-단계 중 주로 1단계에서 3단계까지의 내용과 직접적으로 관련된다. 수용은 환자들이 1) 알코올 중독이라고 하는 만성적 진행성 질병에 걸려 있고 2) 음주를 조절할 수 있는 능력을 상실하였고 3) 따라서 유일한 대안은 음주를 중단해야 한다는 사실을 받아들이는 것이다. 내맡김은 1) 자신의 의지만으로 문제를 해결하려고 노력하는 것을 포기하고 2) AA를 비롯한 전문적인 도움과 치료를 받아들여야 함을 강조한다.

Project MATCH에 의하면 인지행동치료, 동기강화치료, 12-단계 촉진치료가 유사한 효과를 나타내었으며 특히 환자의 의존 정도가 심한 경우에는 12-단계 촉진치료가 인지행동치료보다 효과적인 반면 의존 정도가 경미한 경우에는 인지행동치료가 효과적인 것으로 나타났다. 또한 환자의 정신과적 증상 (불안, 우울, 정신증 증상, 인격장애 등)이 심한 경우에는 12-단계 촉진치료가 보다 덜 효과적이었고 분노가 심한 환자인 경우에는 동기강화치료가 가장 효과적인 것으로 연구되었다.

**결론**

알코올 중독을 비롯한 각종 중독은 영적인 질병이라 불린다. 그것은 영적 결핍이 중독의 중요한 원인이자 결과라는 것이다. 미국의 정신과 의사인 Gerald May에 의하면 모든 인간은 신앙이 있건 없건 간에 영적 갈망을 가지고 있으며 이것은 근원적으로 사랑에 대한 욕구라고 말한다 (May, 1988). 그런데 자신에 대한 사랑과 서로를 향한 사랑, 그리고 신 혹은 궁극적 실재를 향한 사랑으로부터 멀어지게 하는 두 가지 원인이 있는데 이것이 억압과 중독이며 AA의 역사는 중독에 대한 영성적 접근과 12-단계가 중독의 치유와 회복에 탁월한 효과가 있음을 보여준다. 또한 NIAAA가 시행한 Project MATCH의 연구 결과는 알코올 중독에 대해 인지행동치료와 동기강화치료 그리고 12-단계 촉진치료가 동일한 정도의 효과를 보여주고 있고 특히 환자의 의존 정도가 심할수록 12-단계 촉진 치료의 효과가 좋은 것으로 밝혀져 향후 우리나라의 중독 치료에서 의존 정도가 심한 입원환자의 재활치료와 사후 관리를 위해 12-단계를 비롯한 영성적 접근이 활발하게 이루어져서 중독 환자의 치료와 회복에 많은 기여를 할 수 있기를 기대한다.

더 많은 중독 환자분들이 함께 영적 자각과 성장에 동참하기를 기대하며

진료실에서, 김경수

# 1월

## 1단계

우리는 중독에 무력했으며

스스로 생활을 처리할 수 없게 되었음을 깨닫고 시인했다.

## 1-1

# 우리는 중독에 무력했으며…

- 1단계 중에서 -

1 단계에서 우리는 중독에 무력하다는 사실을 받아들인다.

우리는 삶의 많은 부분에서 무력하다. 우리는 타인을 내 뜻대로 움직일 수 없다. 우리는 더 높은 힘(Higher Power)이 우리에 대해 계획한 것을 마음대로 바꿀 수 없다.

회복이 시작되기 전 우리는 조절할 수 있다고 믿었다. 그래서 우리는 모든 것을 조절하려고 했다. 우리는 삶의 많은 부분에 대해 무력하다고 하는 기본적인 진리와 싸워왔다.

이 진리를 받아들일 때 우리는 자신이 어떤 힘을 가지고 있는지 보기 시작한다. *우리는 선택하는 힘을 가지고 있다.* 외로움을 느낄 때 타인을 찾아가는 선택을 할 수 있는 힘을 가지고 있다. 우리는 자신의 삶을 살아가는 방법을 선택하는 힘을 가지고 있다.

### ♧ 오늘의 기도

더 높은 힘이여, 나의 삶을 운행하는 것은 당신임을 알게 하소서. 나의 힘은 내가 무력한 부분을 받아들이는 것에서부터 나옴을 알게 하소서.

### ♧ 오늘의 행동

나는 삶의 많은 부분에 대해 무력하다. 오늘, 이것이 진리인지 알아보겠다. 내가 정말 조절할 수 있는 것과 그렇지 않은 것이 무엇인지 알아보겠다.

## 1-2

### ...생활을 처리할 수 없게 되었음을 깨닫고 시인했다.

- 1단계 후반부 -

1단계는 중독에 대해 많은 것을 이야기 하고 있다. 우리는 일상생활을 처리할 수 없었다. 중독이 모든 것을 처리했다. 중독은 우리의 관계를 처리했다. 중독은 우리가 가족을 대하는 방식을 처리했다. 그리하여 우리는 1단계가 말하는 것처럼 "생활을 처리할 수 없게 되었다"

그러나 우리는 마치 생활을 처리할 수 있는 것처럼 가장했다. 그것은 얼마나 놀라운 거짓인가! *우리의 생활을 운행한 것은 자신이 아니라 중독이었다.* 우리는 자신에게 정직하지 못했다.

프로그램은 정직을 통해 이것을 치유한다. 단지 진실을 이야기할 때 우리는 더 편안하게 느낀다. 우리는 영적 가치를 아는 선한 사람이 되고 있다. 영적인 여행이 시작되었다.

**♧ 오늘의 기도**

더 높은 힘이여, 당신이 내 삶을 처리하도록 나의 생명을 맡깁니다. 내가 무엇인가를 선택해야 할 때 "더 높은 힘은 나를 위해 무엇을 선택하려고 할까?"하고 자신에게 묻겠습니다.

**♧ 오늘의 행동**

오늘, 나는 생활을 얼마나 처리할 수 없었는지 내 친구에게 정직하게 말하겠다.

## 1-3

### 외뿔 들소와 말 타기 놀이를 하지 말라

- 미상 -

1단계에서 우리는 알코올이 우리에게 독이라는 것을 받아들인다. 이것은 우리의 한계를 수용하는 것이다. 이는 우리가 첫잔을 마시면 "좋았던 그 시절(음주문제 없이 술을 즐겼던 때)"이 생각난다는 것을 의미한다. 위험한 장소에서 어슬렁거리는 것은 우리가 과거의 생활로 미끄러질 수밖에 없음을 의미한다. 자신의 단주능력을 시험해서는 안 된다: 그것은 무모한 자기기만이다.

따라서 *한계를 받아들이자*. 사람은 누구나 한계를 가진다. 자신의 한계를 받아들일 때 우리를 위험에 빠뜨릴 수 있는 사람과 장소를 멀리하여 회복을 지킬 수 있다. 이것이 진정하게 받아들이는 것이다.

**♧ 오늘의 기도**

진정으로 받아들이게 하소서. 더 높은 힘이여, 나를 실패의 구렁텅이로 빠뜨릴 수 있는 것들을 멀리할 수 있도록 도우소서. 당신이 주신 선물을 지킬 수 있게 하소서.

**♧ 오늘의 행동**

오늘, 나는 위험한 사람과 장소의 목록을 만들겠다. 이것을 나의 후원자, 집단동료, 그리고 친구들과 함께 나누겠다.

## 1-4

### 빨리 믿는 사람은 빨리 잊어버린다.

- Abraham Joshua Herschel -

인생은 의문으로 가득하다. 많은 사람들이 대답을 가지고 있다고 우리에게 말한다. 우리는 우리가 믿는 사람들과 믿는 것들에 대해 유의해야 한다. 타인들의 생각은 우리에게 맞지 않을 수 있기 때문이다.

우리의 프로그램은 우리가 무엇을 믿어야 하는지에 대해서는 많은 것을 이야기하지 않는다. 그것은 우리에게 믿을 수 있는 방법을 가르치고 있다. 우리의 프로그램이 우리에게 얼마나 효과가 있는가 하는 것은 우리가 무엇을 믿고 그것을 생활에서 어떻게 실천하는가 하는 데에 달려 있다.

*우리가 사실들을 똑바로 바라볼 때 우리는 진정으로 믿을 수 있다.* 우리는 중독에 무력함을 믿는다. 우리는 생활에서 무엇인가를 변화시켜야 하고 또 변화시킬 수 있음을 믿는다. 자신을 돌보기 위해 더 높은 힘을 신뢰할 수 있음을 믿는다. 믿기로 선택할 때 우리는 최상의 믿음을 선택하기를 원한다. 그리고 일단 믿음을 가지면 그것을 잊어서는 안 된다.

**♧ 오늘의 기도**

더 높은 힘이여, 당신을 알도록 도우소서. 진실을 알도록 도우소서.

**♧ 오늘의 행동**

오늘 나는 1단계에 대해 생각해 보겠다. 나는 진실로 나의 질병에 대해 무력함을 믿는가?

## 1-5

### 수천 마일 여행도 첫 걸음에서 시작된다.

- 중국 격언 -

이제 우리는 맑은 정신으로 살고 있으므로 생활에서 많은 선택을 할 수 있게 되었다. 우리는 많은 곳에 가보고 싶다. 우리는 많은 것을 보고 싶다. 우리는 해야 할 일들이 너무나 많다.

우리는 천천히 꿈을 신뢰하고 그것을 이루는 방법을 배우고 있다. 우리의 프로그램은 *한 번에 하루씩* 살라고 가르친다. 우리는 먼저 해야 할 것을 먼저 함으로써 한걸음씩 나아간다. 물이 흐르듯 쉽게 하라.

우리의 꿈은 너무 크고 멀어 보일 수 있다. 우리가 과연 그것을 해낼 수 있을지 의문을 가진다. 그러나 우리는 신념을 가지고 그것을 향해 나아간다. 방법을 알고 있기 때문이다 : 한 번에 한 걸음씩.

**♧ 오늘의 기도**

더 높은 힘이여, 나의 인생이 소중하다고 하는 평범한 진리를 알게 하소서. 목표를 세우고 한걸음씩 성장하게 하소서.

**♧ 오늘의 행동**

오늘, 나는 한 가지 목표를 선택하여 그것을 열 가지의 작은 부분으로 세분해 보겠다.

## 1-6

# 우리.

- 12단계의 첫 번째 단어 -

우리. 이 단순한 단어는 12단계에 대해 많은 것을 이야기한다. 중독은 우리를 외롭게 만들었다. 프로그램의 "우리"가 *우리를 다시 전체와 연결시킨다.* 그것은 우리를 서로 사랑하고 성장하는 공동체의 일원으로 만든다.

중독은 우리를 타인으로부터 고립시켰다. 우리는 정직할 수 없었다. 우리는 깊은 수치심을 느꼈다. 그러나 이 모든 것은 지나갔다.

프로그램의 "우리"가 정직하게 살도록 돕는다. 이제 우리는 과거에 대해 서로에게 말할 수 있다. 우리는 서로를 위로한다. 우리는 서로를 돕기 위해 노력한다.

**♧ 오늘의 기도**

더 높은 힘이여, 내가 프로그램의 "우리"에 참여하게 하소서. 나의 질병을 인정하고 받아들이도록 도우소서. 그리하여 치유가 시작되게 하소서.

**♧ 오늘의 행동**

오늘, 나는 프로그램의 "우리"를 더욱 강력하게 만들기 위해 노력하겠다. 내가 도와 줄 수 있는 사람을 찾아보겠다.

## 1-7

### 적절한 두려움은 좋은 충고보다 낫다.

- E. W. Howe -

당신은 자신의 질병을 두려워하는가? 그것은 잘하는 것이다. 많은 경우 두려움에 의해 단주가 시작된다. 적절한 두려움에 의해 영적 각성이 일어나는 경우도 종종 있다. 두려움은 우리의 시야를 항상 넓혀주는 것 같다.

당신은 중독에서 탈출할 수 있을 만큼 충분히 영리한가? 1단계가 우리의 마음속에 두려움을 불러일으켜야 한다. 그것은 우리의 중독에 대해 정직하게 바라보게 하고 우리가 중독행동을 계속한다면 어떤 일이 일어날 것인지에 관한 것이다. 1단계를 규칙적으로 본다면 우리가 단주를 유지하기 위해 필요한 *적절한 두려움*을 제공할 것이다.

두려움이란 좋지 않은 경우도 종종 있지만 만일 우리가 그것에 귀를 기울인다면 행동에 대한 훌륭한 촉진제가 될 수 있다. 당신이 무엇인가를 두려워한다면 당신의 영(spirit)이 당신에게 무엇인가를 이야기하고자 하는 것이다.

**♧ 오늘의 기도**

더 높은 힘이여, 나의 두려움으로 인해 당신과 가족, 친구, 그리고 나를 사랑하는 사람에게 돌아가게 하소서. 나의 두려움을 바라보고 그것의 메시지에 귀 기울이게 하소서.

**♧ 오늘의 행동**

나의 두려움이 나에게 교훈을 주었던 다섯 가지 방법의 목록을 적어보겠다. 내가 귀를 기울일 때 두려움이 나를 도울 수 있음을 보겠다.

## 1-8

**더 깊이 신뢰하라. 빛을 향해 너의 얼굴을 치켜들라.**
**비록 그것이 보이지 않을 때에라도.**

- Bill W. -

때로는 고통과 역경을 당할 것이다. 때로는 의심도 생길 것이다. 때로는 화도 나고 더 이상 관여하고 싶지 않을 것이다. 이러한 일들이 우리의 영적인 눈을 멀게 할 수 있다. 그러나 이것은 정상이다. 원컨대 이러한 일들에 대한 준비가 되어있기를 바란다. *원컨대 역경의 순간에 우리와 함께 거기에 있어 줄 친구를 만들기를.*

이러한 순간들에 대해 신께 감사하라. 역경은 우리의 영(spirit)을 심오하고 강력하게 만들어 줄 수 있기 때문이다. 이러한 순간들은 단주(단약, 단도박...)하고 있는 사람으로서 우리가 누구인지 말해 준다. 이러한 순간들은 우리가 성장하고 변화하도록 돕는다.

영성이란 선택에 관한 것이다. 영적으로 살기 위해서는 자신을 더 높은 힘의 보살핌에 맡겨야 한다.

### ♧ 오늘의 기도

신이여, 내가 눈이 멀 때 당신을 찾을 수 있도록 도우소서. 이것이 내가 진실로 당신을 필요로 할 때입니다.

### ♧ 오늘의 행동

오늘, 나는 역경의 순간을 위한 준비를 하겠다. 그 때 나와 함께 있어 줄 친구의 목록을 만들겠다.

## 1-9

**다른 사람에게 일어나는 모든 일은 재미있다.**

- Will Rogers -

우리는 다른 사람이 우스꽝스런 행동을 하면 웃는다. 다른 사람에게 우스운 일이 일어나면 유쾌해진다. 하지만 동일한 일이 자신에게 일어나고 타인들이 웃는다면 우리는 악의에 찬 눈길을 그들에게 보낸다.

그렇다, 다른 사람들이 웃을 때 그것은 우리를 자유롭게 할 수 있다. 그것은 우리가 새로운 눈으로 세상을 볼 수 있는 자유를 준다. 이와 같이 자신에 대해 웃을 수 있을 때 우리는 새로운 눈으로 자유롭게 자신을 보는 것이다. 완벽하게 되기 위해 애쓰는 대신 우리는 자신이 인간임을 받아들인다.

자신에 대해 웃는 것은 자신을 받아들이는 것이다. 우리가 웃을 때 수치심이 없어진다. *우리는 자신을 있는 그대로 즐긴다.* 나는 자신이 한계를 가지고 있는 인간이라는 사실을 받아들이는가?

### ♧ 오늘의 기도

더 높은 힘이여, 나는 단지 인간이라고 하는 사실을 거부할 때 나를 관대히 여기소서. 내가 단지 인간이라는 사실을 일깨우소서.

### ♧ 오늘의 행동

나는 내가 저지른 우스운 실수에 대해 한 두 사람의 친구에게 이야기 하겠다.

## 1-10

**나는 항상 배울 준비가 되어있다.**
**비록 그것을 항상 좋아하는 것은 아니지만.**

- Winston Churchill -

우리들 *중독 환자들은 배우는 것을 싫어한다.* 우리는 자신이 다른 사람들과 다르며 자기 방식대로 일을 처리할 수 있다고 생각한다. 그러나 그것으로 인해 우리는 너무나 많은 곤란과 고통을 겪었다.

AA의 창시자들도 우리와 같았다. 그들은 우리가 무엇을 해야 한다고 지시받는 것을 싫어하는 것을 알고 있었다. 그래서 그들은 12단계를 따를 것을 제안했다. 그들은 우리가 무엇을 해야 한다고 말하지 않았다. 그들은 12단계를 실천하는 것이 유일한 방법이라고도 하지 않았다. 단지 12단계가 자신에게 효과가 있었다고 말했다.

우리도 역시 12단계가 효과가 있음을 발견한다. 우리는 단지 새로운 단주생활을 과거의 음주생활보다 더 좋아할 뿐이다. 그리고 우리는 12단계를 실천함으로써 이 새로운 삶을 살아가는 방법을 배우고 있다.

### ♧ 오늘의 기도

더 높은 힘이여, 당신의 가르침에 마음을 열도록 도우소서. 나를 가르치시고 경청하도록 도우소서.

### ♧ 오늘의 행동

나는 오늘, 배움을 방해했던 다섯 가지 요인의 목록을 만들겠다.

## 1-11

**일을 더 어렵게 만드는 방법이 있다면**
**누군가 그것을 찾아낼 것이다.**

- Ralph E. Ross -

알코올이나 다른 약물을 남용하고 있었을 때, 우리는 모든 일을 어렵게 만들었다. 단순한 일을 하루 종일이 걸리는 복잡한 일로 만들곤 했다. 단순한 문제를 논쟁거리로 만들곤 했다. 우리는 일을 어렵게 만드는 데에 대단히 뛰어난 사람들 이었다!

이것을 변화시켜야 한다. 우리는 쉬운 삶을 살 수 있다. 순탄한 길을 선택하는 것이 좋다. 우리의 프로그램에는 다음과 같은 슬로건이 있다. *단순하게 살라!* 놓아 버리고 신이 하게 하라! 먼저 할 일을 먼저 하라! 쉽게 하라!

이러한 슬로건들은 되도록 곤란한 일을 만들지 말고 사는 것이 좋다는 것을 일깨운다.

### ♧ 오늘의 기도

더 높은 힘이여, 단순한 삶을 사는 법을 보여주소서. 당신의 음성을 더 잘 경청한다면 모든 일을 어렵게 할 필요가 없습니다.

### ♧ 오늘의 행동

나는 삶을 필요 이상으로 힘들게 만들었던 일 서너 가지의 목록을 만들겠다. 나는 그것에 대해 동료와 대화하겠다.

## 1-12

**이것을 기억하라. 그대는 개인이 될 권리를 가지고 있을 뿐만 아니라 전체와 하나가 되어야 할 의무가 있다.**

\- Eleanor Roosevelt -

알코올이나 약물, 혹은 다른 중독에 빠져 있었을 때 우리는 다른 사람들과 다르다고 생각했다. 아무도 우리를 이해하지 못할 것이라고 은밀하게 생각했다. 우리는 집단의 일원이 되려고 노력해보기도 했지만 항상 혼자였다.

이제 우리는 확실하게 안다. 우리는 다른 사람들과 다르다. *모든 사람은 독특하고 유일하다.* 이것은 모든 사람들에게 공통적이다. 타인들처럼 되는 것은 안전감을 주고 정상적으로 느끼게 한다. 그러나 우리는 타인과 다른 점에 대해 좋은 느낌을 가질 필요가 있다.

우리는 다른 사람들과 다른 생각을 하고 행동도 한다. 또한 다른 사람들과 약간 다른 생김새를 가지고 있다. 우리는 모두 다른 사람들을 위해 삶을 더 좋은 것으로 만드는 각자의 방법을 가지고 있다.

### ♧ 오늘의 기도

더 높은 힘이여, 내가 한 사람의 개인이 되도록 도우소서. 나의 특별한 선물을 사용하도록 도우시고 그것들을 숨기지 않도록 하소서.

### ♧ 오늘의 행동

오늘, 나는 능숙하게 할 수 있는 것들의 목록을 만들겠다. 나는 이 선물들을 어떻게 사용할 것인지에 대해 생각해보겠다.

## 1-13

**중독 환자는 자신이 진실로 어떤 상태인지 인식하기 전에는 치료를 시작하지 않는다.**

- Malcolm X -

이제 우리는 무엇이 문제인지 안다. 이제 우리는 그것에 대해 무엇인가를 할 수 있다. 문제의 진실은 우리가 알코올이나 약물을 조절할 수 없다는 것이다. 그것들이 우리를 조절한다. 그것들이 우리를 통제한다.

12단계는 진실을 똑바로 보기를 요청한다. *진실은 우리에게 자유를 준다.* 그것은 얼마나 놀라운 선물인가! 우리는 진실을 두려워했지만 이제 그것은 우리의 친구다. 그것은 우리를 해방시킨다. 진실을 똑바로 본다는 것은 정직해진다는 것이다.

정직은 회복의 가장 좋은 친구다. 그것은 사나운 겨울밤의 포근한 모닥불과 같다. 정직은 우리가 잘 지낼 수 있는 방법이다. 그것은 또한 우리를 지키는 길이다. 나는 진실로 음주를 조절할 수 없음을 믿는가?

### ♧ 오늘의 기도

더 높은 힘이여, 나의 질병이 어떠한 것인지 볼 수 있도록 도우소서. 그것은 나의 원수입니다. 정직이 가장 좋은 친구임을 보게 하소서.

### ♧ 오늘의 행동

오늘, 내가 음주하고 있었을 때 나는 진실로 어떠한 상태였는지 15분간 생각해보겠다. 그리고 지금 나는 진실로 어떠한 상태인지 생각해보겠다.

## 1-14

**만일 그대가 어떤 것을 가지고 오랫동안 만지작거리면 반드시 그것을 망가뜨리게 될 것이다.**

\- 익명 -

가지고 만지작거려서는 안 되는 것이 있다. 우리의 회복 프로그램이 그와 같은 것이다. 만일 우리가 프로그램을 가지고 만지작거리기만 한다면 위기를 만날 것이다.

모임에 참가하지 않는 것은 프로그램을 가지고 만지작거리기만 하는 것이다. 후원자를 찾지 않거나 어렵다는 핑계로 12단계를 실천하지 않는 것은 프로그램을 만지작거리기만 하는 것이다.

만지작거리면서 노는 것은 즐거운 일이다. 그러나 회복 프로그램을 가지고 만지작거리기만 해서는 안 된다. 프로그램을 가지고 만지작거리기만 해서는 우리는 삶을 위기에 빠뜨리게 된다.

**♧ 오늘의 기도**

더 높은 힘이여, 조심과 존중의 마음으로 *프로그램을 실천해야 함을* 알도록 도우소서.

**♧ 오늘의 행동**

오늘, 나는 두 가지 목록을 만들겠다. 하나는 내가 프로그램을 실천하는 방법에 관한 것이다. 또 하나는 내가 프로그램을 가지고 만지작거리는 방법에 관한 것이다. 나는 프로그램을 실천하는 것에 에너지를 집중하겠다.

## 1-15

**친구여, 그대에게 위대한 비밀 한 가지를 말하고 싶네.
최후의 심판을 기다리지 말게.
그것은 매일의 삶에서 일어나는 것이네.**

- Albert Camus -

"나중에". 우리는 얼마나 자주 이렇게 말했던가? 그것은 우리가 오늘 해야 하는 과제를 회피하도록 만든다. 삶은 해야 할 과제들로 가득하다. 어떤 것은 재미있고 어떤 것은 지루하며 또 어떤 것은 힘이 든다. 그것이 쉽든 어렵든 나는 더 높은 힘이 준 과제를 받아들일 수 있을까?

우리가 알코올이나 약물, 혹은 다른 중독에 빠져 있었을 때에는 *어려운 일이 닥치면 그것을 회피하려고 했다.* 우리는 실제로 우리가 할 수 있는 일보다 더 잘 할 수 있다고 믿었다. 하지만 실제로 하고 있었던 것은 커다란 추락을 준비하고 있었던 것이다.

우리의 더 높은 힘이 과제를 주었을 때 우리는 그것을 거부했다. 그리하여 우리는 더 높은 힘의 안내와 인도를 거절했던 것이다.

### ♧ 오늘의 기도

신이여, 당신과 당신이 주신 과제를 직면할 수 있도록 도우소서. 내가 삶을 감사하는 학생이 되게 하소서.

### ♧ 오늘의 행동

오늘, 나는 친구들에게 내가 실행하고 있는 삶의 과제에 대해 이야기 하겠다.

## 1-16

**페어 플레이란 무엇보다도
나에게 일어난 좋지 않은 일에 대해
타인을 비난하지 않는 것이다.**

- Eric Hoffer -

우리의 문제에 대해 타인을 비난하는 것은 쉬운 일이다. 회복은 자신의 행동에 대해 스스로 책임질 것을 요구한다. 우리가 알코올에 대해 무력했음을 인정하는 것이 출발이다. 12단계는 우리의 행동에 대해 스스로 책임질 것을 요구한다. 그리고 어떻게 그것을 할 수 있는지 보여준다.

시간이 흐름에 따라 자신의 행동에 대해 스스로 책임을 지는 것이 살아가는 최상의 방법임을 본다. *더 많은 책임감을 느낄수록 더 많은 자신감을 가지게 된다.* 우리는 얼마나 많은 일을 할 수 있는지 보기 시작한다.

우리는 술 취한 사람에서부터 책임지는 사람으로 변화했다. 만일 우리가 책임지는 사람이 된다면 무엇이든 할 수 있다.

### ♧ 오늘의 기도

더 높은 힘이여, 나의 행동에 대해 내가 책임이 있음을 기억하게 하소서. 비난은 나와 다른 사람 사이의 간격을 벌려 놓습니다.

### ♧ 오늘의 행동

오늘, 내 문제에 대해 남을 비난했던 네 가지 경우의 목록을 만들겠다.

## 1-17

### 모든 일이 실패할 때 지시문을 읽어보라.

- Agnes Allen -

회복에 대한 지시는 12단계에 담겨있다. 그러나 프로그램이 효과가 없는 것처럼 느껴지는 경우가 있다. 이때에는 12단계가 말하는 지시를 읽어보아야 한다.

당신은 지시를 따르고 빅북과 12단계와 12전통, 그리고 그 밖의 문헌들이 말하고 있는 지혜를 따랐는가? 그렇게 하고 있다면 우리는 회복된다. 어떤 경우에는 힘이 들지만 어떤 경우에는 평탄하다. *우리의 문제는 단순히 단주하는 것 보다 깊숙한 곳에 자리 잡고 있다.* 그것이 무엇이든 간에 지시를 따르기만 한다면 우리는 도움을 받을 수 있고 그것을 바로 잡을 수 있다.

알코올이나 다른 중독 물질을 사용하지 말라. 모임에 참석하라. 후원자와 프로그램에 나오는 동료들과 대화하라. 12단계를 실행하라. 생각하라. 물 흐르듯 쉽게 하라. 먼저 할 일을 먼저 하라. 고집을 버리고 신을 붙들라. 한 번에 하루씩 살라.

**♧ 오늘의 기도**

더 높은 힘이여, 오늘 내가 12단계의 어떤 지시를 읽어야 할지 말씀하소서. 내가 곤란에 빠질 때 그로 인해 나를 도우소서.

**♧ 오늘의 행동**

오늘, 나는 지시를 읽어보겠다.

## 1-18

**한 가지 진실은 변화가 오고 있다고 하는 것이다.**
**그것은 와야 한다.**
**당신은 변화를 가져오기 위한 몫을 담당해야 한다.**

- John Hersey -

변화. 그것은 두렵다. 그것은 어렵다. 그러나 그것은 필요하다. 때로는 그것이 좋게 느껴질 때도 있고, 때로는 나쁘게 느껴지기도 하지만 한 가지는 확실하다. 그것은 계속해서 일어나고 있다는 것이다.

우리의 삶은 변화의 연속이다. 우리는 삶을 멈출 수 없다. 우리는 같은 나이에 영원히 머무를 수도 없다. 세계는 변화한다. 생명은 계속 움직인다. *언제나 해야 하고 배워야 할 새로운 것들이 있다.*

변화가 의미하는 한 가지는 우리가 어떤 점에서는 항상 초심자라는 것이다. 따라서 우리는 지혜와 용기를 요청해야 한다. 우리는 경청과 기도, 그리고 명상을 통해 그것을 얻는다. 우리가 요청할 때 더 높은 힘은 좋은 변화의 일부가 되라고 가르쳐 줄 것이다.

### ♧ 오늘의 기도

더 높은 힘이여, 당신의 계획은 변화를 요구한다는 것을 믿도록 도우소서.

### ♧ 오늘의 행동

오늘 나는 내 삶의 변화에 대해 생각하는 시간을 가지겠다. 내가 성장해야 할 부분에 대한 목록을 만들겠다.

## 1-19

**건강할 때 병에 대해 공부하라.**

\- Thomas Fuller -

이제 우리의 질병인 중독에 대해 배워야 한다. 그것은 만성적으로 진행하는 질병이다. 그것은 결코 없어지지 않는다는 뜻이다. 우리는 중독과 함께 최선을 다해 살아야 한다.

다행스럽게도 우리는 그것과 함께 살 수 있다. 그것도 아주 잘! 우리의 회복 프로그램은 매우 단순하다. 그리고 너무나 훌륭하기 때문에 결코 버리지 않게 된다. 그러나 회복을 공짜로 얻을 수는 없다.

*우리의 질병은 매우 간교하고 곤혹스러우며 강력하다.* 따라서 그것에 대해 많이 알수록 어리석은 실수를 줄이고 더 잘 대처할 수 있게 된다. 어느 날 우리는 실수에 의한 재음주를 할 수 있다. 따라서 단주를 유지하기 위해서는 재발에 대한 경고신호를 잘 인식해야 한다.

### ♧ 오늘의 기도

더 높은 힘이여, 중독은 간교하고 곤혹스러우며 강력합니다. 내가 다시 음주하지 않도록 도우소서. 오늘 내가 단주하고 있음에 감사드립니다.

### ♧ 오늘의 행동

오늘, 나는 재음주 경고신호를 배우겠다. 내 질병의 일부인 10가지의 옛 생각, 감정, 그리고 행동의 목록을 만들겠다. 그리고 그것에 대해 후원자와 상의하겠다.

# 1-20

## 봉사 - 악몽 같은 날들을 치유하는 아름다운 단어.

- Claude McKay -

봉사는 정말 아름다운 단어이다. 봉사는 존중을 뜻한다. 우리가 남에게 봉사할 때 우리는 인류의 한 부분이 된다. 우리는 모두 서로 도움을 주고받아야 하기 때문이다.

*봉사는 단주를 위한 확실한 방법이다.* 다른 사람이 단주하도록 돕는 것은 자신의 단주를 돕는 방법이다. 그리고 봉사는 우리가 고집에서 벗어나도록 만든다. 또한 그것은 자신과 타인을 돌보는 방법을 가르쳐 준다. 그것은 우리가 가치 있는 사람이라는 것을 가르쳐 준다. 그것은 우리가 중요한 사람임을 가르친다. 봉사는 자신이 좋은 사람이라는 느낌을 유지시켜 준다.

모임에서 봉사라는 주제에 대해 토론할 때 나는 할 말이 없는가? 그렇다면 이것을 어떻게 변화시킬 것인가?

### ♧ 오늘의 기도

더 높은 힘이여, 내가 도움이 될 수 있는 곳을 보여 주소서. 내가 달라질 수 있는 용기를 주소서. 나를 필요로 하는 사람에게 진실로 봉사할 수 있는 용기를 주소서.

### ♧ 오늘의 행동

나는 오늘, 봉사가 내 삶을 보다 향상시키는 다섯 가지 결과에 대한 목록을 만들겠다.

## 1-21

**패배란 무엇인가? ... 그것은 단지 승리를 향한 첫 걸음에 지나지 않는다.**

- Wendell Phillips -

어떤 사람이 모임에 참석했다. 그는 "나는 항복합니다. 나는 보통사람들처럼 술을 마실 수 없어요."라고 말했다. 우리는 미소를 지으면서 그를 환영했다. 우리는 그 느낌을 안다. 우리의 프로그램에서 모든 사람은 패배를 인정해야 한다. 우리의 질병은 우리보다 강력하다. *우리가 항복할 때 회복은 시작된다.*

패배를 인정하는 것은 멋진 세상으로 가는 첫 걸음이다. 다른 모든 첫 걸음처럼 그것은 어렵다. 그러나 우리가 발견한 세상은 얼마나 멋진가! 거기서 우리는 얼마나 중요한 인물이 되었는가! 거기서 우리는 모두 동등하다!

이 첫 걸음은 우리를 신이 보살피는 세계로 인도한다. 우리는 사랑을 받는다. 우리는 사랑을 준다. 우리는 날마다 패배를 인정함으로써 단주를 유지한다.

### ♧ 오늘의 기도

나는 항복합니다. 나는 더 이상 술을 안전하게 마실 수 없는 사람입니다. 나는 보통사람과 다릅니다. 더 높은 힘이여, 내가 매일 항복할 수 있도록 도우소서.

### ♧ 오늘의 행동

시시각각 끊임없이, 나는 패배를 인정하고 그것이 어떠한 것이었는지 무슨 일이 일어났는지 그리고 지금 나는 어디에 있는지 이야기할 필요가 있다.

## 1-22

**친구의 집에 자주 가라. 왜냐하면 자주 가지 않은 길에는 잡초가 자라 길을 막기 때문이다.**

- 스칸디나비아 격언 -

우리의 프로그램은 두 부분으로 되어있다. 그것은 12단계와 친교이다. 그 두 가지 모두가 우리에게 단주할 수 있는 힘을 준다. 혼자서 한다면 단주를 유지할 수 없다. 우리는 12단계를 실천해야 한다. 우리는 또한 동료의 도움을 필요로 한다.

회복은 대인관계와 밀접하게 관련되어 있다. 우리는 새로운 친구를 만나야 한다. *우리는 관계 속으로 들어가야 한다.* 우리는 도움을 주어야 한다. 우리는 도움을 받아야 한다. 곤경에 빠졌을 때 새로운 친구의 도움을 청하기가 어려울 수 있다. 그들에게 짐 지우는 것을 원하지 않을 수 있다. 어쩌면 도움 받는 것을 두려워할 수도 있다.

자, 주저하지 말라. 그들에게 전화하라. 그들에게 같이 있어 줄 것을 요청하라. 당신은 그럴 자격이 있고 또한 그렇게 해야 한다. 그들 또한 그럴 자격이 있고 그것을 필요로 한다.

### ♧ 오늘의 기도

더 높은 힘이여, 마치 나의 생명이 내 동료에게 달려 있는 것 같이 그들에게 도움을 청할 수 있도록 도우소서.

### ♧ 오늘의 행동

오늘, 나는 프로그램의 동료 두 사람을 불러 내가 하고 있는 것에 대해 이야기 하겠다.

## 1-23

**성생활은 다른 모든 인간사가 그러하듯이
결코 완벽할 수 없다.**

- Theodore Isaac Rubin -

중독은 우리의 성생활을 복잡하게 만들었다. 아마도 우리는 완벽한 성생활을 원했거나 전혀 성생활을 원하지 않았을 것이다. 우리는 두려웠다. 우리는 단순히 성생활에서 얻을 수 없는 고조되는 기분을 원하기도 했다. 우리 중 일부는 많은 상대와 성생활을 하기도 했고 어떤 사람들은 전혀 성생활을 하지 않았다.

지금은 어떤가?

우리는 회복을 위해 해야 하는 것을 하고 있다. 우리는 자신에 대해 배워가고 있다. 우리는 진정으로 가치 있는 삶을 살아가려 한다. 우리는 자신과 타인에게 정직하게 살아가려 한다. 우리는 타인을 사랑하고 보살피는 방법을 배우려고 한다.

그것은 우리의 몸에 대해 개방적이면서도 정직하게 보살피는 것이다. 성생활에 있어서도 자신과 타인에게 진정으로 도움이 되는 길을 찾아야 한다.

**♧ 오늘의 기도**

더 높은 힘이여, 나의 성생활과 의지를 당신에게 맡깁니다. – 오늘 하루 동안. 당신은 내가 행복하게 살기를 원하심을 압니다.

**♧ 오늘의 행동**

나는 성에 대해 어떻게 생각하고 있는가? 그것은 위에서 말한 것과 어떤 점에서 일치하는가?

## 1-24

**다른 사람이나 국가, 혹은 어떤 신조를 증오하면서 행복할 수 있는 사람은 없다.**

- Bertrand Russel -

회복의 과정에서 우리는 증오를 그만두는 것을 배운다. 우리는 증오가 아니라 공평함을 옹호해야 한다. 우리는 타인을 존중하는 것을 배워야 한다. 그것을 통해 우리가 존중받기 때문이다. 만일 타인들이 우리에게 관심을 가지기를 원한다면 우리는 증오를 포기하는 것이 얼마나 중요한 것인지 배워야 한다.

증오는 종종 은밀한 것이다. 증오는 우리의 마음 속 깊은 곳에 자리잡고 있다. *그것은 우리의 영혼을 갉아먹는다.* 그것은 우리의 영적인 성장을 방해한다.

종종 사람들은 자신의 증오에 대해 공개적이다. 심지어 증오에 뿌리박은 위험한 집단들도 있다. 그러나 가장 위험한 증오는 사적이고 은밀한 증오다. 나는 공개적인 증오를 가지고 있는가? 나는 은밀한 증오를 가지고 있는가?

### ♧ 오늘의 기도

더 높은 힘이여, 내 마음 속에 감추어진 증오를 볼 수 있게 하소서. 그것을 제거할 수 있도록 나를 도우소서.

### ♧ 오늘의 행동

나는 오늘, 내가 증오하고 있는 사람, 국가, 그리고 신념들의 목록을 만들겠다. 그리고 그들에 대한 증오가 제거될 수 있도록 기도하겠다. 그들의 행복을 위해 기도하겠다.

## 1-25

**도움의 손길을 발견할 수 있는 가장 좋은 장소는 당신 자신의 팔이 끝나는 곳이다.**

- 스웨덴 격언 -

우리가 병들어 있었을 때 우리는 타인에게 상처를 주었다. 또한 우리 자신에게 상처를 주었다. 우리는 매우 혼란스러웠다. 그리하여 우리 중 많은 이들은 자신을 신뢰하지 못하는 상태에서 회복을 시작한다. 중독 환자로서 우리는 신뢰받을 수 없었던 것이 사실이다.

그러나 회복과 함께 *우리는 다시 신뢰받을 수 있다.* 우리는 다시 살아나고 자신을 사랑할 수 있다. 이것은 우리가 영적 중심을 발견함으로써 가능해진다. 그것은 우리의 내면에 더 높은 힘이 존재하는 곳이다.

우리는 의지와 생명을 이 영적 중심에 맡긴다. 우리는 영적 중심이 우리에게 말하는 대로 행한다. 그리고 이 영적 중심에서부터 우리의 소중한 것들을 발견한다. 우리는 더 나은 삶을 살 것이다. 우리는 자신을 다시 신뢰하게 될 것이다.

### ♧ 오늘의 기도

더 높은 힘이여, 나를 다시 신뢰할 수 있도록 도우심에 감사드립니다. 나 자신에게 사랑과 친절을 가지고 대하겠습니다. 이것이 당신이 원하는 것인 줄 압니다.

### ♧ 오늘의 행동

오늘, 나는 중독에 빠져 있었을 때 신뢰받지 못한 네 가지와 또한 현재 내가 신뢰받고 있는 네 가지의 목록을 만들겠다.

## 1-26

### 사람은 사랑하는 만큼 용서한다.

- La Rochefaucould -

우리는 때때로 다른 사람으로부터 상처를 받는다. 이러한 경우 우리가 할 수 있는 몇 가지의 선택이 있다. 우리는 화를 내고 풀지 않을 수 있다. 겉으로는 아무 일 아닌 듯이 행동하면서 잊기 위해 노력하기도 한다. 멍청이처럼 행동하면서 원한을 품을 수도 있다. 혹은 *우리는 용서할 수 있다.*

우리는 먼저 그가 어떻게 자신에게 상처를 입혔는지 생각해 보아야 한다. 그리고 상처를 입힌 사람에게 자신이 상처를 받았다는 이야기를 하는 것이 종종 도움이 된다. 다음으로 관계를 다시 회복하기 위해 자신이 무엇을 원하는지 그에게 이야기 한다. 그리고는 놓아버린다.

이것이 바로 용서가 의미하는 것이다. (1) 자신을 변호할 수 있을 만큼 자신을 사랑하는 것 (2) 타인의 행동을 지적할 수 있을 만큼 그를 사랑하는 것 (3) 놓아버리는 것

**♧ 오늘의 기도**

더 높은 힘이여, 나에게 상처 입힌 자들을 자비롭게 용서할 수 있도록 도우소서.

**♧ 오늘의 행동**

나에게 상처 입힌 다섯 사람의 목록을 만들겠다. 나는 그들을 용서했는가? 나의 후원자에게 그것에 관해 말하겠다.

## 1-27

### 할 수 있다고 믿기 때문에 그들은 할 수 있다.

- Virgil -

우리들 대부분에게 중독은 의심으로 가득찬 것이었다. 우리는 자신을 믿지 않았다. 우리는 "고약한 사고방식"에 사로잡혀 있었다. 우리는 어떠한 것도 믿으려 하지 않았다. 위험을 감수할 수도 없었다. 우리는 항상 편하고 안락한 것만 찾았다.

회복의 과정에서 *우리는 다시 믿기 시작한다.* 우리는 프로그램을 믿는다. 우리는 더 높은 힘을 믿는다. 우리는 사람들을 믿는다. 그리고 시간이 흐름에 따라 자신을 다시 믿게 된다. 우리는 위험을 보다 잘 감수한다.

우리는 믿기 때문에 그리고 위험을 감수하기 때문에 단주생활을 유지할 수 있다. 단주생활을 함에 따라 우리는 사람들의 도움을 받아 모든 것을 직면할 수 있다.

**♧ 오늘의 기도**

더 높은 힘이여, 나는 당신을 믿는 것을 배웠습니다. 나 자신을 믿을 수 있도록 도우소서. 나는 이 세상에 줄 수 있는 그 무언가를 가지고 있습니다. 그것을 나누어 줄 수 있도록 도우소서.

**♧ 오늘의 행동**

오늘, 나는 자신의 열 가지 장점의 목록을 만들겠다. 그리고 친구와 함께 그것들에 대해 면밀히 살펴보겠다.

## 1-28

### 그들이란 없다. 우리만이 있을 뿐이다.

- Bumper Sticker -

우리는 모두 "프로그램"이라 부르는 친교의 일부분이다. 또한 우리는 *"인류"라고 부르는 보다 큰 친교*의 일부분임을 기억하자.

우리는 동일하게 상처를 받고 동일하게 사랑한다. 우리는 동일하게 피를 흘린다. 우리는 모두 동일하게 이해와 돌봄을 필요로 한다.

그러나 한편으로는 우리는 꼭 같지 않다. 사람들 사이에는 차이가 있음을 기억하자. 그렇지 않다면 우리와 꼭 같지 않는 사람을 두려워할 것이다. 그리고 이것은 신의 길이 아니다.

**♧ 오늘의 기도**

더 높은 힘이여, 모든 사람을 사랑하도록 도우소서. 나와 다른 사람에게 마음을 열 수 있도록 도우소서. 이웃을 사랑할 수 있도록 도우소서.

**♧ 오늘의 행동**

내가 남보다 낫다고 생각하는가? 만일 내가 그런 생각을 한다면 나는 더 높은 힘이 이러한 결점을 제거해 주실 것을 기도하겠다.

## 1-29

**알코올 중독자는 점진적인 자살을 통해
자기 삶을 낭비하고 있다.**

- Laurence Peter -

우리 중 어느 누구도 어느 날 아침에 깨어보니 갑자기 중독자가 되어 있는 그런 사람은 없다. 우리는 조금씩 조금씩 자신의 행동에 의해 중독자가 되어갔다. 우리는 가족을 무시했다. 우리는 직장을 태만히 하면서 술을 마셨다. 다른 어떤 것보다도 우리는 알코올을 선택했던 것이다.

마찬가지로 회복도 *어느 날 갑자기 이루어지는 사건이 아니다.* 우리는 12단계를 활용한다. 우리는 프로그램을 실천한다. 모임은 다른 중독자들을 도와야 한다고 우리를 일깨운다.

우리는 모두 점진적으로 회복되어 가는 것이다. 한 번에 하루씩. 우리는 한 번에 하루씩 병들고 한 번에 하루씩 회복된다.

**♧ 오늘의 기도**

오늘, 나는 더 높은 힘의 도움을 받아, 좀 더 행복하고, 좀 더 정직하며, 좀 더 맑은 정신을 가지겠다. 회복이란 저금통장과 같다. 더 높은 힘이여, 출금보다 입금이 많아지도록 나를 도우소서.

**♧ 오늘의 행동**

내가 중독자가 된 것이 결코 하루아침에 일어난 사건이 아님을 기억할 수 있도록 1단계를 잘 살펴보겠다.

## 1-30

### 가서 너의 운명을 깨워라.

- 페르시아 격언 -

우리에게 회복이 주어졌다. 우리는 행운아들이다. 그리고 우리는 그것을 감사한다. 이제 회복은 우리에게 달려있다. 우리는 자신의 선택을 받아들여야 한다. 우리에게 두려움이 찾아왔을 때 혼자서 그것을 감당할 것인가 혹은 과외 모임에 참석하는 쪽을 선택할 것인가? 우리가 정직하지 못했을 때 그것을 계속 비밀로 할 것인가 혹은 그것을 시인하고 보다 정직해지려고 노력할 것인가?

우리가 무엇을 선택하든 우리는 그 선택에 대해 책임이 있다. 우리의 선택에 따라 우리의 회복 프로그램이 강력해질 수도 있고 약해질 수도 있다.

우리는 행운을 선택할 수도 있고 불운을 선택할 수도 있다. 선택은 우리의 것이다. *중독은 우리에게서 선택권을 빼앗아 갔다.* 그것은 타인을 비난하게 만든다. 하지만 이제 우리는 책임이 우리에게 있음을 본다.

#### ♧ 오늘의 기도

더 높은 힘이여, 현명하게 선택할 수 있도록 도우소서. 내 선택에 책임지는 것을 기억할 수 있도록 나를 도우소서.

#### ♧ 오늘의 행동

오늘, 나는 내 선택에 책임을 지는 훈련을 하겠다. 내가 행운아의 한 사람이라고 생각하겠다.

## 1-31

**너에게 그늘을 선사하는 나뭇가지를 꺾지 말라.**

- 아라비안 격언 -

무엇이 우리를 회복시키고 있는지 기억해야 한다. 12단계가 우리를 치유한다. 우리가 참여하는 모임이 우리를 치유한다. 프로그램에 대한 책을 읽고 공부하는 것이 우리를 치유한다. 후원자와 이야기 하는 것이 우리를 치유한다. 프로그램 동료와 보내는 시간이 우리를 치유한다.

때로는 시간에 쫓기는 때도 있다. 따라서 우리는 시간을 어떻게 사용해야 할지 선택을 해야 한다. 이제 프로그램에 대해서 충분히 안다고 생각할 수도 있다. 모임에 참석하는 것을 그만 두고 싶은 생각이 들 수도 있다. 이것은 위험신호다. 우리는 12단계의 실천을 통해 단지 한 번에 하루씩 단주하는 방법만을 알고 있다.

우리가 프로그램에서 성장해 나갈 때 그것을 잊지 말자. 회복을 시작한지 오래 되었다고 생각할 수 있는 사람도 있겠지만 *우리는 모두 초심자들이다.*

### ♧ 오늘의 기도

더 높은 힘이여, 나는 프로그램에서 당신을 발견했습니다. 프로그램에서 항상 '초심자'가 될 수 있는 길을 가르쳐 주소서.

### ♧ 오늘의 행동

오늘, 나는 12단계를 읽는 시간을 가지겠다. 그것이 나에게 얼마나 많은 것을 주었는지 명상해 보겠다.

# 2월

## 2단계

우리보다 위대한 힘이 우리를 건전한 본정신으로
돌아오게 해줄 수 있다는 것을 믿게 되었다.

## 2-1

**우리보다 위대한 힘이 우리를 건전한 본 정신으로 돌아가게 해줄 수 있다는 것을 믿게 되었다.**

- 2 단계 -

2단계는 우리에게 희망에 대한 믿음을 가르친다. 이것을 믿는 데에는 시간이 걸릴 수 있다. 우리 중 많은 이들은 희망을 포기하기도 했다.

그러나 둘러보라. 많은 사람들이 회복되고 있다. *우리의 모임은 희망으로 가득 차 있다.* 우리는 기적에 둘러싸여 있다. 우리보다 위대한 힘이 많은 사람들을 치유하고 있다. 다른 사람이 와서 자신의 이야기를 할 때 경청하라. 그들은 이 힘이 얼마나 강력한지에 대해 이야기 한다.

때로는 믿어지지 않을 것이다. 이것은 정상이다. "믿게 되었다"고 하는 것이 의미하는 것은  프로그램의 치유적인 힘에 마음을 여는 것이다.

**♧ 오늘의 기도**

더 높은 힘이여, 내가 믿게 하소서. 회복에 대한 희망에 마음을 열게 하소서.

**♧ 오늘의 행동**

나는 오늘, 과거의 미친 정신에 대해 세 가지의 예를 적어보겠다. 그것을 집단과 동료, 후원자, 그리고 더 높은 힘과 나누겠다. 나는 내가 기적이라고 하는 사실을 기억하겠다.

## 2-2

**우리는 아이들에게 가르치는 것을 믿어야 한다.**

- Woodrow Wilson -

우리가 들었던 것을 진심으로 믿지 않고 말하는 것은 쉽다, 어떤 사람은 모임에서 듣기 좋은 말만 한다. 상담자들도 좋은 이야기를 많이 가지고 있다. 당신은 '내가 말하고 있는 것을 정말 믿는가?'하고 자문해 보는 시간을 가지는가?

2단계는 "믿게 되었다…"고 말한다. 우리는 12-단계를 *진정으로 믿음으로써 그것이 우리의 일부가 되게 한다.* 우리가 더 많이 믿을수록 우리의 생명을 더 잘 맡길 수 있게 된다.

바라건대, 시간이 흐를수록 12단계가 우리를 더욱 잘 인도할 수 있기를. 우리는 가족들에게 12단계에서 발견한 것을 말하게 될 것이다. 우리는 맑은 정신으로 진실로 믿어야 한다. 그때 우리는 단계들을 실천할 수 있게 된다.

### ♧ 오늘의 기도

더 높은 힘이여, 믿는다고 하는 것은 평생 지속되는 일입니다. 의심이 생길 때 믿을 수 있는 힘을 주소서.

### ♧ 오늘의 행동

나의 신념은 변하고 있다. 오늘, 나는 내가 말한 것을 믿는가? 하고 자문해 보겠다.

## 2-3

### 사무실의 나무가 말라있는 의사에게 가지 말라.

\- Erma Bombeck -

우리는 종종 "승리자들에게 달라붙으라."는 말을 듣는다. 12–단계 모임에 나오는 모든 사람들이 회복을 위해 거기에 있는 것은 아니다. 하지만 많은 사람들이 생명을 구하기 위해 12–단계를 실천하고 있다. 우리는 이러한 사람들을 찾아야 한다. 후원자를 구하는 문제에서도 이 것은 꼭 필요한 일이다.

자신의 프로그램에서 좋은 열매를 맺는 후원자를 찾으라. 왜 자신의 프로그램에 대해 행복해 하지 않는 후원자를 선택해서는 안 되는가? 회복은 고단한 작업이다. 당신은 최선을 선택해야 한다. 가능한 최고의 후원자를 찾으라. 기억하라. *우리의 프로그램은 이기적이다.* 우리는 자신의 생명을 위해 싸우고 있다.

**♧ 오늘의 기도**

더 높은 힘이여, 나의 프로그램에서 최선을 발견하도록 도우소서. 좋은 후원자를 찾도록 도우소서. 그리하여 프로그램과 각자에게서 최선을 얻게 하소서.

**♧ 오늘의 행동**

오늘 나는 좋은 후원자를 찾는 일의 의미에 대해 생각해 보겠다.

## 2-4

**우리는 하루를 기억하지 않는다. 우리는 순간을 기억한다.**

- Cesare Pavese -

중요한 것은 지금 이 순간이다. *모든 순간은 선택이다.* 우리의 프로그램을 실천하는 매순간 우리의 영은 성장한다. 순간에서 하루로, 하루에서 한 해로, 한 해에서 평생으로 정직한 회복의 삶이 이어진다.

우리가 기억해야 하는 것은 선택의 순간이다. 우리는 혼자 있는 것보다 친구를 불러야 하는 순간을, 배우자와 다투는 것보다 산책을 하는 것이 좋은 순간을, 술을 마시는 것보다 한 번 더 모임에 가는 것이 좋은 순간을 기억해야 한다. 이러한 순간에 우리는 더 높은 힘을 만난다.

이러한 순간에 우리는 다른 인간을 필요로 하는 진정한 인간임을 배운다. 이러한 순간에 우리는 다른 사람들이 우리를 걱정하고 있음을 알게 된다. 우리의 기쁨과 우리의 싸움에 대해.

**♧ 오늘의 기도**

더 높은 힘이여, 회복은 많은 선택의 순간들로 이루어짐을 기억하게 하소서.

**♧ 오늘의 행동**

나는, 지나간 24시간을 돌아보겠다. 어떠한 순간들이 마음에 떠오르는가? 왜 그것들이 나에게 중요한지 생각해 보겠다.

## 2-5

**낚시 바늘이 없다는 것을 확인하기 전에는**
**쾌락의 미끼를 물지 말라.**

- Thomas Jefferson -

쾌락은 삶에서 중요한 것이다. 그러나 때로는 우리는 쾌락이 삶의 고통에 대한 유일한 해결책이라고 생각했다. 알코올과 약물 그리고 다른 중독은 삶의 고통을 피하기 위해 우리가 가장 좋아한 것이었다. 고통에서 벗어나기 위해 도박이나 음식, 섹스, 혹은 무관심, 게으름과 같은 다른 종류의 중독에 빠지지 않도록 조심해야 한다.

*삶의 고통에 대한 진정한 해답은 강력한 영적 중심을 가지는 것이다.* 그것은 또한 다른 종류의 중독을 피하는 가장 좋은 방법이다. 회복을 통해 우리는 고통을 더 높은 힘의 보살핌에 맡긴다.

우리의 더 높은 힘을 통해 우리가 가지고 있는 어떠한 문제라도 해결할 수 있다. 프로그램 또한 우리의 문제를 해결할 수 있다. 회복은 삼자 사이의 거래다. 더 높은 힘, 프로그램, 그리고 우리.

### ♧ 오늘의 기도

더 높은 힘이여, 또 다른 중독에 빠지지 않도록 도우소서. 내가 문제를 만날 때 다른 무엇보다도 당신과 프로그램에 의지하게 하소서.

### ♧ 오늘의 행동

오늘, 나는 시간을 내어 "나는 또 다른 중독에 다가서고 있지 않은가?"하고 질문을 해보겠다. 나의 후원자는 어떻게 생각하는지 물어보겠다.

## 2-6

**시작하지 않는다면 우리는 아무 것도 알지 못할 것이다.**

- Howard Zinn -

시작하자! 그것이 1단계를 실천하는 것이든, 후원자를 찾는 일이든, 혹은 우리가 해를 입힌 사람에게 보상하는 일이든, 시작하자. 우리가 너무 오래 지체한다면 의심이 싹튼다. 두려움이 그 뒤를 따를 것이다. 그러므로 시작하자.

*우리는 행동을 통해 배운다.* 회복은 실천하는 사람의 것이다. 단주 생활은 공짜로 일어나지 않는다. 그것은 우리가 창조하는 것이다. 단계들을 실천하고 배움으로써 우리는 회복을 창조한다.

우리가 12단계를 행동에 옮기지 않는다면 결코 그것을 완벽하게 이해할 수 없을 것이다. 이와 동일하게 친구를 사귀려고 행동하지 않으면 그 방법을 결코 배울 수 없다. 그러므로 기다리는 대신 먼저 친구를 부르라. 시작하고 다시 시작하라. 모든 날은 항상 새로운 시작이다.

### ♧ 오늘의 기도

더 높은 힘이여, 오늘 나는 시작하겠습니다. 당신의 도움과 사랑을 간청함으로써 시작하겠습니다. 오늘 하루를 지내는 동안 나와 함께 하소서. 완벽이 아니라 한 걸음의 진보를 위해 행동하게 하소서.

### ♧ 오늘의 행동

오늘, 나는 비켜서지 않겠다. 나는 실천하는 사람이 되겠다. 나는 친구와 가족, 더 높은 힘과 나 자신에게 다가서기 위해 무엇을 해야 할 지 결정하겠다.

## 2-7

**나는 나의 신체적 장애에 대해 신께 감사드린다.
왜냐하면 그것으로 인해 자신을 발견하고 또한
나의 소명과 신을 발견했기 때문이다.**

- Helen Keller -

우리 중 누구도 중독 환자가 되고 싶었던 사람은 없다. 그것은 우리가 좋아서 선택한 것은 아니다. – 마치 자신이 원해서 장님이나 귀머거리가 된 사람이 없듯이.

장님이자 동시에 귀머거리였던 헬런 켈러는 어떻게 자신의 문제가 가장 큰 선물이 되었는지 이야기 하고 있다. 그녀는 자신의 신체적 장애를 통해 자기 삶의 진정한 의미를 발견했던 것이다.

우리는 우리의 장애인 중독을 받아들이고 거기에서 배운다. 사실은 *인간은 누구나 어느 정도 장애인이다.* 회복이란 우리의 장애를 올바로 바라보고 그것과 함께 사는 일이다. 그것을 우리가 혼자서는 할 수 없음을 알게 될 때 더 높은 힘이 필요함을 보게 된다.

### ♧ 오늘의 기도

더 높은 힘이여, 내가 누구인지 볼 수 있도록 도우소서. 나의 장애를 받아들임으로써 평온함을 얻게 하소서.

### ♧ 오늘의 행동

오늘, 나는 나의 모든 장애에 대한 목록을 만들겠다. 그리고 "그것들은 나에게 어떤 선물을 줄 것인가?"하고 스스로에게 물어 보겠다.

## 2-8

**그대는 약속을 가지고 있는 생각을 찾아야 한다.**
**단지 생각을 가지는 것만으로는 충분하지 않다.**

- George E. Woodberry -

날마다 우리는 생각의 홍수 속에 살고 있다. 모든 사람들이 진리를 발견한 듯 하고 그것을 나누어 주고 싶어 한다. 우리는 이러한 생각의 무게에 눌려 피곤하다. 우리는 누구를 그리고 무엇을 믿어야 하나?

우리는 *위대한 약속을 보여주는 한 생각*을 선택했다. 그것은 12-단계이다. 그것은 단순하지만 풍부한 약속을 하고 있다. 그것은 우리에게 좋지 않은 어떠한 것도 요구하지 않는다. 그것은 효과가 있음이 입증되었다.

이제 우리는 생각 이상의 것을 가지고 있는 사람들이다. 우리는 효과적으로 작용하는 좋은 생각을 가지고 있다. 우리가 어떻게 살아야 할지 몰라 방황할 때 우리가 해야 하는 모든 것은 12-단계에 주의를 기울이는 것이다.

### ♧ 오늘의 기도

더 높은 힘이여, 내가 12-단계의 실천에 힘쓸 수 있도록 도우소서.

### ♧ 오늘의 행동

오늘, 나는 12-단계가 나에게 어떻게 적용될 수 있는지 목록을 만들겠다. 그것은 나에게 어떤 약속을 하고 있는가?

## 2-9

### 배고픔, 분노, 외로움, 그리고 과로를 피하라.

- AA 슬로건 -

*배고픔, 분노, 외로움, 그리고 피로감은 우리에게 위험하다.* 그것은 우리를 넘어뜨릴 수 있기 때문이다.

우리는 규칙적인 식사를 해야 한다. 배가 고프면 짜증스러워지기 쉽고 나중에 후회할 말이나 행동을 하기 쉽다.

우리는 분노를 더 높은 힘에게 맡겨야 한다. 그렇지 않으면 분노가 폭발하기 쉽다.

우리는 회복을 도와 줄 친구를 필요로 한다. 외로울 때 우리는 중독이나 위험한 관계에 빠지기 쉽다. 혼자서는 단주를 유지할 수 없다.

우리는 일상생활을 처리할 수 있는 맑은 정신을 필요로 한다. 너무 피로하면 자신에게 화가 나기 쉽다. 피로감은 건전하지 못한 비정상적인 생각을 하게 만든다.

**♧ 오늘의 기도**

더 높은 힘이여, 내가 배고픔, 분노, 외로움, 그리고 피로를 피할 수 있도록 도우소서.

**♧ 오늘의 행동**

오늘, 나는 배고픔, 분노, 외로움, 피로의 네 가지 영역을 살펴보겠다. 자신을 잘 보호하고 있는 영역은 어떤 것인가? 그렇지 못한 영역은 어떤 것인가? 어떻게 할 것인가?

## 2-10

### 인생은 놀라운 것을 보장하지 않았다.

- Teddy Pendergrass -

인생은 기회를 제외하고는 아무 것도 약속하지 않는다. 우리는 자신이 좋아하는 어떠한 방식으로든 살 수 있는 기회를 제공받았다. 어떠한 삶을 선택하든 우리는 고통도 겪고 기쁨도 겪게 된다. 그리고 우리는 그것들로부터 배운다.

회복 프로그램을 통해 우리는 *인생에서 가장 경이로운 것– 사랑 –*을 얻을 수 있다. 미소와 악수, 전화, 그리고 편지를 통해 우리는 그것을 나눈다. 우리는 그것을 친구, 배우자 그리고 가족들과 나눈다.

인생은 놀라운 것을 보장하지는 않았지만 수많은 사소한 경이로 가득한 것임에 틀림없다. 우리는 단지 마음을 열고 그것을 보고, 느끼며, 그것이 일어나는 것을 허용하기만 하면 된다.

**♧ 오늘의 기도**

더 높은 힘이여, 오늘 하루의 삶에서 자연과 친구의 얼굴, 그리고 내 마음속에 있는 경이를 볼 수 있도록 도우소서.

**♧ 오늘의 행동**

나는 미소와 인사, 그리고 도움의 손길을 통해 경이로운 일들이 일어나도록 할 수 있다. 나는 오늘 누군가를 위해 어떤 “사소한” 일을 할 것인가?

## 2-11

**건전한 정신이란 좋은 용도로 쓰이는 광기다.**

- George Santayana -

2단계에서 우리보다 위대한 힘이 우리를 건전한 본정신으로 회복시켜 줄 수 있음을 믿게 된다. 어떤 점에서는 2단계를 실천할 때 우리는 건전하지 못했던 광기가 좋은 용도로 사용될 수 있도록 기도하고 있는 것이다. 그것은 지금 이 순간에도 일어나고 있다. 중독은 우리의 인생을 파괴했다. 그러나 우리를 새로운 삶의 방식으로 인도한 것도 중독이다.

우리의 광기가 어떠했는지를 기억한다면 우리는 그것을 좋은 용도로 사용할 수 있다. 회복을 포기하고 싶을 때 우리의 광기가 어떠했는지 기억하자. 그것은 우리가 회복의 길을 계속 갈 수 있도록 도울 것이다. 어떤 사람이 중독에 빠져 있는 것을 볼 때 우리의 광기를 기억하자. 우리가 그를 도울 수 있도록 만들 것이다.

또한 우리의 광기는 *다만 술 한 잔의 차이에 존재하고 있음을 기억하자.*

**♧ 오늘의 기도**

더 높은 힘이여, 당신은 나의 건전하지 못했던 광기를 좋은 용도로 사용할 수 있음을 믿습니다. 나는 나의 광기를 포기합니다. 그것으로 당신이 원하는 곳에 사용하소서.

**♧ 오늘의 행동**

나는 오늘, 더 높은 힘과 내가 나의 건전하지 못했던 광기를 좋은 용도로 사용할 수 있는 방법들의 목록을 만들겠다.

## 2-12

**내면적으로는 우리는 항상 같은 나이다.**

- Gertrude Stein -

우리는 내면 깊은 곳에 아이의 영을 가지고 있다. 우리가 아이였을 때의 감정들을 여전히 가지고 있는 것이다. 어떤 이는 상처받은 아이가 내면에 있다. 슬픔과 두려움, 분노가 여전히 거기에 있다. 아무리 많은 사람들이 주위에서 우리를 돌보아도 우리는 여전히 외롭다.

우리의 내면에 있는 아이는 치유되기 위해 특별한 도움을 필요로 한다. *우리는 내면의 아이를 위해 좋은 부모가 될 수 있다.* 우리는 자신을 온화하고 친절하게 대함으로써 이것을 할 수 있다.

시간이 흘러 이 아이는 우리의 마음에서 행복의 중심이 될 수 있다.

**♧ 오늘의 기도**

더 높은 힘이여, 나의 내면에 있는 아이가 날마다 조금씩 치유되게 하소서. 내면의 아이가 생동하고 자유롭고 기쁨이 넘치도록 도우소서.

**♧ 오늘의 행동**

지금 당장, 눈을 감고 나 자신에게 친절한 생각을 전하겠다. 그런 후 큰 소리로 이렇게 말하겠다. "아이야, 나는 너를 사랑한단다. 너를 잘 돌보아 줄게." 나는 오늘, 이것을 두 번 더 말하겠다.

## 2-13

**내일은 문제되지 않는다. 왜냐하면 오늘을 살았기 때문이다.**

- Horace -

삶은 현재에만 존재한다. 우리가 프로그램에 참여할 때 가장 먼저 듣는 말 중의 하나가 "한 번에 하루씩"이다. 우리는 삶을 짧은 기간으로 쪼갠다. 이것은 우리에게 변화할 수 있는 힘을 준다. 우리는 평생 단주할 수 있을지 확신하지 못한다. 그러나 신과 프로그램의 도움을 받는다면 오늘 하루 단주할 수 있음을 안다.

이것은 우리의 삶에서 다른 많은 일들에도 적용할 수 있다. 우리는 평생 동안 자기 연민에 빠지지 않을 수 있을지 확신할 수 없다. 그러나 오늘 하루 동안은 그렇게 할 수 있다.

한 번에 하루씩 살게 되면 우리의 힘에 대해 자신감을 가질 수 있다. 우리는 *오직 지금 이 순간에는 변화할 수 있는 힘을 가지고 있다.* 우리가 현재 속에 산다면 그것은 우리를 위해 많은 것을 지켜준다.

**♧ 오늘의 기도**

더 높은 힘이여, 당신은 지금 이 순간에만 만날 수 있습니다. 당신은 여기에 계십니다. 순간순간 당신과 함께 살겠습니다.

**♧ 오늘의 행동**

나는 자신을 현재의 기초 위에 세우겠다. 오늘, 나는 과거와 미래에 대한 걱정에 빠지지 않겠다.

## 2-14

**어떤 것들은 보기 위해서 먼저 믿어야 한다.**

- Ralph Hodgson -

회복에서 우리는 신뢰하는 것을 배운다. 우리는 더 높은 힘이 우리의 편에 서 있음을 신뢰한다. 더 높은 힘을 볼 수 없을지 모르지만 일단 신뢰하기 시작하면 변화가 일어난다.

2단계는 말한다. "…믿게 되었다."라고. 일단 우리가 믿게 되면 우리는 더 높은 힘이 많은 방법으로 작용하고 있음을 보기 시작한다. 새로운 프로그램 동료를 통해, 새로운 평화를 통해, 우리의 가족과 친구들이 우리를 다시 신뢰하는 것을 통해.

인생은 항상 공정하지는 않을 것이다. 우리는 자신이 원하는 모든 것을 가질 수도 없다. 그러나 언제나 우리가 필요로 하는 사랑과 보호를 발견하게 될 것이다. 만일 우리가 *더 높은 힘의 사랑에 대한 믿음에 자신을 열면* 편안한 시간은 더욱 편안하게 될 것이고 힘든 시간도 조금은 덜 힘들어 질 것이다. 나는 사랑을 신뢰하는가?

**♧ 오늘의 기도**

더 높은 힘이여, 내가 믿을 수 있도록 도우시고, 특히 어려운 시기에 믿게 하소서. 어려운 시기에 당신을 비난하지 않게 하소서.

**♧ 오늘의 행동**

나는 오늘, 프로그램과 더 높은 힘이 나에게 원한다고 믿는 것을 기록하겠다.

## 2-15

# 쉽게 하라.

- 12단계 슬로건 -

우리는 너무 자신을 몰아붙이는 사람들이었다. 우리는 너무 완벽하게 하려고 했다. 이제 우리는 좀 편안해져야 한다. 쉽게 하라. 우리는 천천히 여유를 가지고 살아야 한다.

왜? 그것은 우리의 프로그램이 완벽해지려는 욕구를 포기하라고 가르치기 때문이다. *우리는 있는 그대로의 자신을 사랑하기 시작한다.* 우리는 있는 그대로 충분하다. 이것은 우리가 12단계를 실행에 옮기는 동안 계속해서 들을 것이다. 그것은 신의 사랑의 메시지이다.

우리의 더 높은 힘은 우리가 지나치게 빠르거나 힘겹지 않게 살기를 원한다. 그 때 우리는 사랑받고 있음을 알 수 있다. 우리의 의지와 생명을 신의 보살핌에 맡겼음을 기억하라. 우리의 생명은 놀라운 선물임을 기억하라. 회복 중인 사람들로서 우리는 그것을 다른 사람들보다 더 잘 알 수 있다.

### ♧ 오늘의 기도

더 높은 힘이여, 내가 아니라 당신의 속도로 살도록 도우소서. 삶은 경주가 아니라 영적인 여행임을 기억하도록 도우소서. 나와 동행 하소서.

### ♧ 오늘의 행동

오늘, 나는 2시간의 시간을 내어 자신을 위한 휴식과 내가 사랑하는 일들을 하겠다. 나의 축복을 헤아려보는 시간을 가지겠다.

# 2-16

## 우정이란 결혼생활과 같이 용서받을 수 없는 것을 피해야 지속될 수 있다.

- John D. MacDonald -

우리가 기억해야 할 것은 우정이란 사람 사이에서 이루어진다는 것이다. 사람들은 강하기도 하지만 약하기도 하다. 우정은 쉽게 무너지지 않지만 그러나 또한 무너진다. 우리는 무너지기 쉬운 우정이 어떻게 해서 그렇게 되는지 알 필요가 있다.

비록 정직한 말이라도 타인에게 상처를 줄 수 있는 말을 삼가라. 다른 사람의 감정을 다치게 하면서 정직하려고 하는 것은 무례한 행동이다.

우리는 잔인하지 않고도 정직하게 되는 것을 배울 수 있다. 모든 관계의 근간이 되는 것은 이것이다 : 우리가 정한 규칙과 합의를 존중해야 한다. 우리가 누군가에게 충실할 것을 약속한다면 이 규칙을 따를 수 있다. 그리고 그들도 그렇게 하리라고 신뢰해야 한다. 우리의 합의가 지켜지지 않을 때에는 그 사람에게 가서 그 문제에 대해 이야기해야 한다.

**♧ 오늘의 기도**

더 높은 힘이여, 내가 대인관계에서 규칙과 합의를 존중하는 사람이 되도록 도우소서.

**♧ 오늘의 행동**

나는 오늘, 내가 지킬 수 없는 어떠한 약속이라도 하지 않겠다.

## 2-17

**... 자신에 대해 배우고 있는 사람은 결코 이전의 자신으로 머물지 않는다.**

- Thomas Mann -

마음속 깊은 곳에서 우리가 변화하고 있음을 안다. 그것은 우리가 1단계를 실천했을 때 시작되었다. 우리는 자신에 대한 중요한 새로운 것을 배우고 받아들였다. 그것이 우리를 변화시켰다.

우리는 더 이상 중독자로 살지 않기를 원했다. 그것은 우리가 변화해야 하고 단주생활에 대해 배워야 함을 의미했다. 그 이후 그것은 계속되었다. 자신에 대해 배우고 조금씩 변화하고, 또 자신에 대해서 배우고 조금 더 변화하고, 그것이 계속되어 왔다.

우리가 아는 모든 것은 *자신에 대해 배우고 변화하는 각 단계가 우리의 삶을 향상시킨다는 것이다.* 그것은 얼마나 오래 지속될 수 있을까? 우리가 자신에 대해 배우는 것을 계속하는 한 지속될 것이다.

### ♧ 오늘의 기도

더 높은 힘이여, 오늘 나에 대한 가르침을 주소서.

### ♧ 오늘의 행동

오늘, 나는 프로그램을 통해 나 자신에 대해 배운 것 다섯 가지에 대한 목록을 만들겠다.

## 2-18

**그대에게 남의 말을 하는 사람은 또한 남들에게는
그대에 대한 말을 퍼뜨릴 것이다.**

- 스페인 격언 -

남의 소문을 퍼뜨리는 것은 12-단계 프로그램에서 서로에 대한 신뢰를 파괴한다.

개인적인 삶에 대한 이야기를 타인들과 나눌 때 우리는 모두 안전하게 비밀을 유지해야 한다. 사적인 일들이 남들에게 알려지지 않는다는 신뢰가 필요하다.

우리의 모임과 또한 그 밖의 생활에서 신뢰를 유지할 수 있는 두 가지 방법이 있다. 첫째, *남의 소문을 퍼뜨리지 말라.* 둘째, 타인에 대한 소문을 퍼뜨리는 것을 듣지 말라.

### ♧ 오늘의 기도

더 높은 힘이여, 오늘 나의 언행을 유의하도록 도우소서. 남의 말을 하지 않고 친구와의 신뢰를 존중하게 하소서.

### ♧ 오늘의 행동

오늘, 나는 사람들이 다른 사람에 대한 소문을 말하지 못하도록 할 수 있는 두 가지 방법을 생각해 보겠다. 그리고 그것을 실행에 옮기겠다.

## 2-19

**변화는 의문을 일으키고 의문은 변화를 야기한다.**

- 익명 -

나는 무엇이 되고자 하는가? 내가 하고 있는 것이 옳다는 것을 어떻게 알 수 있는가? 그것이 나에게 최선인가? 우리는 의문으로 가득하다. 빈번하게 의문의 시간은 변화의 시간이다. 우리는 새로운 그 무엇이 되고자 한다. 또한 변화에 대한 약간의 두려움도 항상 존재한다.

다행스럽게도 평온을 찾기 위해 우리가 무엇이 될 것인지 알 필요는 없다. 우리가 알아야 하는 것은 우리가 무엇을 믿고 있느냐 하는 것이다. *우리는 믿는 대로 된다.* 만일 우리가 단주를 믿으면 단주가 가능해진다. 우리가 정직할 수 있음을 믿으면 우리는 보다 정직해지기 위해 투쟁하게 된다.

우리는 자신에게 되고자하는 자유를 주어야 한다. 무엇이 된다는 것은 우리가 여행을 하고 있다는 뜻이다. 시간이 흐르면서 무엇인가 되는 것이 점차 편안해진다.

### ♧ 오늘의 기도

더 높은 힘이여, 나는 무엇이 되고 있습니까? 나는 그 대답을 알아야 한다는 마음을 버립니다. 내가 믿어야 하는 것은 당신이 나를 사랑한다는 것과 나에게 가장 좋은 것을 행할 것이라는 사실입니다.

### ♧ 오늘의 행동

나는 많은 의문을 가지겠다. 종종 의문은 대답보다 중요하다.

# 2-20

## 놓아버리고 신이 하게 하라.

- 12단계 슬로건 -

어느 날 우리는 자신에게 물을지 모른다. 과연 해볼 만한 가치가 있는가? 우리는 외로움을 느낀다. 아무도 관심을 가지지 않는다. 삶이 힘들어 보인다. 회복도 힘들어 보인다.

이것은 우리가 마음을 가다듬고 무슨 일이 일어나고 있는지 알아보아야 하는 시점이다. 우리가 이렇게 느끼는 것은 회복의 길에서 벗어났기 때문이다. 우리는 아마 사람들이 내 식으로 보고 내 식대로 행동하기를 원하던 과거로 돌아가 있을지 모른다. 우리는 세상을 마음대로 조종하고 싶은 것이다.

기억하라. *세상의 모든 문제가 우리의 문제는 아니다.* 모든 일이 우리의 일은 아니다. 모든 것을 우리가 원하는 대로 할 수는 없다. 우리는 우리에게 맡겨진 일부분을 할 수 있으며 나머지는 놓아두어야 한다. 그때 우리는 보다 나은 기분을 느낄 수 있다.

### ♧ 오늘의 기도

더 높은 힘이여, 오늘 나의 유일한 과업은 나를 위한 당신의 뜻을 행하는 일임을 기억하게 하소서. 내가 당신이 되는 것은 나의 과업이 아닙니다.

### ♧ 오늘의 행동

오늘, 나는 후원자 혹은 프로그램의 동료와 대화를 나누겠다. 나를 실망시키는 일에 대처하는 방법에 대해 이야기하겠다.

## 2-21

### 그대 자신에게 진실 하라.

- AA 메달 -

우리의 프로그램은 "이기적"이라는 말을 듣는다. "이기적"이라는 말은 도움이 필요할 때 그것을 요청한다는 의미이다. 우리는 다른 사람들이 뭐라고 하든 그곳이 안전한 장소인 경우에만 간다. *이기적이라는 것은 안전을 의미한다.*

이기적이라는 것은 유치하게 행동한다는 뜻이 아니다. 우리는 자신과 타인들에 대해 존경과 사랑을 보여주는 행동을 해야 한다. 이기적이라는 것은 우리에게 좋은 것을 행한다는 뜻이다.

무엇이 우리에게 좋은 것인가? 첫째, 단주를 함으로써 우리의 생명을 구해야 한다. 둘째, 우리는 12단계의 실천을 시작해야 한다. 우리는 우리를 사랑하는  더 높은 힘에 대해 알게 되었다. 이것은 우리의 진실한 자아를 알게 되는 길이다.

**♧ 오늘의 기도**

더 높은 힘이여, 자신과 자신의 가치에 대해 진실하게 하소서. 나의 시간을 "이기적"으로 보내게 하소서.

**♧ 오늘의 행동**

나는 오늘, 회복에서 "이기적"으로 될 수 있는 10가지 방법의 목록을 만들겠다. 내가 위험에 빠진다면 "이기적"으로 되고 도움을 청하겠다.

## 2-22

### 사랑을 실천하는 것보다 말하기는 쉽다.

- 익명 -

우리는 곤경에 처한 중독환자를 돕는가? 우리는 시간이 남는 경우만이 아니라 곤경에 처한 중독환자를 볼 때 도움을 주어야 한다. 프로그램에서 이것은 우리의 목표가 된다.

우리는 도움을 주기 위해 노력한다. 예를 들면 누군가가 모임에 참석하는 것을 필요로 한다면 우리는 그것을 제공한다. 집단에 필요한 것은 또한 우리 자신에게 필요하다. 우리가 집단이기 때문이다.

시간이 흐르면 봉사에 대한 관념이 우리의 나머지 삶으로 퍼져 나간다. 우리는 곤경에 처한 가족을 돕는다. 우리는 세상에 제공할 그 무엇을 가지고 있음을 보기 시작한다. 그것은 우리 자신이다. 세상이 필요로 하는 것이 우리가 필요로 하는 것임을 보기 시작한다. *우리는 세상의 중요한 일부이기 때문이다.*

**♧ 오늘의 기도**

더 높은 힘이여, 나를 필요로 하는 곳에서 도움주기를 빨리 할 수 있도록 만드소서. 두려움 때문에 망설이지 않게 하소서.

**♧ 오늘의 행동**

오늘, 나는 세상에 무엇을 제공할지 생각해 보겠다. 나는 더 높은 힘이 부여한 선물 가운데 내가 줄 수 있는 두 가지에 대해 생각해 보겠다.

## 2-23

**그대의 수레를 별로 끌어올리라.**

- Ralph Waldo Emerson -

수백만의 사람들이 12단계를 통해 단주를 유지하고 마음의 평화를 얻고 있다. 별처럼 12단계는 늘 그 자리에 있다. 때로는 구름이 별을 가리기도 하지만 별은 항상 거기에 있음을 우리는 알고 있다.

12단계에 대해서도 같은 방식으로 이해하자. 별은 하늘의 관문이다. 우리는 하늘에 도착하기 위해 별의 아름다움을 통과해야 한다. *12단계는 이곳 지상에서 영성에 도달하는 관문이다.*

우리는 영적인 자각에 이르기 위해 12단계의 아름다움을 경험해야 한다. 그대의 희망을 12단계로 끌어올리라. 그리고 일생동안 그것을 실천할 준비를 하라.

**♧ 오늘의 기도**

12단계가 나의 단주생활을 지킬 수 있음을 기억하게 하소서. 12단계가 데려 가는 곳에 내가 따라갈 수 있도록 도우소서.

**♧ 오늘의 행동**

나는 오늘 밤 별을 바라보겠다. 그리고 그것이 12단계에 의해 변화된 내 삶의 상징이라고 생각하겠다.

# 2-24

## 실패는 불가능하다.

- Susan B. Anthony -

실패란 하나의 태도이다. 실패의 태도를 가지는 것은 도움이 되지 않는다. 그것은 해를 끼칠 뿐이다. 만일 주의하지 않는다면 그것은 우리도 모르게 자라나서 하나의 생활양식이 된다. 따라서 실패라는 느낌이 든다면 우리의 태도에 주의를 기울이는 것이 필요하다.

실패라고 하는 태도는 종종 실수를 저지르는 경험에서 비롯된다. 그러나 실수를 교훈으로 생각할 때 거기에서 실패가 아니라 유익을 얻을 수 있다. 때때로 우리는 이룰 수 없는 일을 하려고 애쓸 때가 있다. 타인을 조종할 수 있는 것처럼 행동할 때 우리는 실패하기 쉽다. 모든 것을 알고 있다는 듯이 행동할 때 우리는 실패하기 쉽다. 마치 신인 것처럼 행동할 때 우리는 실패하기 쉽다.

*우리는 타인을 마음대로 조종할 수 없다.* 우리는 모든 것을 알 수 없다. 우리는 신이 아니다. 우리는 인간이다. 만일 우리가 인간으로 행동한다면 우리는 이미 승리한 것이다.

### ♧ 오늘의 기도

더 높은 힘이여, 나의 태도에 대해 배우도록 도우소서. 결과가 어떻든지 배우게 하소서.

### ♧ 오늘의 행동

과거의 실패를 올바로 바라보는 것은 그것에서 배울 수 있는 첫걸음이다. 나는 과거의 실패와 그것에서 얻은 유익을 후원자와 이야기하겠다.

## 2-25

**인생은 살만한 가치가 있는 것이라고 믿으라.**
**그리하면 그대의 믿음이 현실을 창조하리라.**

- William James -

2단계는 믿음에 대해 이야기한다. 너무나 오래 동안 우리는 자기 자신과 더 높은 힘, 그리고 타인들에 대한 믿음을 포기하고 있었다. 우리는 단지 알코올과 약물, 그리고 중독이 주는 쾌락만을 믿었다.

이제 *우리의 프로그램은 사랑을 믿으라고 말한다.* 우리는 사랑받을 수 있다. 그리고 우리는 타인들에게 상처를 주지 않고 그들을 사랑할 수 있다.

믿음은 회복에서 중요한 위치를 차지한다. 믿는다는 것은 의심을 거두어들이는 것을 의미한다. 믿음은 희망을 가지는 것을 의미한다. 믿음은 회복의 길을 좀 더 평탄하게 만든다. 따라서 믿음은 치유를 촉진한다. 이 모든 것은 우리가 더 높은 힘의 보살핌에 우리의 의지와 생명을 맡기는 것이다.

### ♧ 오늘의 기도

믿을 수 있는 용기를 가지기 위해 기도합니다. 의심이 들어오지 못하도록 하소서. 나는 회복할 수 있습니다. 나는 자신을 이 단순한 프로그램에 완전히 맡기겠습니다.

### ♧ 오늘의 행동

나는 오늘 의심으로 인해 실패한 네 가지 경우의 목록을 만들겠다. 그리고 이러한 일이 반복되지 않기 위해 내가 할 수 있는 것에 대해 생각해 보겠다.

## 2-26

**미리 알면 미리 준비할 수 있다.**
**준비하는 것이 승리의 절반이다.**

- Miguel de Cervantes -

우리의 프로그램에서 어려운 시기가 있을 것이다. 우리의 삶에서 역경의 때가 있을 것이다. 삶이란 그런 것이다. 이것을 받아들이면 도움이 된다. 그리하여 우리는 어려운 시기를 대비할 수 있다.

우리는 좋은 습관을 배우고 그것에 익숙해지는 것을 통해 준비할 수 있다. 우리는 매일 프로그램을 위한 시간을 가지는 습관을 들일 수 있다.

좋은 습관을 가지는 것은 예금계좌를 가지는 것과 같다. 어려운 시기가 오면 우리가 저금해 둔 돈을 찾을 수 있고 문제를 극복할 수 있다.

**♧ 오늘의 기도**

더 높은 힘이여, 어려운 시기가 오는 것을 받아들이도록 도우소서. 그것을 위해 준비하게 하소서. 당신의 도움을 통해 나는 당신과, 동료들, 그리고 프로그램과 더욱 가까워지겠습니다.

**♧ 오늘의 행동**

나는 오늘 프로그램에 예금을 하겠다. 나는 더 많은 사람에게 전화하고 좀 더 많은 책을 읽고 더 많은 모임에 참석하겠다.

## 2-27

**일하지 않으면 모든 생명은 부패한다.**

- Albert Camus -

일하는 것은 돈을 버는 것 이상의 의미를 가진다. 노동을 통해 우리는 사람들을 위해 세상을 더 좋은 곳으로 만드는 기술을 사용한다.

우리의 일은 우리의 취미가 될 수 있다. 작물을 재배하거나 꽃을 가꾸는 일이 우리의 일이 될 수 있다. 아이들을 키우거나 도움을 필요로 하는 노인을 돌보는 것도 우리의 일이 될 수 있다. 집을 짓고 거기에 사람들이 살 수 있도록 도움을 주는 것도 우리의 일이 될 수 있다.

우리의 회복 프로그램 덕분에 우리는 다시 최선을 다해 일할 수 있다. 아무 것도 할 수 없이 술과 약물, 그리고 중독에 빠져 있던 때와 비교하면 얼마나 놀라운 변화인가? 우리는 *깨어있으므로 무엇인가를 세상에 제공할 수 있다.*

### ♧ 오늘의 기도

더 높은 힘이여, 노동을 통해 내가 인류의 한 부분이 될 수 있음을 보도록 도우소서. 오늘 나의 일을 통해 당신의 뜻을 행하도록 도우소서.

### ♧ 오늘의 행동

좋은 일은 좋은 습관을 가지도록 해 준다. 일을 하는 것이 나의 회복을 어떻게 도울 수 있는가? 다섯 가지를 생각해 보겠다.

## 2-28

### 그대 스스로를 홀로 두라.

- Jenny Janacek -

우리는 종종 자신의 결점을 찾아내어 건드린다. 그래서 자신을 우울하게 만든다. 그러나 그것은 회복에 도움이 되지 않는다. 그것은 우리의 프로그램에 역행한다. 우리의 프로그램은 돌봄과 사랑에 기초한다. 우리는 해결책을 알려주는 더 높은 힘의 사랑과 돌봄에 자신을 맡겼다.

우리는 쉽게 하라는 말을 듣는다. 우리는 안달하지 않고 물러선다. 회복 중인 중독자로서 우리는 비판하지 않는 것을 배운다. 우리는 *자신에게 친절하게 대하는 것을 배운다.*

우리가 할 일은 세상을 조종하는 것이 아니라 좀 더 많은 사랑을 주는 일이다. 그것을 먼저 자신에게 시작하자.

**♧ 오늘의 기도**

더 높은 힘이여, 비판하지 않게 하소서. 당신이 나에게 원하는 것을 알게 하소서. 2단계와 3단계를 실행에 옮기도록 도우소서.

**♧ 오늘의 행동**

오늘 나는 자신을 홀로 두겠다. 자신의 결점을 찾아내어 건드리는 것은 또 다른 조종임을 기억하겠다.

## 2-29

### 나는 친구에게서 또 다른 나를 발견한다.

- Isabel Norton -

우리는 모두 서로의 일부분이다. 우리는 다른 사람의 일부분이다. 자신을 볼 수 없을 때에도 아마 우리는 집단의 다른 사람을 볼 수 있을 것이다. 우리는 그들을 통해 배운다.

우리는 무릎이 떨려오고 달아나고 싶더라도 굳건히 서는 것을 배울 수 있다. 우리의 가슴이 눈물로 가득 차더라도 자신에게 온화하게 말하는 것을 배울 수 있다. 우리가 하는 단순한 일에 대해 자부심을 가지는 것을 배울 수 있다. 프로그램의 친구들은 이 모든 것을 가르쳐 줄 수 있다.

다른 사람들이 우리를 사랑하게 되면서 *우리는 다시 사랑하는 것에 대해 배울 것이다.* 우리는 다른 사람들을 중독의 지옥에서부터 지켜주는 천국이 될 것이다. 우리를 통해 다른 사람들은 우리보다 위대한 힘이 우리를 건전한 본정신으로 돌아가게 해 줄 수 있음을 믿을 것이다.

**♧ 오늘의 기도**

더 높은 힘이여, 나의 12단계 모임의 친구들을 보살피소서. 그들이 안전하게 단주생활을 할 수 있도록 도우소서. 그들은 또한 내가 안전하게 단주생활을 하도록 도와주었습니다.

**♧ 오늘의 행동**

나는 나의 집단에 대해 감사의 말을 할 수 있는 시간을 가지겠다.

# 3월

## 3단계

우리가 이해하는대로 신의 보살핌에
우리의 의지와 생명을 맡기기로 결정했다.

## 3-1

## 우리가 이해하는대로 신의 보살핌에 우리의 의지와 생명을 맡기기로 결정했다.

- 3단계 -

보살핌. 이것은 우리의 의지와 생명을 더 높은 힘의 보살핌에 맡기는 것이다. 얼마나 놀라운 평화가 뒤따르는지. 우리는 신이 우리를 보호하고 사랑하는 것을 본다. 우리는 모든 것을 더 높은 힘에게 맡기며 그는 *우리가 혼자서 하는 것보다 더 잘 우리를 보살필 수 있다.*

보살핌은 우리를 인도한다. 만일 우리가 무엇을 하고자 한다면 자신에게 "더 높은 힘은 이것을 보살피는 행동으로 볼까?"하고 묻는다. 그러하다는 대답이 나오면 우리는 계속한다. 그렇지 않으면 우리는 중단한다.

확실하지 않다면 우리는 기다려서 동료와 후원자에게 묻는다. 우리는 그것이 자신을 보살피는 행동인지 아닌지 확실할 때까지 기다린다. 얼마나 놀라운 안내인가?

**♧ 오늘의 기도**

더 높은 힘이여, 당신에게 나의 의지를 드립니다. 당신에게 나의 생명을 드립니다. 나는 흔쾌히 당신의 사랑의 팔에 안깁니다.

**♧ 오늘의 행동**

오늘, 나는 다른 사람들을 돌보겠다. 나는 다른 사람을 보살피는 가능한 한 많은 방법을 찾아보겠다.

## 3-2

### 사랑은 모든 것을 정복한다; 사랑에 내맡기자.

- Virgil -

3단계에서 우리는 신의 보살핌, 신의 사랑에 우리의 생명을 맡긴다. 만일 생명을 사랑의 신께 맡긴다면 우리는 모든 것을 극복할 수 있다.

증거를 원한다면 다음 모임에서 주위를 둘러보라. 그 방에는 *사랑이 중독을 극복한다는 사실*을 아는 사람들로 가득할 것이다. 그들처럼 우리도 사랑에 내맡겼다. 일단 이를 행했을 때 우리는 다시 술을 마실 수 없었다. 우리에게 술이나 약물, 혹은 다른 중독에 빠지는 것은 사랑이 아니라 증오의 행동이었다.

삶의 어려움에 직면하기 위해 우리는 많은 사랑을 필요로 한다. 우리는 더 높은 힘과 모임, 그리고 동료들에게서 사랑을 발견한다. 우리는 이제 사랑에 근거한 공동체의 일부분이다. 우리는 모두 *우리의 생명을 사랑에 맡기는 노력을 하고 있다.*

**♧ 오늘의 기도**

사랑을 두려워했을 때가 있었습니다. 아직도 때로는 그러합니다. 더 높은 힘이여, 당신은 사랑임을 보게 하소서. 사랑이 인도하는 곳으로 나는 뒤따라야 합니다.

**♧ 오늘의 행동**

나는 오늘 “3단계가 나의 삶을 어떻게 변화 시켰는가?”하는 물음에 대해 명상하겠다.

## 3-3

**알코올 중독자는... 자아에 대한 지식에 근거해서는 결코 음주를 중단할 수 없을 것이다.**

- 익명의 알코올 중독자들 -

우리의 프로그램은 다음 세 가지가 우리 자신을 아는 것보다 더 중요하다고 말한다. 1) 우리의 중독에 대해 조절할 수 없음을 시인하는 것 2) 더 높은 힘을 신뢰하는 것 3) 우리의 삶을 더 높은 힘의 보살핌에 맡기는 것.

우리 자신을 아는 것은 회복에서 우리의 삶을 향상시켜줄 수 있다. 그러나 그것은 우리에게 단주생활을 할 수 있게 해 주지는 못한다.

*단주생활은 더 높은 힘에게 자신을 내맡기는 것을 통해 시작된다.* 우리는 이제 더 높은 힘으로부터 얻는 믿음과 힘을 필요로 함을 안다. 우리는 또한 프로그램의 다른 사람들의 도움을 필요로 한다.

### ♧ 오늘의 기도

더 높은 힘이여, 오늘 나의 단주에 대해 감사드립니다. 오늘 내가 당신의 뜻을 행하기 위해 나 자신에 대해 알아야 할 것을 가르쳐 주소서.

### ♧ 오늘의 행동

오늘 나는 후원자와 함께 단주를 유지시키는 나의 정신적 변화에 대해 이야기 하겠다.

## 3-4

### 휘어지는 것이 부러지는 것보다 낫다.

- 스코틀랜드 격언 -

우리의 프로그램은 휘어지는 것에 기초하고 있다. 우리는 그것을 '내맡김'(surrender) 이라고 부른다. 우리는 자아 의지를 신의 보살핌에 맡겼다. 우리는 더 높은 힘이 우리에게 원하는 것을 한다. 우리는 이것을 사랑의 행동이라고 배운다.

우리 중 많은 이들은 내맡김이란 약함의 표시라고 믿었다. 우리는 모든 것을 조종하려고 했다. 그러나 프로그램에 머무는 시간이 길어짐에 따라 우리는 변화한다. *우리는 휘어지는 것을 배운다.*

중요한 것은 배우는 것임을 보기 시작한다. 우리는 자신과 타인 모두에 대해 최선을 행하는 것을 배운다. *배우기 위해 우리는 열린 마음을 가져야 한다. 휘어지기 위해 우리는 자신을 개방해야 한다.* 사랑과 보살핌이 우리 삶의 중심이 된다.

**♧ 오늘의 기도**

더 높은 힘이여, 강건함이란 어떻게 그리고 언제 구부러져야 하는 것을 아는 것에서 비롯됨을 가르치소서.

**♧ 오늘의 행동**

오늘, 나는 자신을 점검해보겠다. 나는 얼마나 열린 마음을 가지고 있는가? 나는 필요할 때 자신을 휘어지게 하는가?

## 3-5

**나는 내일을 두려워하지 않는다.**
**왜냐하면 나는 어제를 보았고 오늘을 사랑하기 때문이다.**

- William Allen White -

큰 변화가 우리에게 일어나고 있다. 이 변화는 우리에게 좋은 것들을 가져다 줄 것임을 신뢰할 수 있다. 마침내 우리가 잃어버린 것은 무엇인가? 우리는 중독증에 빠져있던 날들을 통과했다. 이제 더 높은 힘의 도움으로 그날의 고통들이 막을 내렸다. 우리는 걱정할 이유가 없다.

그러나 회복이 우리의 삶을 완벽하게 만들지는 못한다. 힘든 일들이 여전히 일어난다. 그러나 *우리는 결코 희망을 버릴 필요가 없다.* 우리의 문제에 대해 다시는 혼자라고 느낄 필요가 없다.

앞으로 어떤 일들이 일어날 것인가? 자세히 알지는 못하지만 우리가 회복의 길을 계속 걸어간다면 미래는 분명히 나아질 것이라는 것을 확신한다.

♧ **오늘의 기도**

더 높은 힘이여, 삶은 나를 위해 많은 새로운 것들을 가지고 있는 줄 압니다. 내가 오늘 당신의 보살핌 속에서 살 때 나를 도우시고 보호하소서.

♧ **오늘의 행동**

오늘, 나는 매일 매일의 삶이 나에게 좋은 것을 가져다 줄 것임을 신뢰하겠다. 이러한 생각을 한 동료와 나누겠다.

## 3-6

**오리처럼 걷고, 오리처럼 헤엄치고, 오리처럼 꽥꽥거리는 새를 본다면 나는 그것을 오리라고 부를 것이다.**

- Richard Cardinal Cushing -

우리는 문제가 없는 사람이라고 다른 사람들이 생각하도록 얼마나 많은 노력을 했는지 기억하라. 그러나 우리는 중독자처럼 걷고 중독자처럼 말했다. 우리는 중독자처럼 행동했다. *우리만 빼고 다른 모든 사람들은 진실을 알고 있었다.* 우리는 독수리인체 하고 싶은 오리와 같았다.

우리는 정말로 우리가 누구인지 보아야 한다. 그러나 때로는 우리는 자신이 누구인지 알 수 없을 때도 있다. 그것은 정상이다. 이것이 왜 우리가 스스로를 보기 위해서 다른 사람들의 도움이 필요한가 하는 이유이다.

우리는 중독자들이었다. 이제는 회복 중인 중독자들이다. 그러나 우리가 다시 술 마시는 중독자처럼 행동할 때 그것을 이야기해 줄 동료와 후원자, 그리고 가족들을 필요로 한다. 그것은 우리의 생명을 구할 수 있다.

**♧ 오늘의 기도**

더 높은 힘이여, 내가 중독자처럼 행동할 때 나의 친구와 가족들이 그것을 나에게 말해 줄 수 있는 힘을 주소서.

**♧ 오늘의 행동**

나는 내가 신뢰할 수 있는 동료를 만나 내가 중독자처럼 행동할 때 그것을 말해 달라고 이야기 하겠다.

## 3-7

**세상이 자신에게 친절히 대해 주기를 원한다면
세상에 대해 친절한 얼굴을 보여야 한다.**

- James Whitcomb Riley -

우리는 기대하는 대로 얻게 된다는 사실을 배우기 시작하고 있다. 왜? 만일 사람들이 우리를 방해하려고 한다는 생각을 하면 그들에게 잘 대할 수 없을 것이다. 그들이 방해하기 전에 우리가 먼저 방해해도 된다고 생각할 것이다. 그 때 그들은 화를 내고 우리를 정말로 방해하려고 할 것이다. 그리고 이런 식으로 계속된다.

균형감을 가지고 세상을 만나는 것은 멋진 일이다. 우리는 이제 정직한 사람들이다. 우리는 이제 다른 사람들이 자신을 공정하게 대할 것이라고 기대할 수 있다. 더 높은 힘을 신뢰하기 때문에 우리는 이것을 할 수 있는 신념과 힘, 그리고 용기를 가지고 있다.

### ♧ 오늘의 기도

더 높은 힘이여, 나는 당신의 보살핌에 나의 생명을 맡깁니다. 당신의 사랑을 타인에게 전파하도록 나를 사용하소서.

### ♧ 오늘의 행동

오늘, *나는 친절을 전파하겠다.* 나는 미소 지으면서 사람들에게 인사하겠다.

## 3-8

**우리는 크든 작든 결정을 내리는 두려움에서 해방되었다.**
**왜냐하면 우리의 선택이 잘못이라고 판명된다면**
**우리는 그러한 경험에서 배울 수 있기 때문이다.**

- Bill W. -

질병이 진행됨에 따라 마치 우리가 내리는 모든 결정이 잘못인 것처럼 느꼈다. 우리는 나쁜 사람으로 느껴졌다. 내면 깊은 곳에서 음주를 하는 것이 잘못임을 알았기 때문에 자기 존중감을 상실할 수밖에 없었다.

우리는 맑은 정신의 목소리에 역행했다. 이제 우리는 맑은 정신의 목소리에 따른다. 우리는 더 높은 힘이 우리에게 원하는 것을 행한다. 이제 우리는 실수에서 배운다.

*배움이라고 하는 또 하나의 놀라운 선물*이 우리에게 주어졌다. 이 선물은 우리가 신의 역할을 하는 것을 포기하게 한다. 그것은 얼마나 자유로운가!

### ♧ 오늘의 기도

더 높은 힘이여, 당신은 나의 질병을 가져가고 놀라운 선물을 주셨습니다. 나는 모든 것에 감사합니다. 나의 실수마저도.

### ♧ 오늘의 행동

오늘, 나는 지난주의 실수에 대해 동료와 이야기를 나누겠다.

## 3-9

**그대의 할아버지가 아무리 키가 큰 사람이라 하더라도**
**자신의 성장을 이루어야 한다.**

- 아일랜드 격언 -

우리들 각자에게 회복이 주어졌다. 이제 회복을 위해 무엇을 해야 할 지는 우리들 각자에게 달려있다. 때로는 열심히 노력하고 빠른 성장이 있을 것이다. 때로는 우리의 성장이 더딜 때도 있을 것이다. 괜찮다. 우리는 경주를 하고 있는 것이 아니다. 속도가 중요한 것은 아니다. 중요한 것은 회복의 길 위에서 노력을 멈추지 않는 것이다.

우리는 모두 서로 보살펴 주는 친교 집단의 일원이다. 우리는 많은 멤버들 중의 하나이다. 그러나 우리들 각각이 중요하다. 우리들 각각은 모두 독서와 친교, 모임, 그리고 삶에 대한 지식을 통해 성장하는 특별한 회복 프로그램을 가지고 있다.

*우리들은 회복이라고 하는 기적에 함께 참여하고 있다.* 그리하여 자신의 회복을 이루어가고 그것을 타인들에게 나누어 준다. 그들 또한 자신의 회복을 이룰 수 있도록.

### ♧ 오늘의 기도

더 높은 힘이여, 성장을 위해 노력하도록 도우소서. 회복 집단의 중요한 구성원이 되도록 도우소서.

### ♧ 오늘의 행동

오늘, 나는 매우 중요한 사람임을 자각하겠다. 타인의 회복이 나의 회복에 좌우될 수 있음을 기억하겠다. 나는 타인들이 필요로 하는 사람이다.

## 3-10

**사소한 일은 사소한 마음에 영향을 준다.**

- Benjamin Disraeli -

회복이 시작되기 전 우리는 모든 일이 자기 식 대로 되는 것을 좋아했다. 우리가 새로 시작하는 모든 일은 한 번 만에 제대로 되어야 했다. 우리는 사소한 문제로 인해 크게 동요했다. 사소한 일이 하루 전체를 망치도록 내버려 두었다. 우리는 사소한 일이 큰 일–우리의 인생 전체–에 영향을 미치도록 만들었다.

지금은 그러한 문제들이 거의 없다고 하는 사실은 참으로 흥미롭다. 프로그램은 우리들에게 놓아버리라고 가르친다. 모든 사소한 일들까지 조종하려고 애쓸 필요가 없다는 사실을 알고 나서 우리는 얼마나 편안해졌던가! 우리의 "전문적인 조언" 없이도 세상은 얼마나 잘 돌아가고 있는가!

우리는 *무엇이 정말로 중요하고 무엇이 그렇지 않은지* 보기 시작하고 있다. 프로그램의 한 가지 약속이 실현되고 있다: 우리는 상황을 좀 더 잘 처리하는 방법을 알게 된다.

### ♧ 오늘의 기도

더 높은 힘이여, 오늘 무엇이 정말로 중요한 것인지 볼 수 있게 하소서. 중요하지 않는 일에 대해 걱정하는 것을 그만 둘 수 있도록 도우소서.

### ♧ 오늘의 행동

내가 불안에 빠질 때 스스로에게 묻겠다. "상황이 정말로 그렇게 나쁜가?" 만일 내가 그것을 변화시킬 수 없다면 놓아버리겠다.

## 3-11

**부러지지 않았다면 고치지 말라.**

- A.A. 격언 -

회복이 시작되기 전 술이나 약물이 충분한 적은 결코 없었다. 더 많이 마신다면 기분이 더 좋아질 것이라고 생각했다.

우리는 종종 회복이 시작되고 나서도 그렇게 생각한다. 우리는 변화가 필요함을 안다. 그래서 모든 것을 단번에 하려고 한다. 자신을 완벽하게 변화시킬 수 있다면 더 좋은 기분을 느낄 것이라고 생각한다.

그러나 우리는 *단번에 변화시킬 수는 없다.* 만일 우리가 더 높은 힘에게 우리의 생명을 맡긴다면 한 번에 조금씩 변화시킬 수 있게 된다. 어떤 것을 알 필요가 있을 때 그것을 배울 수 있게 된다.

♧ **오늘의 기도**

더 높은 힘이여, 오늘 고쳐야 할 것을 내가 고치도록 도우소서.

♧ **오늘의 행동**

나는 오늘, 부러진 것의 목록을 만들겠다. 그 중에서 오늘 고쳐야 할 것은 무엇인가?

## 3-12

**12단계는 사랑에서 비롯되는 행동에 기초한 영적인 프로그램이다.**

- Martha Cleveland -

영적이라 함은 능동적인 사람이 됨을 의미한다. 그것은 타인과 함께 시간을 보낸다는 것을 의미한다. 그것은 사랑을 나누어 주는 것을 의미한다. 그것은 타인을 더 많이 사랑할 수 있는 길을 찾는 것을 의미한다. 그것은 이 세상을 더 좋은 곳으로 만들 수 있는 방법을 찾는 것을 의미한다.

3단계는 우리가 세상을 더 좋은 곳으로 보도록 만든다. 우리는 우리의 생명을 더 높은 힘의 보살핌에 맡긴다. 그러므로 보살핌이 우리의 삶을 이끌도록 하자. "내가 하려고 하는 이것은 자신과 세상을 보살피고 있음을 보여주는 것인가?"라고 항상 자신에게 물어보자.

### ♧ 오늘의 기도

더 높은 힘이여, *사랑하고 보살피는 일에 능동적으로 되도록* 하소서. 내 마음 속에 있는 사랑이 나의 안내자가 되도록 하소서.

### ♧ 오늘의 행동

오늘, 나는 누군가를 위해 좋은 일을 하고 그것을 비밀로 하겠다.

## 3-13

### 신은 우리를 통해 세상을 사랑하신다.

- 테레사 여사 -

3단계에서 우리의 의지와 생명을 신의 보살핌에 맡긴다. 우리는 어떻게 신의 보살핌과 사랑을 느끼는가? 사람들이 우리에게 대하는 것을 통해 신의 보살핌과 사랑을 느낀다. 더 높은 힘은 우리를 사랑하여 생명으로 다시 돌아가도록 만들어준 그 사람들을 통해 일한다.

시간이 흐른 후 우리는 이 *보살핌과 사랑을 다른 사람에게 돌려주기 시작한다.* 우리는 이 따뜻한 사랑이 바로 우리를 통해 다른 사람에게로 흘러들어가는 것을 느낀다.

애쓰지 않고도 우리는 다른 사람들을 친절히 대한다. 우리는 아무 이유 없이 타인에게 미소 짓는다. 우리에게 상처 준 사람들을 단순히 포옹함으로써 그들을 편안하게 해준다.

**♧ 오늘의 기도**

더 높은 힘이여, 오늘 당신의 사랑이 다른 누군가에게 실현되도록 나를 사용하소서.

**♧ 오늘의 행동**

때로는 두려움이 사랑을 막아선다. 내가 "너무 사랑하게" 되면 일어날지 모른다고 두려워하는 세 가지의 목록을 만들겠다. 나는 이 두려움을 후원자와 나누겠다.

## 3-14

### 아르키는 화내지 않고 걱정하는 방법을 모른다.

- Edith Bunker -

우리들 대부분은 **에디트**의 TV에 나오는 남편 **아르키** 같았다. 걱정이 생기면 우리는 화를 냈다. 문제가 너무나 큰 것 같았다. 우리는 두려워졌다. 그리고 무력감을 느꼈다.

우리가 무력감을 느끼고 삶이 혼란스러울 때 프로그램은 무엇이라고 말하는가? 우리는 프로그램을 정직하게 들여다본다. 그리고 더 높은 힘에게 프로그램을 통해 도와줄 것을 요청한다. 우리는 그것을 한 번에 하루씩 해나간다. 더 높은 힘이 우리를 돌보고 도와줄 것을 믿는다.

*우리는 문제들을 만날 것이다.* 그것이 인생이니까! 그러나 우리는 더 높은 힘의 보살핌과 지원을 통해 헤쳐갈 수 있다. 우리는 혼란에 빠질 필요가 없다. 문제를 악화시킬 필요가 없다. 우리는 자신에게 친절히 대하고 더 높은 힘의 도움과 함께 문제들 속에서 잘 살아낼 수 있다.

**♧ 오늘의 기도**

더 높은 힘이여, 나의 문제들에 대해 오늘 할 수 있는 것을 실천할 수 있도록 도우소서.

**♧ 오늘의 행동**

오늘 나에게 문제가 있다면 내가 할 수 있는 것을 하겠다. 그리고 결과는 더 높은 힘에게 맡기겠다.

## 3-15

**나는 나 자신을 사랑하는 것처럼**
**다른 사람을 사랑해 본 적이 없다.**

- Mae West -

이 말은 우리가 어떻게 살았는지 대해 요약해서 말해 준다. 우리는 자신과의 사랑에 빠져 있었다. 우리는 늘 무대의 중앙에 있어야 했다. 우리의 고집은 제멋대로였다.

회복은 우리를 그러한 세계에서 끌어낸다. 우리는 타인에게 관심을 가지는 것을 배운다. 우리는 그들에게 사랑을 가지고 접근하는 방법을 배운다. 이것이 우리 자신을 사랑하는 최선의 방법이다.

이것은 우리가 타인을 통해 삶을 산다는 것을 뜻하는 것은 아니다. 그것은 우리의 삶에 타인을 초대한다는 것을 의미한다. 그것은 또한 그들이 우리를 그들의 삶에 초대하도록 요청한다는 뜻이다. *회복은 우리의 고집을 붕괴시킨다.* 그것은 우리의 삶에 타인을 위한 공간을 제공한다.

### ♧ 오늘의 기도

더 높은 힘이여, 당신에게 나의 고집을 드립니다. 나보다도 당신이 그것을 잘 할 수 있음을 압니다.

### ♧ 오늘의 행동

나는 오늘 나의 고집이 어떻게 내 삶을 혼란에 빠뜨렸는지 3가지를 기록하겠다. 나는 이러한 것들을 어떻게 더 높은 힘에게 맡기고 있는가?

## 3-16

**모든 성인도 과거를 가지고 있으며**
**모든 죄인도 미래를 가지고 있다.**

- Oscar Wilde -

우리는 모두 변화한다. *우리는 배우고 변화하며 성장한다.* 우리는 한때 알코올이나 약물, 혹은 다른 중독을 더 높은 힘이라 생각했다. 아마도 우리는 또 다른 더 높은 힘을 가지고 있었을 것이다. 돈, 도박, 음식, 혹은 섹스와 같은 것들 말이다.

그러나 *진정한 더 높은 힘*을 만나는 것은 결코 늦지 않았다. 그렇게 할 때마다 우리는 성인이 된다. 우리가 거짓된 더 높은 힘을 좇을 때마다 우리는 죄인이 된다.

**♧ 오늘의 기도**

더 높은 힘이여, 나의 생명과 의지를 오늘 당신의 손에 맡기도록 도우소서. 오늘 하루 내가 성인이 되도록 도우소서.

**♧ 오늘의 행동**

12단계를 배운 이후 성인과 죄인에 대한 나의 생각이 어떻게 변화했는가? 나는 그것에 대해 오늘 후원자와 함께 이야기를 나누겠다.

## 3-17

**돈을 사랑하는 것은 항상 비용이 너무 많이 든다.**

- Ross MacDonald -

많은 사람들이 가난하고 그들은 더 나은 삶을 위해 돈이 정말 필요하다. 그러나 만일 돈이 모든 문제를 해결해 주리라 생각한다면 잘못이다. 돈이 모든 문제를 해결해 준다면 부자들은 모두 행복할 것이다.

이것을 생각해보라: 어떤 남자가 12단계 프로그램에서 자신의 결점에 대해 말하고 있다. 그는  행복하다는 것은 돈이 많다는 것을 의미한다고 생각했던 것이 자신의 주된 결점이라고 말한다. 그리고 그는 백만장자라고 했다!

이 사람은 운이 좋다. 돈이 많아서가 아니라 탐욕은 결점이라는 것을 알기 때문이다. 그는 자신이 영적인 문제를 가지고 있음을 알고 있다. 그는 돈이 필요한 것이 아니라 *더 높은 힘에 대한 신뢰*를 필요로 한다.

♧ **오늘의 기도**

더 높은 힘이여, 나에게 필요한 것을 얻을 수 있음을 진실로 믿게 하소서. 이것은 나에게 자유를 주고 삶을 잘 살도록 합니다.

♧ **오늘의 행동**

오늘, 나는 프로그램의 약속을 읽어 보겠다. 그것은 '익명의 알코올 중독자들' 83페이지 하단과 84페이지 상단에서 찾을 수 있다.

## 3-18

### 기술은 행동을 통해 익혀진다.

- Ralph Waldo Emerson -

가만히 앉아서 아무 것도 하고 싶지 않을 때가 종종 있다. 그러나 우리는 모임에 참석하고 12단계를 실천하며 책을 읽고 중독 문제가 없는 새로운 친구를 만들어야 한다. 이 모든 것은 에너지를 필요로 하고 귀찮음과 위험을 감수하는 것을 의미한다.

*과거에는 우리는 삶을 회피했다.* 이제 우리는 행동하는 사람이 되고 있다. 우리는 모험을 한다. 우리는 삶에 관여하는 사람이 되고 있다. 우리는 자신을 보살피고 타인들을 보살피는 것을 실행한다. 때로는 불평도 생기지만 단주를 위해 필요한 것을 실천하고 있는 것이다. 우리는 행동을 통해 기술을 익힌다.

왜? 자신의 생명을 구하기 위해. 어떻게? 신뢰를 통해. 우리는 이제 더 높은 힘과 동료들이 우리를 위해 거기에 있음을 믿는다. 그들은 우리의 두려움을 없애줄 수 있다. 매일 매일 단주생활을 연습함에 따라 우리의 기술도 성장한다.

**♧ 오늘의 기도**

더 높은 힘이여, 행동하는 정신은 당신에게 속한 것입니다. 행동하는 것이 익숙해지도록 도우소서.

**♧ 오늘의 행동**

오늘, 나는 활동적이고 생동감을 가지고 살기 위해 노력하겠다. 새로운 친구를 사귀거나 새로운 모임에 참석하기 위해 노력하겠다.

## 3-19

**화가 날 때 말하라,**
**그리하면 당신이 후회할 최고의 연설을 할 수 있다.**

- Lawrence J. Peter -

우리가 술을 마시고 약물을 사용하거나 다른 중독에 빠져 있었을 때 우리는 모두 성질이 급한 사람들이었다. 우리는 자신만이 옳다고 생각했다. 우리가 잘못한 것으로 밝혀지면 *우리는 모두의 삶을 지옥으로 만들었다.* 그래서 사람들은 우리를 멀리했다.

회복이 시작되고 나서도 때로는 일이 잘못 되기도 한다. 우리는 상처를 받는다. 우리는 화가 난다. 하지만 이제는 더 이상 분노가 우리를 조종하지 못한다. 분노 역시 더 높은 힘에게 맡겼기 때문이다.

모임에서 우리는 화가 난 이유에 대해 이야기 한다. 모임이 마치고 나면 분노를 잊을 수 있다. 우리는 평화로운 마음을 가지는 것이 공평한 대우를 받는 것보다 더 중요하다는 것을 발견한다.

**♧ 오늘의 기도**

더 높은 힘이여, 내가 분노에 빠질 때 자신을 진정시킬 수 있도록 도우소서. 화가 나는 것은 어쩔 수 없지만 다른 사람을 괴롭혀서는 안 된다는 것을 기억하도록 도우소서.

**♧ 오늘의 행동**

화가 났을 때 타인에게 분노를 폭발하거나 상처를 주었던 경우를 기억해 보겠다. 또한 건설적인 방법으로 그것을 해결한 경우도 기억해 보겠다.

## 3-20

**그대가 타인들에게 관심을 가진다면 그들로 하여금 그대에게 관심을 가지도록 만들면서 2년 동안 사귄 친구보다 더 많은 친구를 단 두 달 안에 사귈 수 있다.**

- Dale Carnegie -

우리는 친구를 원했지만 중독은 우리의 모든 관심을 빼앗았다. 우리는 타인들과 가깝게 지낼 시간을 가지지 않았다.

자, 이제 중독에서 비켜서라! *프로그램은 타인의 중요성을 가르친다.* 우리의 목적은 다른 사람들을 돕는 것이다. 사람들은 이제 우리에게 중요한 존재들이 되었다.

이제 우리는 다른 사람들의 이야기를 경청한다. 우리가 그들에게 원하는 것이 아니라 그들이 우리에게 원하는 것을 행동으로 옮긴다. 우리는 사람들을 이용하는 것이 아니라 그들을 돕는다. *친교는 이제 삶의 방식이 되었다.* 그리하여 프로그램의 또 다른 약속이 우리의 일부가 된다.

### ♧ 오늘의 기도

더 높은 힘이여, 내가 자신 만이 아니라 다른 사람들을 돕기 위해 여기에 존재하고 있음을 알도록 도우소서. 타인을 통해 나 자신을 발견합니다.

### ♧ 오늘의 행동

오늘 나는 도움받기를 원하는 그대로 누군가를 돕겠다.

## 3-21

**매일 아침 떠오르는 해와 함께 우리는 새롭게 시작한다.**

- 익명 -

나무처럼 *우리의 생명은 새로운 성장에 좌우된다.* 우리의 삶에 새로운 생각과 성장을 가져올 수 있는 많은 방법들이 있다. 우리는 12-단계 집중수련에 참가할 수 있다. 우리는 영성에 대한 책을 읽고 테이프를 들을 수 있다. 우리는 또 다른 12-단계 모임에 참가할 수 있다.

그러나 우리의 영적 새로움은 단지 12-단계를 통해서만 가능한 것은 아니다. 우리는 자원봉사를 할 수 있고 다른 종류의 집단에서 능동적으로 활동할 수 있다. 우리는 새로운 생각을 삶에 초대해야 한다. 변화에 대해 자신을 개방해야 한다.

무엇이 영적 성장을 새롭게 하는가 하는 것은 중요하지 않다. 중요한 것은 계속해서 영적 생활을 새롭게 하고 성장시키는 것이다.

### ♧ 오늘의 기도

더 높은 힘이여, 봄은 사계 중 한 계절입니다. 내가 봄처럼 느낄 수 있도록 도우소서. 강하지만 집착하지 않게 하소서. 영적 성장에 대해 단호하지만 개방된 태도를 가지게 하소서.

### ♧ 오늘의 행동

오늘 새로운 어떤 것을 해보겠다. 내가 집착하거나 고집스러워질 때 그것은 새로운 생각을 시도하는 것에 대해 내가 두려워하기 때문임을 보겠다.

## 3-22

**젊음은 아름다움을 볼 수 있는 능력으로 인해 행복하다.**
**아름다움을 볼 수 있는 사람은 누구든지 결코 늙지 않는다.**

- Franz Kafka -

중독으로 인해 우리는 세상의 아름다움을 볼 수 없었다. 질병이 오랫동안 지속될수록 우리는 더욱 추하게 느끼고 행동하였다. 우리는 정직을 친구가 아니라 적으로 바라보았다.

회복과 함께 우리는 새롭게 출발한다. 시간의 흐러도 우리는 프로그램에서 계속 젊음을 유지하기 위해 노력한다. 우리는 초심자가 되어야 한다. 단주생활을 하기 위해서는 *어린 아이의 눈을 가져야 한다.*

단주할 수 있는 방법을 알고 있다고 생각할지 모른다. 이러한 생각에는 위험이 가득하다. 그 대신 단주생활을 선물이라고 생각해야 한다. 그것은 한 번에 하루씩 주어지는 선물이다. 우리는 12-단계의 위대함과 그것이 약속하는 선물에 대해 자신을 개방해야 한다.

### ♧ 오늘의 기도

더 높은 힘이여, 프로그램에서 항상 초심자의 마음을 가지도록 도우소서. 세상의 아름다움을 볼 수 있게 하소서. 중독은 나를 늙게 만듭니다. 나의 젊음을 회복할 수 있도록 도우소서.

### ♧ 오늘의 행동

오늘 나는, 내가 만나는 어린 아이에 대해 고찰해 보겠다. 나는 그들의 부드러운 아름다움에서 많은 것을 배우겠다.

## 3-23

**우리는 모든 것을 단번에 원하는 그러한 사람들이었다.**
**그러나 희망이란 요구하지 않는 것이다.**

- 희망에 대하여 -

아마도 우리는 어느 정도 요구가 많은 사람들이었다. 아마도 우리는 어느 정도 참을성이 없는 사람들이었다. 아마도 그것이 우리가 희망을 가지지 못한 이유이다.

희망은 역경의 순간에도 선의가 나타나리라는 것을 믿는 것이다. 희망은 역경의 순간에"이것도 지나가는 것이야"하고 생각하는 것이다. 희망은 우리가 아무리 두려울지라도 신이 우리와 함께 하실 것을 아는 것이다. 희망은 우리가 결코 더 이상 외로울 필요가 없음을 아는 것이다. *그것은 시간이 우리 편임을 아는 것이다.* 그것은 조종을 포기하는 것이다.

희망은 우리 스스로를 신뢰하는 것이다. 희망은 우리 프로그램의 모든 것이다.

### ♧ 오늘의 기도

더 높은 힘이여, 프로그램에서 우리는 경험과 힘, 그리고 희망을 나눕니다. 이 세 가지 모두를 나에게 주심에 감사드립니다.

### ♧ 오늘의 행동

나는 오늘 미래에 대한 나의 희망을 나 자신과 더 높은 힘, 그리고 동료들과 나누겠다. 나는 또한 그것을 희망을 잃어버린 누군가와 나누겠다.

## 3-24

**당신의 적을 사랑하라-그것은 그를 괴롭힐 것이다.**

- Eleanor Doan -

당신의 적을 사랑하라. 그것은 당신을 훨씬 편안하게 하는 일이다. 누군가를 미워하는 것은 수많은 시간과 에너지를 소모하는 것이다. 당신의 적을 사랑한다는 것은 당신 스스로가 애쓰는 대신에 더 높은 힘이 그 사람을 처리하도록 만드는 것이다.

물론 적을 사랑하는 것은 어려운 일이다. 그것은 조종을 포기하는 것이다. *그것은 고집을 포기하는 것이다.* 우리 중독자들은 천성적으로 사람들과 사물들을 조종하고 싶어 한다.

이것이 우리가 프로그램에서 도움을 받아야 하는 이유이다. 우리는 어떤 원대한 이유가 있어서 적을 사랑하는 것을 배우는 것은 아니다. 단순히 증오는 다시 음주하거나 약물을 사용하도록 만들기 때문이다.

### ♧ 오늘의 기도

더 높은 힘이여, 나의 가족과 친구들, 그리고 내 적을 굽어 살피소서. 조종하고자 하는 욕망을 나에게서 제거하소서. 술 취하고자 하는 모든 원인들을 나에게서 제거하소서.

### ♧ 오늘의 행동

오늘, 나는 모든 적들의 명단을 만들겠다. 그들의 이름을 한 사람씩 불러가며 3단계를 큰 소리로 읽겠다.

## 3-25

**모든 점에서 완벽을 추구하는 예술가는 아무 것도 성취하지 못한다.**

- Eugene Delacroix -

완벽해지려고 하는 것은 우리와 더 높은 힘 사이에 거리를 만든다. 완벽을 추구하는 것은 우리가 인간임을 부끄러워하기 때문이다. *회복에서 우리는 인간임을 받아들인다.* 우리는 가능한 최선의 인간이 되고자 노력하는 것이다.

우리는 스스로의 힘을 느끼고 신과 같은 힘을 느끼기 위해 술에 취하는 경우가 많았다. 그러나 신은 힘만을 의미하는 것은 아니다. 신은 또한 온화하다. *온화함과 사랑은 우리가 회복을 위해 찾고 있는 힘이다.* 우리는 완벽해지려고 하는 것을 포기한다. 우리는 인간이 되고자 노력한다. 우리는 자신과 더 높은 힘의 사랑과 온화함을 알고자 노력한다.

기억하라, 만일 우리가 신이 되고자 한다면 우리는 실패할 것이다. 만일 우리가 인간이 되고자 한다면 승리할 것이다.

### ♧ 오늘의 기도

더 높은 힘이여, 완벽을 포기하도록 도우소서. 내가 인간임을 항상 기억하도록 도우소서. 그것은 나는 완벽할 수 없다고 하는 것입니다.

### ♧ 오늘의 행동

인간은 실수를 저지른다. 오늘 나는 실수를, 배우기 위한 기회로 삼겠다.

## 3-26

### 나는 장화를 신은 채 죽으려 하네.

- Gene Autry -

우리들 대부분은 죽음에 대해 생각하는 것을 좋아하지 않는다. 그러나 죽음은 분명히 올 것이고 우리는 그것을 직면해야 한다. 먼저 주변 인물들의 죽음을 맞이해야 하고 그리고 어느 날엔가는  우리 자신의 죽음을 맞아야 한다.

죽음을 맞이할 때 우리는 "장화를 신은 채" 급하게 가기를 원한다. 우리는 질병과 고통, 그리고 무력감이 두렵다. 우리는 죽음 앞에서 다른 사람들을 필요로 하게 되는 일이 두렵다.

그러나 *프로그램은 타인을 필요로 하는 것은 좋은 일이라고 말한다.* 그들의 보살핌과 사랑을 받아들이는 것은 좋은 일이다. 그리고  더 높은 힘에 대한 신뢰를 통해 우리가 죽더라도 용기를 가지고 죽음을 직면할 수 있게 된다.

**♧ 오늘의 기도**

더 높은 힘이여, 오늘을 충만하게 살도록 도우소서. 나의 생명을 당신의 손에 맡기도록 도우소서.

**♧ 오늘의 행동**

내가 죽기 전에 해야 할 일이 있는가? 오늘 그것을 할 수 있는가? 할 수 있다면 하겠다.

## 3-27

**성공의 비밀은 목적의식을 지속적으로 가지는 것이다.**

- Benjamin Disraeli -

12-단계 모임에서 우리는 상담이나 치료센터, 혹은 우리 프로그램과 무관한 서적들에 대해 이야기 하지 않는다. 많은 사람들이 그러한 방법으로 도움을 받고 있지만 우리는 그것을 12-단계와 혼동해서는 안 된다.

상담사들이나 치료센터에서 무엇이 유행하든지 책에서 무슨 말을 하든지 우리는 12-단계 프로그램의 순수성을 지켜야 한다. 물론 우리는 그것들이 도움이 된다면 이용할 수는 있다. 그러나 우리의 프로그램 모임에서는 안 된다. 거기에서는 전 세계에서 중독자들을 수십 년 간 회복시켜온 기본원리를 고수해야 한다.

무엇이 유행하든지 *핵심적인 것은 12-단계와 12-전통, 모임, 그리고 후원자 정신이다.*

**♧ 오늘의 기도**

더 높은 힘이여, 도움이 필요한 중독자들에게 내가 도움을 주게 하시고 나의 12-단계 프로그램을 그들과 함께 나누도록 도우소서.

**♧ 오늘의 행동**

나는 오늘 누군가를 위해 후원자가 되거나 새로운 멤버에게 먼저 인사를 건넴으로써 도움을 주겠다.

## 3-28

### 신은 우주의 심부름꾼이 아니다.

- Harry Emerson Fosdick -

때때로 신을 우리의 종처럼 생각했던 것을 돌아볼 때 실소를 금할 수 없다. 신에게 무엇인가를 주문하면서 우리는 자신이 누구라고 생각했을까?

이제 우리는 더 높은 힘이 하인이 아님을 안다. 12-단계를 실천해 감에 따라 우리는 더 높은 힘에게 주문하지 않는다. 우리가 원할 때마다 더 높은 힘이 기적을 행해 주시기를 기대하지 않게 된다. 우리는 더 높은 힘이 우리를 인도해주시기를 요청한다. 궁극적으로 우리에게 가장 좋은 것이 무엇인지 누가 알 수 있는가? 더 높은 힘일까 아니면 우리 자신일까?

우리의 더 높은 힘은 우리를 위한 놀라운 선물들을 가지고 있다. 우리의 더 높은 힘은 우리에게 삶의 목표를 보여줄 것이고, 사랑과 기쁨 속에 살 수 있도록 도울 것이며, 우리에게 힘을 줄 것이다.

**♧ 오늘의 기도**

더 높은 힘이여, 당신이 나를 도운 것처럼 내가 다른 이들을 도울 수 있는 방법을 보여주소서. 당신이 나를 사랑하시고 도우심에 감사드립니다.

**♧ 오늘의 행동**

오늘, 나는 더 높은 힘이 곤경에서 빠져나오도록 나를 도왔던 때의 목록을 만들겠다.

## 3-29

**마음속에 있는 것은 무엇이든지 혀로 나온다.**

- 페르시아 격언 -

우리가 병들어 있었을 때 우리는 사람들과 가까워지는 것을 싫어했다. 우리는 마음속에 들어있는 많은 것들을 이야기했다. 우리의 마음을 채우고 있는 것들은 슬픔, 분노, 그리고 절망이었다. 우리와 가까워지고 싶어 하는 사람들은 우리의 마음을 채우고 있는 슬픔과 분노, 그리고 절망에 대해 들어야 했다. 다시 말하면 우리는 우리의 질병이 되었던 것이다.

회복은 우리의 마음에 들어 있는 것들이 변화하는 것이다. 우리는 마음을 열고 프로그램과 그것의 치유에 맡긴다. 우리는 마음을 열고 더 높은 힘에게 맡긴다.

*12-단계의 첫 세 단계는 우리의 마음을 여는 일에 대한 것이다.* 그것은 정직과 그리고 타인의 도움을 필요로 하는 일에 대한 것이다. 그것은 우리의 의지와 생명을 더 높은 힘에게 맡기는 일에 대한 것이다. 만일 당신이 지금 이들 단계 중 어디에 있는지 알지 못한다면 당신이 하는 말을 주의 깊게 들어보라.

**♧ 오늘의 기도**

더 높은 힘이여, 내가 마음을 열고 첫 세 단계를 받아들이게 하소서.

**♧ 오늘의 행동**

오늘, 나는 내가 말해야 하는 것을 진정으로 듣기 위해 노력하겠다.

## 3-30

**영성이란 생존하기 위해**
**자신과 처절하게 싸워야 함을 인식하는 것이다.**

- Lisa S. -

회복 중인 중독자로서, 우리는 날마다 조금씩 강해지고 있다. 우리는 더 나은 사람이 되는 것을 배우기 위해 모임에 참석한다. 그러나 또한 *우리의 내부에 있는 괴물–중독–을 스스로에게 일깨우기 위해* 모임에 간다. 이 괴물은 우리가 실수하여 중독으로 되돌아가기만을 기다리고 있다.

따라서 우리의 질병에 대해 가능한 한 모든 것을 배우는 것이 현명하다. 이것이 우리가 왜 4단계를 잘해야 하는가에 대한 이유이다.

4단계를 실천에 옮길 때 우리는 중독이 어떻게 행동하고 생각하며 느끼는지 배운다. 프로그램의 도움을 받아 우리는 그 괴물을 잠재울 수 있다. 한 번에 하루씩.

### ♧ 오늘의 기도

더 높은 힘이여, 나는 생명을 위해 싸우고 있습니다. 오늘 나는 승리하고 있고 나의 생명이 자유를 얻고 있음에 대해 감사드립니다.

### ♧ 오늘의 행동

나는 동료에게 내부에 있는 괴물인 중독에 대해 이야기하겠다. 내가 그렇게 하는 것은 그 괴물의 지배력에서 벗어나기 위해서이다.

## 3-31

**그대 자신에 대해 진실한**
**첫 웃음을 웃는 날 그대는 성장한다.**

- Ethel Barrymore -

한 때 우리는 아무도 자신에 대해 웃지 못하도록 했다. 심지어는 우리 자신조차도. 우리는 수치심으로 가득했다. 우리는 고통으로 가득했다. 세상을 너무 심각하게만 받아들인 것이다. 만일 우리가 웃는다면 그것은 우리 자신에게가 아니라 다른 사람에 대해서였다.

시간이 흘러 우리는 진실하고 정직한 웃음을 되찾았다. *웃음은 자신을 인간으로 받아들이는 한 방법이다.* 인간이 된다는 것은 실수를 할 수도 있다는 것을 의미한다. 그것은 우리가 가벼워져도 된다는 것을 의미한다. 그것은 또한 성장을 의미한다. 성장이란 우리의 모든 것-이상하거나 우스꽝스러운 부분에 대해서도-에 대해서 행복할 수 있음을 의미한다.

만일 우리가 자신에 대해 웃을 수 없다면 우리는 세상과 통하는 문을 닫고 있는 것이다. 우리가 받아들여야 하는 자신의 일부분에 대해서 문을 닫고 있는 것이다. 나는 기꺼이 자신이 인간임을 받아들이는가?

### ♧ 오늘의 기도

더 높은 힘이여, 당신은 웃음을 만들었습니다. 웃음을 통해 내 삶을 더 편안하게 만들도록, 나의 모든 것을 받아들이도록 도우소서.

### ♧ 오늘의 행동

오늘, 나는 내가 저지른 우스꽝스러운 실수에 대해 친밀한 사람과 나누겠다.

# 4월

## 4단계

철저하고 두려움 없이 우리의 도덕적 생활을 검토했다.

## 4-1

### 철저하고 두려움 없이 우리의 도덕적 생활을 검토했다.

- 4단계 -

우리는 4단계를 회피한다. 자꾸 미룬다. *우리의 내부에서 무엇을 발견하게 될 지* 두려워하기 때문이다. 우리는 무례하고 분노가 가득하거나 이기적이고 두려움에 떨고 있는 자신을 발견하게 될지 모른다. 타인들에게 얼마나 지독하게 대했는지 보게 될 수도 있다. 우리는 상처 줄 수 있는 힘을 가지고 있으며 그 힘을 사용해 왔다. 이 모든 것을 우리 내부에 가지고 있다.

그러나 우리는 또한 사랑과 신뢰, 믿음과 희망을 가지고 있다. 그리고 예술, 음악, 자연, 그리고 스포츠를 사랑한다. 우리는 치유의 힘을 가지고 있으며 그것을 사용해 왔다.

4단계는 우리의 내적인 힘을 알 수 있도록 도와준다. 자신의 힘을 배우게 됨에 따라 우리는 목적의식을 가지고 조심스럽게 좋은 일을 위해 그것을 사용할 수 있다.

**♧ 오늘의 기도**

더 높은 힘이여, 당신의 뜻을 행하기 위해 나의 힘을 사용하도록 도우소서. 또한 나를 통해 당신의 힘을 사용 하소서.

**♧ 오늘의 행동**

오늘 나는 자신의 말과 행동을 지켜보겠다. 내가 어떻게 타인에게 영향을 주는지 보겠다. 이 점에 대해 나의 후원자와 의논하겠다.

## 4-2

**모든 것을 아는 것은 허락되지 않는다.**

- Horace -

회복을 하면서 우리는 완벽하게 되려고 애쓰는 것을 포기한다. 우리는 모든 것을 알기 위해 애쓰는 것을 포기한다. 우리는 자신의 결점을 알고 받아들이기 위해 노력한다.

4단계와 5단계에서 우리는 자신의 좋은 점과 나쁜 점을 본다. 6단계에서 더 높은 힘이 우리의 성격적 약점을 제거하도록 준비를 한다. 그리하여 7단계에서 더 높은 힘이 우리의 결점을 제거해 주실 것을 요청한다.

*회복이란 우리가 완벽할 수 없다는 것을 받아들이게 되는 일*에 대한 것이다. 완벽하기 위해 애쓰는 것은 우리 자신과 더 높은 힘 , 그리고 주위에 있는 사람들을 위해 유용한 사람이 되는 것을 방해한다. 완벽한 척 하는 것은 현실과 동떨어지게 만든다. 그것은 또한 지루하고 재미없는 일이다.

**♧ 오늘의 기도**

더 높은 힘이여, 당신은 내가 알아야 할 것을 알게 하실 것입니다. 나의 실수와 단점을 사실이라고 말할 수 있게 하소서.

**♧ 오늘의 행동**

나는 오늘 만족하기 위해 노력하겠다. 완벽하기 보다는 단지 만족스럽게 하겠다.

## 4-3

### 휴식은 건강의 수호자이다.

- Melba Colgrove -

맑은 정신으로 살고 있기 때문에 우리는 어느 때보다 더 좋은 기분을 느낀다. 우리는 또한 분주하다. 우리는 모임에 참석하고 동료들을 만난다. 우리는 일과 학교, 가족과 가정을 유지해 나가야 한다.

휴식을 잊기란 쉬운 일이다. 우리의 신체와 정신은 휴식을 필요로 한다는 것을 종종 잊어버린다. 우리는 매일 밤 충분한 수면을 취해야 한다. 우리는 또한 우리의 신체가 매일의 고단한 삶에서 회복될 수 있는 여유로운 주말을 보내야 한다.

**♧ 오늘의 기도**

더 높은 힘이여, *나의 몸에 귀 기울이도록* 도우소서. 때때로 *여유와 휴식이 필요함*을 기억하게 하소서.

**♧ 오늘의 행동**

나는 최근에 얼마나 휴식을 취했는가? 나는 매일 밤 충분한 잠을 자는가? 앞으로 이틀간 내 몸과 마음 그리고 영혼을 쉬게 하기 위해 무엇을 할 수 있을까?

## 4-4

### 그대의 가슴에 원망을 없애고 기도하라.

- The Little Red Book -

원망은 더 높은 힘에게 맡기기를 원하지 않는 분노이다. 때때로 우리는 분노를 품고 싶어 한다. 또한 똑같이 되갚아 주고 싶어 할 때도 있다.

분노로 가득한 마음을 가지고 맑은 정신으로 사는 것은 어렵다. *분노를 품고 있을 때 그것은 고집이 된다.*

우리는 때때로 화가 날 수 있다. 이것은 정상이다. 그러나 이제 우리는 분노를 놓아버리는 프로그램을 가지고 있다. 또한 분노를 품고 있을 때 술이나 다른 약물을 사용하게 된다는 것을 우리는 알고 있다. 보복하려고 애쓰는 대신 분노를 우리의 마음에서 제거하기 위해 노력하자.

**♧ 오늘의 기도**

나는 마음에서 분노를 없애고 기도합니다. 더 높은 힘이여, 당신에게 나의 분노를 맡깁니다. 내가 마치 재판관처럼 행동하는 대신 정의를 위해 노력하게 하소서.

**♧ 오늘의 행동**

나는 지금 내가 가지고 있는 모든 원망의 목록을 만들겠다. 그것을 다음 모임에서 이야기하겠다. 이것이 원망을 더 높은 힘에게 맡기는 최선의 방법이다.

## 4-5

**밖으로 나가라. 들판으로 나가 자연과 햇빛을 즐기고 자신과 신 안에 있는 행복을 찾으라.**

- Anne Frank -

처음에 우리는 프로그램의 기쁨과 아름다움을 조심스럽게 바라보았다. 그것은 중독이 주는 기쁨과는 다른 것이었다. 그것은 신뢰할만한 것이었던가?

우리가 12-단계를 실천하기 시작했을 때 우리는 내면의 기쁨과 아름다움을 발견했다. 놓아버리고 프로그램에 내맡겼을 때 우리는 보다 큰 행복을 발견했다. 자기 자신과 동료들, 그리고  더 높은 힘과 주변에 있는 이들에게서 기쁨을 발견했다. 자기 연민은 자기 존중이 되었다.

*우리는 진정으로 햇빛을 즐길 수 있게 되었다.* 더 이상 비참에 빠지지 않게 되었다. 우리는 이제 비참함을 통과하여 기쁨에 이르는 방법을 안다.

### ♧ 오늘의 기도

나 자신에 대해 더 좋은 친구가 되게 하소서. 더 높은 힘이여, 당신의 순수하고 지혜로운 눈을 통해 세상을 보게 하소서.

### ♧ 오늘의 행동

나는 오늘 자신과 타인의 삶을 더 즐겁게 만들기 위해 노력하겠다. 나는 자신과 타인에 대해 충만한 기쁨으로 감사하겠다.

## 4-6

**앞으로의 길에 대해 알고자 한다면 돌아오는 사람에게 물어보라.**

- 중국 격언 -

우리는 회복과 인생의 새로운 길을 가고 있다. *우리는 길을 모른다.* 우리가 아는 것은 오직 올바른 길 위에 있다는 것이다. 왜냐하면 더 높은 힘이 여기까지 인도했기 때문이다.

우리는 이미 길을 알고 있는 사람들에게 도움을 청한다. 우리는 후원자에게 묻는다. "죄책감이 없어지려면 얼마나 시간이 걸릴까요?" "자기를 사랑할 수 있기 위해서는?" "4단계에 가면 길이 얼마나 험할까요?"

우리는 프로그램을 이미 하고 있는 사람들의 도움을 필요로 한다. 그들은 어디서 속도를 늦추어야 할 지 말해준다. 어느 날, 어쩌면 오늘 우리에게도 도움을 청하러 오는 사람이 있을지 모른다.

### ♧ 오늘의 기도

더 높은 힘이여, 당신은 나를 이 길에 서게 했습니다. 당신은 다른 사람들 또한 이 길 위에 세웠습니다. 그들이 나의 안내자가 되게 하소서. 나의 안내자가 내 친구가 되게 하소서.

### ♧ 오늘의 행동

오늘, 나는 프로그램에서 나보다 2,3년 먼저 시작한 사람을 찾겠다. 나는 그에게 앞으로의 길에 대해 물어보겠다.

## 4-7

**휘는 것이 부러지는 것 보다 낫다.**

- Ralph Waldo Emerson -

때로는 맞서야 한다. 그러나 휘어져야 하는 경우가 더 많다. 휘어진다는 것은 다른 사람의 의견을 경청하는 것을 의미한다. 우리는 종종 경청하는 대신 반발한다.

휘어진다는 것은 무엇이 정말 중요한 것인지 기억하는 것을 의미한다. 우리는 종종 증명하기 위해 고집을 부린다. 휘어진다는 것은 우리가 증명하려고 하는 것보다 그 사람과의 관계가 더 중요하다고 하는 사실을 아는 것이다.

휘어진다는 것은 놓아버림에 관한 것이다. 우리는 빈번히 우리의 고집을 놓아버려야 한다. 만일 고집에 따라서만 산다면 우리는 결국 부러질 수밖에 없다. *고집은 섬세한 도자기만큼이나 부서지기 쉽다.* 우리는 섬세한 도자기보다 플라스틱 그릇처럼 되어야 한다. 그것이 더 오래 쓸 수 있고 더 유용하기 때문이다.

### ♧ 오늘의 기도

더 높은 힘이여, 당신은 나무를 만들었습니다. 나무는 꼿꼿하게 설 때도 있지만 또한 휘어집니다. 특히 어릴 때와 성장기에.

### ♧ 오늘의 행동

나는 오늘, 내 삶에서 휘어지는 방법을 아는 것이 도움이 되는 세 가지 경우의 목록을 만들겠다.

## 4-8

**그것은 매우 간단한 공식이다: "최선을 다하라, 그리하면 누군가가 그것을 좋아할 것이다."**

- Dorothy Baker -

우리의 프로그램은 이기적인 프로그램이다. 그것은 다른 사람들이 생각하는 것에 대해 놓아버리라고 말한다. 우리는 다른 사람들을 위해서가 아니라 *바로 우리 자신을 위해 단주한다.*

우리의 몸과 영혼이 위험에 처해 있다. 우리는 단주생활을 하기 위해 무엇을 해야 하는지 알고 있다. 만일 잔치 자리에 가는 것이 불안하다면 누가 뭐라고 하든지 우리는 가지 않는다. 우리의 직업이 단주생활을 어렵게 만든다면 누가 뭐라 하든지 우리는 다른 일을 찾는다. 그것은 단순하다.

우리는 다른 사람들에게 도움을 주기 전에 우리 자신을 잘 돌볼 수 있어야 한다. 이를 통해 우리는 좋은 친구, 좋은 부모, 좋은 배우자가 되는 방법을 배운다. 우리는 다른 사람들과 좋은 관계를 가지기 위해 먼저 자신을 잘 돌볼 수 있어야 한다. 프로그램이 원한다면 이기적이 되어도 좋다고 생각하는가?

### ♧ 오늘의 기도

더 높은 힘이여, 다른 사람이 어떻게 생각하든 나의 회복을 위해 최선의 것을 행할 수 있도록 도우소서.

### ♧ 오늘의 행동

나는 단주생활이란 단순한 것임을 자신에게 일깨우겠다. 술을 마시지 않고 프로그램을 실천하는 것이다.

## 4-9

**미래의 가장 좋은 점은 그것이 한 번에 오직 하루씩만 온다는 것이다.**

- Abraham Lincoln -

아브라함 링컨은 미국을 위해 위대한 업적을 남겼다. 그는 삶을 오직 한 번에 하루씩만 살았다. 그는 미래를 조각으로 나누어 관리를 가능하게 만들었다.

우리도 꼭 같이 할 수 있다. 우리는 현재 속에서만 살 수 있고 당면한 과제에 집중할 수 있다. 맑은 정신은 우리가 이렇게 살 때 찾아온다. *현재 속에 머무를 때 우리는 선택을 할 수 있게 된다.* 그리고 미래에 대한 걱정을 줄일 수 있게 된다.

그러나 여전히 우리는 목표를 가져야 한다. 우리는 미래에 대한 계획을 세워야 한다. 목표와 계획은 우리가 미래보다 현재를 믿도록 돕는다. 현재에 대해 좋은 느낌을 가진다면 미래에 대해서도 좋게 느낄 수 있다.

### ♧ 오늘의 기도

더 높은 힘이여, 집중하도록 도우소서. 나의 에너지를 현재에 집중하게 하소서. 내가 한 번에 하루씩 살게 하소서.

### ♧ 오늘의 행동

내가 미래로 이끌려 가고 있음을 발견할 때 현재로 돌아오기 위해 노력하겠다.

## 4-10

**그대는 슬픔의 새가 그대의 머리 위로 지나가는 것을 막을 수는 없다. 그러나 그것이 그대의 머리 위에 둥지를 트는 것은 막을 수 있다.**

- 중국 격언 -

삶은 감정으로 가득 차 있다. 우리는 행복, 슬픔, 분노, 두려움을 느낀다. 이들 감정은 왔다가 빨리 갈수도 있고 우리가 거기에 매달리게 될 수도 있다.

중독에 빠져 있었을 때 우리는 부정적인 감정에 집착하는 경우가 많았다. 우리는 그것이 머리 위에 둥지를 트게 만들었다. 그리고는 우리의 감정을 술이나 약물을 섭취하는 변명거리로 이용했다.

이제 우리는 긍정적인 감정을 지속시키는 방법을 배우고 있다. 우리는 분노, 정신적 상처, 그리고 두려움을 놓아버릴 수 있다. 우리는 슬픔의 새를 쫓아 버리고 행복의 새를 환영할 수 있다.

### ♧ 오늘의 기도

더 높은 힘이여, *내가 "새 관찰자"가 되도록 도우소서.* 나의 감정에서 배울 수 있도록 도우소서. 그리하여 부정적인 감정을 놓아버리고 행복할 수 있게 도우소서.

### ♧ 오늘의 행동

만일 내가 집착하고 있는 슬픔이나 분노를 제거해야 한다면 나는 후원자, 치료자, 혹은 성직자의 도움을 받아들이겠다.

## 4-11

**바보들은 어리석은 수치심 때문에**
**누가 봐도 알 수 있는 상처를 숨긴다.**

- Horace -

우리 중 많은 이들은 어렸을 때부터 자신의 고통을 숨겨야 한다고 배워왔다. 우리는 고통을 숨길 수 있는 방법들을 찾았다. 알코올이나 약물은 그 한 가지 방법이었다. 그러나 고통은 항상 되돌아왔다.

우리는 상처받는 것을 수치스러워 했다. 우리는 자신들이 세상에서 가장 많은 상처를 가진 사람들이라고 생각했다. 더욱 나쁜 것은 우리가 고통스러운 것은 자신이 나쁜 사람이기 때문에 그렇다고 생각하는 것이었다.

우리의 프로그램은 정직을 요구한다. 삶을 살아가자면 곤란한 일도 있고 고통스러운 일도 있다. 그러나 이제는 우리는 고통을 숨기려고 해서는 안 된다는 것을 안다. *상처를 숨기면 치유되지 않는다.* 우리는 다른 사람들의 고통에 대해 경청하고 또한 우리의 고통에 대해 경청해 줄 것을 요청한다. 이것은 회복의 여정이 계속되도록 우리를 도울 것이다.

**♧ 오늘의 기도**

신이여, 나의 고통에 대해 정직할 수 있도록 도우소서. 고통은 개인적인 결함이 아니라 삶의 일부임을 보게 하소서.

**♧ 오늘의 행동**

나는 오늘, 동료, 가족, 집단 혹은 후원자에게 나의 고통에 대해 이야기 하겠다. 그들 또한 자신의 고통을 이야기해 줄 것을 요청하겠다. 나는 고통을 삶의 일부로 받아들이겠다.

## 4-12

**인생이여, 내 너를 사랑하노라. 모든 것이 빛나도다.**

- Paul Simon -

12단계를 실천하는 것은 알코올이나 약물, 혹은 다른 중독에서 회복되는 것 이상이다. 그것은 인생을 즐기는 방법에 관한 것이다.

우리의 질병은 우리를 죽음으로 몰아넣었다. 우리의 영은 죽어가고 있었고 심지어 육체마저 죽어가고 있었다. 이제 우리의 영이 생명으로 돌아오고 있다. 우리는 과거 어느 때보다도 생동감이 충만하다. 우리는 희망과 믿음, 사랑과 기쁨뿐만 아니라 고통과 두려움 또한 느낀다.

*우리는 구름과 아울러 햇빛 또한 본다.* 인생은 햇빛과 비, 기쁨과 고통 모두를 필요로 함을 안다. 우리는 살아있다!

### ♧ 오늘의 기도

더 높은 힘이여, 내가 두려움을 놓아버리고 삶을 즐기도록 도우소서. 나는 항상 인생을 즐기는 방법을 알지 못했습니다. 그러나 당신은 가르쳐줄 수 있습니다. 모든 생명은 당신에게서 비롯됩니다. 당신의 빛과 사랑 안에서 자유를 얻도록 가르치소서.

### ♧ 오늘의 행동

바로 이 순간, 나는 인생에서 빛을 느낄 수 있는 세 가지를 생각할 수 있다. 그것은 무엇인가?

## 4-13

**아무리 비천한 일이라도 노동하지 않는 것은 불명예스런 일이다.**

- 탈무드 -

노동은 우리의 마음과 정신을 위해 좋은 것이다. 그것은 우리 자신 외에 집중할 수 있는 무엇인가를 제공한다. 노동은 직업을 가지는 것만을 뜻하는 것이 아니다. 그것은 정원을 가꾸든지 친구를 돕는 것일 수도 있다. *우리의 프로그램을 실천하는 것은 확실히 노동을 의미한다.* 희망하건데 우리의 프로그램은 사랑을 실천하는 것이다.

한가한 시간이 너무 많으면 위험할 수 있다. 불행이나 자기 연민에 대한 생각에 집착할 수 있기 때문이다. 또한 지루해지기 때문이다. 지루하다는 것은 선택의 문제이다.

"이 세상을 더 좋은 곳으로 만들기 위해서 나는 무엇을 할 수 있나?" 라고 자신에게 묻는다면 우리는 결코 지루해지지 않는다. 그리고 우리는 물음에 대한 답을 행동으로 옮긴다.

### ♧ 오늘의 기도

더 높은 힘이여, 나의 시간을 현명하게 사용하도록 가르치소서. 노동과 여가 시간의 균형을 잘 잡도록 도우소서.

### ♧ 오늘의 행동

오늘 나는 노동과 여가시간이 더 높은 힘 과 더 가까워질 수 있도록 만드는 5가지의 유익에 대해 목록을 만들겠다. 그리고 나의 시간을 긍정적인 방법으로 보낼 수 있는 사람과 사물을 찾아보겠다.

## 4-14

**내가 오늘 누군가에게 가치 있는 사람이 되었다면
그것으로 족하다.**

- Hugh Prather -

회복 중에도 여전히 우리 중독환자들은 종종 만족을 느끼지 못한다. 그것은 아마도 우리가 술 마시던 날들에 대한 수치심의 흔적일지 모른다. 그러나 우리는 충분하다. 우리는 위대한 가치를 가지고 있다. 그것은 맑은 정신으로 살기 위해 *서로를 필요로 한다는 것이다.*

우리는 모두 중독의 지옥을 기억하기 위해 다른 회복중인 중독자들을 필요로 한다. 우리는 그것이 얼마나 지긋지긋한 것이었는지 잊을 수 있다. 그러나 그것을 이야기함으로써 기억할 수 있다.

만일 당신이 더 이상 자신을 위해 단주하고 싶지 않다고 느낀다면 프로그램의 형제와 자매들을 위해 단주를 유지하라. 그들은 당신을 필요로 한다. 그들이 당신의 회복인 것처럼 당신은 그들의 회복이다. 당신이 맑은 정신으로 사는 것에 대해 기쁨을 느낄 수 없는 날이 있을 수 있다. 그러나 프로그램의 동료들은 그것을 기뻐한다. 그들은 당신의 단주생활에 감사한다.

**♧ 오늘의 기도**

더 높은 힘이여, 내 뜻이 아니라 당신의 뜻이 이루어지어다.

**♧ 오늘의 행동**

나는 오늘 멈추어서 내가 기뻐하는 사람들에 대해 생각하겠다. 나는 그들에게 나의 회복에 대해 이야기하겠다.

## 4-15

**웃지 않은 날은 잃어버린 날이다.**

- 프랑스 격언 -

오랫동안 우리는 웃지 않았다. 그것은 놀라운 일이다. 우리는 정말 오랫동안 진정으로 웃지 않았다... 얼마나 좋은 것을 느낄 수 있는지도 잊어버렸다. 다시 웃을 수 있다는 것은 너무나  기분 좋은 일이다.

이제 우리의 영혼은 날마다 더욱 생동하고 있다. 이제 우리는 알코올과 약물, 그리고 다른 중독이 우리의 몸 속 깊이 무엇을 채워 넣었는지를 느낀다. 고통과 공포, 그리고 분노였다. 그러나 이제 우리는 행복, 기쁨, 그리고 감사와 유머감각을 배운다.

회복의 초기에 우리는 힘든 감정들을 만나게 된다. 그러나 프로그램에서 성장함에 따라 우리의 마음은 점점 행복을 위한 더 많은 방을 가지게 된다.

### ♧ 오늘의 기도

더 높은 힘이여, 나를 일깨워 *오늘이 나에게 약속한 기쁨과 웃음을* 맛보게 하소서. 그것을 놓치지 않게 하소서.

### ♧ 오늘의 행동

오늘, 나는 웃음을 전파하겠다. 나는 유머를 배워 그것을 세 사람에게 이야기하겠다.

## 4-16

**인간은 아무도 사랑에 대해 명령할 수 없다.**

- George Sand -

만일 타인으로 하여금 우리를 사랑하게 만들려고 애쓴다면 그것은 그를 조종하는 것이다. 타인을 조종하려고 하는 것은 강력한 중독이 될 수 있다. 기억하라. 우리는 타인을 조종할 수 없다. 우리는 타인으로 하여금 우리를 사랑하도록 만들 수 없다. 우리의 더 높은 힘은 조종할 수 있다. 그러나 우리는 할 수 없다.

그러므로 우리는 무엇을 해야 하는가? 모든 것을 더 높은 힘에게 맡기고 *단순히 자기 자신이 되라.*

그렇다. 자기 자신이 되는 것은 두려운 일이다. 모든 사람이 우리를 사랑할 수는 없다고 하는 것은 진실이다. 그러나 만일 우리가 자신에 대해 정직할 수 있다면 타인들은 우리를 존중할 것이다. 우리는 자신을 더 좋아하게 될 것이다. 그리하여 우리는 타인을 사랑하고 또한 사랑받을 수 있는 더 많은 기회를 가지게 될 것이다.

**♧ 오늘의 기도**

나는 조종하려고 하는 모든 욕구를 나의 삶에서 제거할 수 있도록 기도합니다. 집착을 없앨 수 있기를 기도합니다.

**♧ 오늘의 행동**

오늘, 나는 아집, 즉 조종하고자 하는 욕구가 나를 곤란에 빠뜨렸던 다섯 가지 경우의 목록을 만들겠다.

## 4-17

**우리는 혁명을 사는 것을 통해 그것을 창조한다.**

- Jerry Rubin -

세상에는 아동학대, 부랑, 기아, 환경오염과 같은 많은 잘못들이 존재한다. 우리는 이러한 문제들에 대해 과거에는 규칙을 파괴하거나 혹은 중독으로 회피했다.

이제 우리는 *세상을 변화시키는 새로운 방법*을 가지고 있다. 우리는 자신을 변화시킨다. 한 번에 하루씩, 우리는 보살피고 책임감 있는 사람처럼 행동한다. 그것은 우리가 되고 싶어 하는 사람이다. 우리는 프로그램의 아이디어를 우리의 생활에서 사용한다.

우리는 더 친절하다. 우리는 더 정직하다. 우리는 자신을 위해 그리고 우리의 도움을 필요로 하는 다른 사람들을 위해 일어선다. 모든 세계가 12단계를 실천하면 어떻게 될까? 얼마나 놀라운 세상이 될까!

**♧ 오늘의 기도**

더 높은 힘이여, 오늘 나를 통해 작용하소서. 내가 세상을 조금 더 좋은 곳으로 만들 수 있도록 도우소서.

**♧ 오늘의 행동**

나는 세상에 대해 고민하는 한 가지의 목록을 만들겠다. 프로그램의 아이디어를 가지고 이 문제를 해결하는 데에 어떤 도움을 받을 수 있을까? 기억하라. 프로그램은 자신의 행동을 보라고 말한다.

## 4-18

**모든 사람에 대해 인내가 필요하다.**
**그러나 그것은 우리 자신에 대해 가장 많이 필요하다.**

- St. Francis de Sales -

당신은 자기 자신에게 어떻게 대하는가? 당신은 자신에게 친절과 사랑의 목소리로 이야기 하는가? 자신에 대해 친절과 사랑을 가지기 전에는 타인에게 친절과 사랑으로 대할 수 없다. 이렇게 살기 위해서 우리는 자신에게 인내라는 선물을 주어야 한다.

날마다 *자신에 대한 인내를 연습하자*. 자신에게 친절하고 사랑스런 목소리로 말하는 것을 연습하라. 시간이 흐르면 모든 순간에 대해 이렇게 할 수 있게 된다. 당신의 음성은 새로운 과제를 가진 아이를 돕는 부모와 같이 된다.

당신의 더 높은 힘은 기꺼이 당신에게 인내를 가지고 싶어 한다. 자신에게 동일한 선물을 주라.

### ♧ 오늘의 기도

더 높은 힘이여, 내가 자신과 타인에 대해 당신이 나에게 보여준 것과 동일한 인내와 사랑으로 대할 수 있도록 도우소서.

### ♧ 오늘의 행동

나는 오늘 자신에게 어떻게 말하는지 경청하겠다. 자신에게 친절하고 사랑스런 인내의 목소리로 말하는 것을 연습하겠다.

# 4-19

**이미 우리가 받은 알지 못할 축복에 감사드립니다.**

- Sacred ritual chant -

우리에게 좋은 일들이 계속해서 일어나고 있다. 우리는 맑은 정신으로 살고 있다. 우리는 명료하게 생각할 수 있다. 우리가 가지고 있는 문제들을 처리하는 방식에도 진전이 있음을 본다. 우리에게는 동료가 있다. 우리에게는 사랑이 있다. 우리에게는 희망이 있다.

*우리는 자신을 사랑하기 시작한다.* 우리는 기쁨을 느끼기 시작한다. 두려움은 점점 사라지고 있다. 우리는 새로운 삶의 방식을 점점 더 신뢰하기 시작하고 있다. 새로운 삶은 우리에게 좋은 것들을 주고 있다. 그것은 매일의 축복을 가져 온다. 우리는 그것을 기대하기 시작하고 있다.

좋은 삶이 어떻게 시작될 수 있었는지 그것은 여전히 참으로 경이롭다. 우리가 프로그램을 시작하기 전과 비교한다면 얼마나 놀라운 변화인가!

**♧ 오늘의 기도**

더 높은 힘이여, 당신이 계속해서 주는 축복에 감사드립니다. 또한 오늘이 나에게 가져다 줄 모든 것에 대해 감사드립니다.

**♧ 오늘의 행동**

내가 받은 축복에 감사하는 한 가지 방법은 그것을 타인들과 나누는 것이다. 나는 오늘 나의 회복을 어떻게 나눌 수 있을까?

## 4-20

**행복을 얻는 데에 큰 장애물은**
**너무 많은 행복을 기대하는 것이다.**

- Fontenelle -

우리의 질병은 때로는 "항상 더 많이 원하는"질병으로 불린다. 우리는 가능한 한 더 많은 쾌락을 얻기 위해 자신을 압박했다. 우리는 한 가지를 가지면 두 가지를 원했다. 우리에게 부족한 것은 쾌락이 아니라 믿음이라고 하는 사실을 보지 못했다.

회복 중에도 때로는 여전히 "더 많은 것"을 갈망한다. 우리는 이러한 갈망을 주의해야 한다. 갈망이 일어날 때 아마도 우리는 두려움에 빠질 것이다. 더 높은 힘을 신뢰하면 보살핌을 받을 것이라고 지금도 우리에게 말하고 있다.

더 높은 힘은 단지 우리에 대한 사랑의 메시지만을 가지고 있다. 우리에게 필요한 것은 그것을 경청하는 것이다. 그것은 *우리에게 진정으로 필요한 "더 많은 것"*이리라.

### ♧ 오늘의 기도

갈망은 영적인 결핍입니다. 나의 결핍에 대해 알코올이 아니라 더 높은 힘에게 맡기기를 기도합니다.

### ♧ 오늘의 행동

오늘, 나는 회복을 통해 얼마나 많은 것을 얻었는지 생각해보겠다. 이것을 동료와, 그리고 더 높은 힘과 나누겠다.

## 4-21

**12-단계 프로그램의 가장 중요한 측면은 알코올과 약물의 문제를 우리가 이해하는대로의 신에게 정직하게 그리고 완전히 맡긴다고 하는 점이다.**

- A.A. 격언 -

우리는 자신의 알코올과 약물, 혹은 중독의 문제를 조절하지 않는다. 우리는 혼자서 이 문제를 보살피지 않는다. 자신의 문제를 우리가 이해하는대로의 신에게 맡긴다.

이 점에 대해 매우 명확할 필요가 있다. 우리는 자신의 알코올과 약물, 혹은 중독의 문제를 처리할 수 없다. *더 높은 힘이 12-단계와 프로그램의 친교를 통해 맑은 정신으로 살게 해 준다.*

우리가 할 일은 자신의 문제를 더 높은 힘에게 맡기는 일이다. 우리는 마치 맑은 정신으로 사는 사람처럼 행동함으로써 매일매일 이것을 행한다.

### ♧ 오늘의 기도

더 높은 힘이여, 나는 알코올과 약물, 혹은 다른 중독의 문제를 처리할 수 없음을 압니다. 나의 문제를 당신께 맡깁니다. 나에게서 알코올과 약물 사용의 충동을 가져가소서.

### ♧ 오늘의 행동

오늘 나는 왜 알코올과 약물, 혹은 중독의 문제를 처리할 수 없는지 기억하겠다. 그리고 왜 더 높은 힘이 할 수 있는지 기억하겠다.

## 4-22

**인간은 종종 운명을 회피하려고 하는 곳에서 그것을 만난다.**

- 프랑스 격언 -

우리 중 누구도 회복의 길에 들어서리라고 생각조차 하지 않았다. 그러나 우리는 여기에 이르기 몇 년 전부터 회복에 합류하기 위해 노력하고 있었다! 아마도 회복은 우리가 처음으로 술을 마신 그 날부터 우리의 운명이었다.

주변에 있는 다른 사람들은 재앙의 징조를 알아차렸지만 우리는 그럴 수 없었다. 우리는 고통을 회피하는 데에 너무도 바빴다.

알코올 중독과 약물 남용은 우리가 영적인 전체성–지금 회복을 통해 찾고 있는 그런 종류의 영적인 전체성을 찾기 위해 애쓰는 것과 관계가 있다. 따라서 회복을 우리의 삶 속으로 환영하자. *우리는 진정한 영적인 고향을 찾아냈다.*

### ♧ 오늘의 기도

더 높은 힘이여, 나는 마치 내가 멋진 삶을 사는 길을 아는 것처럼 행동했기에 길을 잃었습니다. 당신이 그 길을 안내합니다. 나를 올바른 길로 인도하심에 감사드립니다.

### ♧ 오늘의 행동

오늘, 나는 회복이 왜 나의 운명인지에 대해 생각해 보겠다. 나는 어떻게 운명을 회피하려고 했는지에 대한 목록을 작성하겠다.

## 4-23

**사람들이 말할 때 귀 기울여 들으라.**
**대부분의 사람들은 잘 듣지 않는다.**

- Ernest Hemingway -

완전하게 듣는 것은 어려운 일이다. 우리는 종종 듣고 있기는 하지만 여전히 자신에 대해 생각한다. "그들의 말이 나와 어떤 관계가 있을까? 내가 덧붙여 말할 것이 있을까?"하는 생각에 사로잡힌다. 그러한 물음의 이면에는 종종 두려움이 감추어져 있다. 우리는 엉뚱한 말을 할까 두렵다. 우리는 어리석게 보일까 두렵다.

*잘 듣는 사람은 놓아버리는 것을 안다.* 그들은 자신의 두려움을 놓아버린다. 우리는 완벽하게 듣기 위해서 자신의 밖으로 나가 누군가를 위해 완전히 거기에 머물러야 한다.

때로는 우리는 잠시 동안만 듣는다. 때로는 말하고 있는 사람에게 동의하지 않을 수도 있다. 그러나 우리는 그들이 중요하다는 것을 알게 한다. 완전하게 듣는 것은 얼마나 멋진 선물인가!

### ♧ 오늘의 기도

더 높은 힘이여, 완전하게 들을 수 있도록 나를 가르치소서. 내가 다른 사람을 위해 나의 밖으로 나갈 수 있도록 가르치소서.

### ♧ 오늘의 행동

오늘 나는 사람들이 말하는 것을 경청하겠다.

## 4-24

**인생에서 배워야 할 가장 어려운 것은 어떤 다리를 건너가고 어떤 다리는 불태워야 하는가 하는 것이다.**

- David Russel -

중대한 결정을 내리는 것은 다리를 건너는 것과 같다. 때로는 이 결정이 우리의 삶을 바꾼다.

우리는 되돌아가는 것이 매우 어려움을 발견한다. 이것이 왜 우리가 *다리를 불태우는 결정*을 내일 때 매우 조심해야 하는가 하는 이유이다.

우리는 변화에 대한 결정을 내릴 때 조심스럽게 행동한다. 우리는 분노나 질투에서 비롯되는 결정을 내리기를 원치 않는다. 대신 우리는 우리가 무엇을 원하는지 그리고 우리의 프로그램이 현명한 결정을 내리는 데에 어떤 도움을 줄 수 있는지 숙고할 수 있다.

♧ **오늘의 기도**

더 높은 힘이여, 나의 길 위에 있는 다리들을 건너가도록 도우소서.

♧ **오늘의 행동**

나의 인생에서 진정으로 원하는 것은 무엇인가? 거기에 도달하기 위해 나는 어떤 결단을 내려야 하는가?

## 4-25

**더 이상 성장할 수 없을 만큼 나이 먹는 경우는 없다.**

- Shirley Conran -

우리 중 어떤 이들은 성장하지 않으려고 애쓰면서 오랜 세월을 보낸 사람도 있다. 우리가 어린 아이였을 때 어른들을 지켜보면 그들은 행복하지 않아 보였다. "어른이 되면 인생이 고달파질까?"하고 우리는 근심했다.

아니다. 고달픈 일만은 아니다. 어른이 되면 좋은 일들도 얼마든지 많다. 우리는 *자신의 삶에 대해 스스로 책임을 진다.* 우리는 자신을 보살피는 것을 배운다. 좋은 친구들과 우리의 느낌을 나누는 것도 배운다. 자신을 표현해도 안전할 수 있는 세상을 만든다. 서로 사랑하는 방법을 배운다. 또한 우리는 자유롭게 선택할 수 있다.

### ♧ 오늘의 기도

더 높은 힘이여, 내가 행복하고 감사하는 어른이 되도록 도우소서.

### ♧ 오늘의 행동

행복하게 살고 있는 어른들이 많다. 그들 중에서 나의 후원자를 찾겠다.

## 4-26

**너무나 많은 사람들이 금만 좇다가 은을 놓친다.**

- Maurice Stter -

은은 금만큼이나 찬란하게 빛난다. 우리는 너무나 종종 이 사실을 망각한다. 그리하여 금만을 얻기 위해 자신을 압박하고 또 압박한다. 우리가 지금 이 순간에 살고 있음을 망각하는 것이다. 너무 지나치게 애쓰는 것은 성격 상 결함일 수 있다. 그것은 삶을 회피하는 한 가지 방법일 수 있다.

*감사하는 생활은 회복의 핵심적인 부분이다.* 감사는 우리의 자존감을 회복한 것에 대해서만이 아니다. 더 높은 힘을 알게 된 것만도 아니다. 그것은 지금 이 순간에 대한 감사이다. 우리는 다시 살게 된 것이다. 매 순간은 삶을 탐구할 수 있는 시간이다.

**♧ 오늘의 기도**

더 높은 힘이여, 매 순간을 즐길 수 있도록 도우심에 감사드립니다. 내가 살아있음에 감사드립니다.

**♧ 오늘의 행동**

나는 회복이 준 열 가지 선물의 목록을 만들겠다.

## 4-27

**내 절망의 원인은 내가 선택의 자유를 상실했기 때문이라는 것을 자각했다.**

- A.A. 멤버 -

4단계를 함으로써 우리는 자신을 보다 분명히 보기 시작한다. 우리는 얼마나 스스로에게 역행하는 행동을 해왔는지 본다. 마침내 우리는 *행동하기 전에 일단 멈추라고 내부에서 말하는 작은 목소리*를 듣는다. "정말 그렇게 말하고 그렇게 행동하기를 원하는가?"하고 그 목소리는 묻는다. 그 때 우리는 선택의 기로에 선다. 우리는 옛날 방식대로 행동할 수도 있고 새로운 행동을 시도할 수도 있다.

우리 내부의 일부분은 항상 옛날의 병든 방법으로 행동하고 싶어 한다. 이것은 자연스러운 일이다. 그러나 우리는 날마다 강해지고 있다. 우리의 영혼은 새로운 행동을 배우고 그리하여 정직과 사랑을 실천할 수 있기를 원한다.

때로는 어떻게 해야 할지 모를 수도 있다. 그때에도 여전히 선택할 수 있는 방법이 있다. 우리는 도움을 청할 수 있기 때문이다.

**♧ 오늘의 기도**

더 높은 힘이여, 나의 행동을 선택할 수 있다고 말하는 내면의 목소리에 귀 기울이도록 도우소서.

**♧ 오늘의 행동**

오늘, 나의 행동에서 옛날 방식과 새로운 방식 사이에서 선택을 하겠다. 오늘저녁 내가 한 선택을 후원자를 불러 이야기하겠다.

## 4-28

**나의 결점을 받아들이지 않는다면
장점에 대해서도 의심할 것이다.**

- Hugh Prather -

회복이 시작되기 전 우리는 자신에 대해 매우 희미하게만 볼 수 있었다. 마치 초점이 맞지 않는 카메라 렌즈를 통해 보듯이. 자신을 자세히 보는 것을 원하지 않았기 때문에 우리는 장점에 대해서도 잘 알 수 없었다.

4단계는 우리가 자신을 자세히 살펴볼 수 있도록 돕는다. 자신에 대해 자세히 관찰할 때 우리는 장점과 단점을 모두 가지고 있는 사람임을 보게 된다.

우리는 자신의 모든 점을 좋아하지는 않는다. 그러나 *있는 그대로의 자신을 받아들일 수 있을 때 비로소 우리는 변화할 수 있다.* 그 때 비로소 우리는 변화할 수 있는 준비를 시작할 수 있다.

### ♧ 오늘의 기도

더 높은 힘이여, 내가 장점을 발견하고 자신을 사랑할 수 있도록 도우소서.

### ♧ 오늘의 행동

오늘, 나의 장점 4가지와 단점 4가지의 목록을 만들겠다. 나는 기꺼이 더 높은 힘이 나의 성격적 결함을 제거할 준비가 되었는가?

## 4-29

### 나는 진창이 된 눈처럼 순수하다.

- Tallulah Bankhead -

12단계에는 '성격상 약점', '우리가 잘못했던 것', '우리가 해를 끼친 사람', '우리가 잘못했을 때' 등과 같은 단어나 구절들이 많다. 12단계는 우리의 모든 면을 있는 그대로 받아들이도록 돕는다.

프로그램은 우리의 이러한 부분에 대해 타인들과 함께 나눌 것을 요구한다. 이것을 통해 우리가 치유되기 때문이다. 우리가 얼마나 잘못했는지 타인에게 말하기는 어렵다. 그러나 우리는 해야 한다. 그것이 회복의 방법이기 때문이다.

기억하라. 모든 사람은 나쁜 점을 가지고 있다. 때로는 우리 모두는 바보처럼 행동한다. *실수에 대해 말할 수 있을 때 수치심에서 벗어날 수 있다.*

**♧ 오늘의 기도**

더 높은 힘이여, 당신이 나를 사랑하고 받아들인 것처럼 내가 자신을 사랑하고 받아들일 수 있도록 도우소서. 나의 모든 은밀한 잘못을 말할 수 있는 용기를 주소서.

**♧ 오늘의 행동**

오늘, 나는 나의 4단계에 대해 검토해 보겠다. 내가 아직 4단계를 실천하지 않고 있다면 오늘 시작하겠다.

## 4-30

**당신이 무엇인가 되기를 원한다면**
**당신은 그것을 진정으로 사랑하고 있다는 의미이다.**

- Martha Cleveland -

때로는 자신을 사랑할 수 없었기 때문에 우리는 화학물질에 자신을 맡겼다. 중독은 우리에게 일시적인 고통의 해소를 주었지만 또한 자기 혐오도 주었다. 우리는 자신을 사랑하고 싶었지만 할 수 없었다.

우리가 진정으로 사랑하는 것은 무엇인가? 어디에 우리의 에너지를 쏟아 부어야 하는가? 아이들을 키우는 것? 예술작품을 창조하는 것? 아직도 고통 받고 있는 중독자를 돕는 것? *이 세상에는 우리의 사랑을 필요로 하는 것들이 매우 많다.*

우리의 삶에서 우리는 많은 것들이 될 수 있다. 우리가 신뢰하는 사람이 되자. 우리가 자랑스러워하는 사람이 되자. 우리가 사랑할 수 있는 사람이 되자.

### ♧ 오늘의 기도

더 높은 힘이여, 자기 검토를 통해 나 자신을 알 수 있도록 도우소서. 나의 기술, 재능, 가치, 그리고 사랑을 가지고 당신의 뜻을 행할 수 있도록 도우소서.

### ♧ 오늘의 행동

오늘 나는 내 삶에서 진정으로 하고 싶은 일이 무엇인지 생각해 보겠다.

# 5월

## 5단계

우리가 잘못한 일의 정확한 본질을 신과 자신에게
그리고 어느 한 사람에게 시인했다.

## 5-1

### 우리가 잘못한 일의 정확한 본질을 신과 자신에게 그리고 어느 한 사람에게 시인했다.

- 5단계 -

5단계는 두렵다. 우리는 4단계에서 만든 잘못한 일의 목록을 신과 자신에게 그리고 어느 한 사람에게 말해야 한다. 우리는 좀 더 쉽고, 좀 더 편한 방법을 찾을지 모른다. 그러나 5단계는 그렇게 하지 말라고 한다.

우리는 잘못한 일의 정확한 본질을 고백해야 한다. 왜? 그래야만 우리의 짐을 덜어낼 수 있기 때문이다. 그래야만 더 이상 마시지 않게 되기 때문이다. *과거의 잘못을 철저하게 시인할 때 우리는 다시 한 번 이 세상에 소속된다.* 우리는 치유된다. 자신을 용서하기 시작할 수 있다. 더 겸손해진다.

5단계를 할 때 아무 것도 숨기지 말라. 당신은 5단계가 주는 평화를 누릴 자격이 있다.

**♧ 오늘의 기도**

더 높은 힘이여, 모든 것을 말할 수 있는 용기를 주소서. 내가 얼마나 잘못했는지 시인할 수 있는 용기를 주소서.

**♧ 오늘의 행동**

5단계는 고백의 중요성을 가르친다. 나는 오늘 동료를 찾아서 잘못을 고백하겠다. 아무것도 숨기지 않겠다.

# 5-2

**행복은 목표가 아니다. 그것은 부산물이다.**

- Eleanor Roosevelt -

우리 모두 행복을 원하다. 단지 그 방법을 모를 뿐이다. 우리는 행복이 무엇인지 모른다. *우리가 원하는 것*이 우리를 행복하게 해줄 수 없다고 하는 값비싼 가르침을 받았다.

행복은 *더 높은 힘이 우리에게 원하는 삶*을 살 때 찾아온다고 하는 것을 배우고 있다. 그것은 우리가 정직할 때이다. 우리가 최선을 다할 때이다. 우리가 진정한 친구가 될 때이다. 행복은 찾는 것이 아니라 만드는 것이다.

때로는 심지어 우리가 행복한지 알지도 못한다. 우리는 일과 회복 프로그램, 친구들과 가족들로 인해 너무나 바쁘다. 우리는 자신을 늦추어야 한다. 그리고 *우리가 해야 할 일을 할 때* 행복이 찾아온다고 하는 것을 알아야 한다.

**♧ 오늘의 기도**

더 높은 힘이여, 당신에게 귀 기울이고 당신의 뜻을 행할 때 내가 가장 행복할 수 있음을 알게 하소서. 무엇이 나를 행복하게 하는지 당신이 나보다 더 잘 알고 있습니다.

**♧ 오늘의 행동**

프로그램의 어떤 부분이 나를 가장 행복하게 하는가? 오늘 나는 이것을 숙고하고 자신을 즐기겠다.

## 5-3

**실수에 귀 기울였을 때 나는 성장했다.**

- Hugh Prather -

누구나 실수를 한다. 우리 모두 그것을 알고 있다. 그럼에도 자신의 실수를 인정하는 것이 왜 그리 어려울까? 우리는 자신이 완벽해야 한다고 생각하는 것 같다. 자신의 실수를 바라볼 때 매우 고통스러워한다. 그러나 *실수는 매우 좋은 스승이다.*

12단계는 우리가 실수로부터 배우고 성장하도록 돕는다. 4단계의 절반은 우리의 실수에 대해 생각해 보는 것이었다. 5단계에서 신과 자신에게 그리고 또 어느 한 사람에게 우리의 실수를 인정한다. 우리는 배우고 성장하며 온전하게 된다. 그 모든 것은 자신의 실수를 알게 됨으로써 이루어진다.

회복의 선물은 실수를 하지 않는 것이 아니다. 우리는 실수를 인정하고 그것에 대해 이야기한다. 자신의 실수에서 배울 때 우리는 그것이 회복의 선물임을 발견한다.

**♧ 오늘의 기도**

더 높은 힘이여, 실수를 통해 나 자신을 더 잘 알 수 있는 기회가 되도록 도우소서.

**♧ 오늘의 행동**

오늘, 나는 실수로부터 배운 것을 동료에게 이야기함으로써 수치심에서 벗어나겠다.

## 5-4

### 나는 가장 위대하다.

- Muhammad Ali -

우리는 자신을 신뢰해야 한다.

우리는 단주를 하고 있다. 우리는 정직하다. 우리는 신뢰받을 만하다. 우리는 더 이상 그렇게 많은 문제를 만들지 않는다. 우리는 잘못을 고백한다. 심지어 타인들을 돕기도 한다.

우리는 타인들이 우리를 돕는 것을 좋아한다. 우리는 더 높은 힘에게 날마다 감사한다. 그러나 또한 *우리 자신을 신뢰한다.* 우리는 단주 프로그램을 실천에 옮기고 있다. 우리는 최선을 다해서 삶을 살아가고 있다. 더 높은 힘이 우리를 통해 일하도록 요청하는 한 우리는 가장 위대하다.

**♧ 오늘의 기도**

더 높은 힘이여, *내 삶을 변화시킨 것에 대해 자부심을 느낄 수 있도록* 도우소서.

**♧ 오늘의 행동**

오늘, 나는 후원자에게 자부심에 대해 이야기하겠다. 건강한 자부심이란 무엇인가? 무엇을 조심해야 하는가?

## 5-5

### 용서는 전능하다. 용서는 모든 질병을 치유한다.

- Catherine Ponder -

우리는 치유받기 위해 용서해야 한다. 용서는 보복을 원하지 않는 것이다. 용서는 아집을 놓아버리는 것이다. 분노와 증오는 당신의 마음에서 모든 여유를 빼앗아가는 아집의 한 가지 모습이다.

그러나 우리 내부에는 *용서를 원하는 고요하고 작은 목소리*가 존재한다. 다른 사람들이 우리를 용서하는 것처럼 우리 또한 그들을 용서해야 한다. 용서는 우리의 의지를 더 높은 힘에게 맡기는 것이다.

용서는 우리의 마음속에 더 높은 힘이 거주하는 방을 만드는 것이다. 분노와 증오를 포기함으로써 우리는 그 고요하고 작은 목소리가 좀 더 커지게 만든다. 이것이 우리가 치유되는 방법이다. 이것이 용서가 왜 그토록 강한 힘을 가지는가 하는 이유이다.

**♧ 오늘의 기도**

더 높은 힘이여, 아집을 놓아버릴 수 있도록 도우소서. 사람들을 용서하도록 도우소서.

**♧ 오늘의 행동**

나는 오늘, 내가 가지고 있는 모든 분노와 증오의 목록을 만들겠다. 나는 이것들이 어떻게 나의 삶을 방해하고 있는지 생각해 보겠다. 그리고 이것들을 제거하도록 기도하겠다.

## 5-6

**중도의 길을 따르는 자는 누구나 성자라 불리운다.**

- Maimonides -

우리 프로그램의 지혜 중 많은 부분은 어떻게 중도를 지킬 것인가 하는 것에 관한 것이다. 우리는 *행동하기 전에 멈추고 생각하는 것을 배운다.* 우리는 "이것을 해결하는 가장 좋은 길은 무엇인가?"하고 묻는다. 우리는 유연한 방법을 찾는다.

우리의 행동이 우리가 누구인지를 말해준다. 우리는 자신의 행동에 주의를 기울이고 그것에 대해 숙고한다. 이것은 시간을 필요로 한다. 그래서 우리는 여유를 가지고 천천히 행동한다. 그것은 우리를 위해 좋은 일이다. 그것은 더 높은 힘과 대화할 시간을 준다.

무엇보다 우리는 더 높은 힘이 제공하는 새로운 가치관에 따라 행동하기를 원한다. 그리하여 시간이 흐를수록 점점 더 현명하게 생각하고 행동한다. 프로그램의 지혜가 우리의 일부가 된다.

### ♧ 오늘의 기도

내가 성급한 행동의 덫에 걸리지 않기를 기도합니다. 더 높은 힘이여, 내가 멈추고 생각하며 당신의 지혜를 찾게 하소서.

### ♧ 오늘의 행동

오늘, 나는 생각하고 명상하며 혼자 있는 시간을 만들겠다. 나는 나의 내부에 있는 목소리에 귀를 기울이겠다.

## 5-7

**집에서 키우는 앵무새가 동네에 추문을 떠돌게 하여
수치를 당하지 않도록 살아라.**

- Will Rogers -

*비밀은 우리의 질병을 지속시킨다.* 음주하고 있는 동안 우리는 자랑스럽지 못한 일을 저질렀다. 우리는 스스로 수치스러운 비밀스러운 세계에서 살았다. 그것은 중독이 가진 힘의 일부분이다. 우리의 행동과 그것에 대한 비밀은 우리에게 족쇄가 되었다.

회복은 우리에게 이러한 비밀의 세계에서 나올 수 있는 출구를 제공한다. 모임에서 우리는 비밀을 나눈다. 그 때 비밀은 우리에 대한 힘을 잃어버린다. 너무나 수치스러워서 말 못할 비밀도 있을 것이다. 5단계에서 우리가 이러한 비밀을 서로 나눌 때 우리는 그것의 지배에서 벗어날 수 있다.

우리는 말하기 부끄럽지 않은 새로운 생활방식으로 살고 있다. 수치심이 떠나갈 때 우리의 마음은 자부심으로 채워진다. 우리는 자신이 훌륭한 사람임을 안다.

**♧ 오늘의 기도**

더 높은 힘이여, 훌륭한 삶을 살 수 있도록 도우소서.

**♧ 오늘의 행동**

나는 걸림돌이 되는 비밀을 가지고 있는가? 나는 5단계를 할 필요가 있는가? 그렇다면 나는 날짜를 정하겠다. 바로 오늘이다.

## 5-8

### 진실을 말하는 유일한 방법은 사랑으로 말하는 것이다.

\- Thoreau -

회복은 우리에게 진실을 말하도록 가르친다. 우리의 생명을 구하고 싶다면 정직하게 말해야 한다. 또한 우리는 자신과 타인에 대해 보살피는 마음으로 말하는 것을 배워야 한다.

정직하다는 것은 공정하고 진실하게 말하는 것을 의미한다. 정직과 사랑으로 말한다는 것은 언제 어떻게 보살피는 마음으로 말할 지를 배우는 것을 의미한다. 우리는 생각하고 느끼고 보는 것을 정직하게 말함으로써 타인을 도울 수 있다. 그러나 그것은 오직 사랑으로 할 때만 가능하다.

우리는 말할 때 매우 조심스러워야 한다. *진실을 말하는 것은 마치 날카로운 칼을 사용하는 것과 같다.* 그것은 좋은 일을 위해 사용될 수도 있고 타인에게 상처를 줄 수도 있다. 우리는 그것을 부주의하게 사용하거나 누군가에게 상처를 주는 일이 없도록 해야 한다.

**♧ 오늘의 기도**

더 높은 힘이여, 진실을 알게 하소서. 타인에게 사랑을 가지고 진실을 말할 수 있도록 도우소서.

**♧ 오늘의 행동**

나는 오늘, 타인에게 진실을 말했지만 사랑으로 말하지 않음으로써 상처를 주었던 세 가지 경우의 목록을 만들겠다. 또한 사랑을 가지고 진실을 말함으로써 도움을 주었던 세 가지 경우의 목록을 만들겠다.

## 5-9

**더 오래 살수록 삶은 더욱 아름다워진다.**

- Frank Lloyd Wright -

알코올과 약물, 그리고 또 다른 중독으로 인해 우리 중 많은 이들에게 삶은 무거운 짐이었다. 질병이 진행될수록 우리의 삶은 더욱 추악해져 갔다. 우리는 점점 친구, 가족, 그리고 더 높은 힘으로부터 멀어져 갔다.

회복과 함께 우리의 눈과 마음은 매일 조금씩 열린다. *우리는 삶의 아름다움을 보게 된다.* 회복이 시작되기 전 우리는 살아있었던 것이 아니라 죽어가고 있었음을 이제는 안다. 회복과 함께 우리는 아기를 안을 때 다시 행복을 느낀다. 지는 해를 바라볼 때 다시 희열을 느낀다. 이것은 삶을 사랑하는 사람들, 그리고 새로운 삶의 기회를 준 사람들과 함께 한 우리의 선택 덕분이다.

우리가 한 때 거의 잃어버렸던 그것이 이제는 더욱 소중한 것이 되었다. 우리는 자신의 생명을 거의 잃어버렸었다. 이제 우리의 생명은 특별하다.

♧ **오늘의 기도**

더 높은 힘이여, 나에게 두 번째의 기회를 주심을 감사드립니다. 내 눈을 열어주심을 감사드립니다. 내 눈을 계속해서 뜰 수 있는 힘을 주소서.

♧ **오늘의 행동**

나는 오늘 내 삶에서 가장 아름다운 부분에 대한 목록을 만들겠다. 마음을 열고 나를 위해 준비된 삶의 희열을 만끽하겠다.

## 5-10

**나이가 들면서 나는 사람들이 무엇을 말하는지에 대해서는 별로 관심이 없다. 단지 그들이 무엇을 행하는지 지켜본다.**

- Andrew Carnegie -

단순히 삶에 대해 말하는 것이 아니라 삶을 위해 행동하는 것이 중요하다. 중독으로 인해 병들어 있었을 때 우리가 한 행동은 술을 마시거나 약물을 사용하는 것이었다. 우리는 자신이 하고 싶은 것에 대해서 단지 이야기만 했다. 이제 단주생활을 하고 있기에 *우리는 진정으로 삶을 살 수 있다.*

우리는 이미 많은 일을 행했다. 우리는 중독을 치유하기 위해 도움을 청했다. 우리는 가족들에게 입힌 상처를 정직하게 바라보고 있다. 우리는 타인들을 우리의 삶 속으로 초대했다.

회복이 시작되기 전 우리는 자신이 중독 환자라고 사람들에게 말할 필요가 없었다. 우리의 행동이 그것을 말해 주었기 때문이다. 이제 우리는 사람들에게 회복되고 있다고 말할 필요가 없다. 우리의 행동이 그것을 보여주기 때문이다.

### ♧ 오늘의 기도

더 높은 힘이여, 나의 행동을 통해 내가 날마다 회복되고 있음을 보여주게 하소서.

### ♧ 오늘의 행동

오늘, 나는 말보다 행동이 더 큰 목소리를 내게 하겠다. 지금까지 하고 싶다고 말했던 것 한 가지를 행동에 옮기겠다.

## 5-11

**정직한 사람은 신의 가장 고귀한 작품이다.**

- Alexander Pope -

5단계는 말한다. "솔직하고 정확하게 우리가 잘못했던 점을 신과 자신에게 그리고 어느 한 사람에게 시인했다." 5단계를 실천했을 때 우리의 고백을 들었던 사람들은 우리를 거부하거나 달아나지 않았다. *우리는 그들과 더욱 가까워졌다.*

우리는 지극히 인간적이라는 말을 듣는 기회가 된다. 이제 우리는 단주생활을 하고 있기 때문에 5단계는 우리가 변화할 수 있음을 알게 해준다.

5단계에서 가장 중요한 것은 우리 자신에 대해 완전히 정직해지는 것이다. 그 때 더 높은 힘과 자기 자신, 그리고 타인들과의 관계가 형성된다는 것을 안다. 우리는 진실을 있는 그대로 직면했다. 이제 우리는 결코 거짓말을 할 필요가 없다.

**♧ 오늘의 기도**

더 높은 힘이여, 어떠한 5단계도 완벽할 수 없음을 압니다. 내가 5단계를 실천하는 동안, 그리고 그 밖의 시간에도 최선을 다해 정직하도록 도우소서.

**♧ 오늘의 행동**

만일 내가 5단계를 회피해왔다면 오늘 나는 그것을 후원자에게 말하겠다.

## 5-12

**그대는 단지 지켜보기만 해도 많은 것을 배울 수 있다.**

- Yogi Berra -

*다른 사람들을 자세히 관찰할 때* 우리는 마치 그 사람 "처럼 행동하는 것"을 배울 수 있다. 인내력이 있는 사람을 자세히 관찰하면 우리는 마치 자신이 인내력이 있는 사람처럼 행동할 수 있다. 그 결과는 무엇인가? 시간이 흘러가면 우리는 정말로 인내력이 있는 사람이 된다.

남의 말을 귀담아 듣는 사람이 어떻게 듣는지 잘 관찰하면 우리는 마치 귀담아 잘 듣는 사람처럼 행동하게 되고 어느 날 우리가 정말로 남의 이야기를 경청하는 사람이 되어있는 것을 발견하게 된다.

우리는 믿음을 가진 사람을 자세히 관찰한다. 그리고 마치 우리가 믿음을 가지고 있는 사람처럼 행동하는 훈련을 한다. 시간이 흘러 어느 날 우리는 영적인 사람이 되어있음을 발견한다.

**♧ 오늘의 기도**

더 높은 힘이여, 오늘 내가 만나는 사람들과 사건들 속에서 당신을 발견하도록 도우소서.

**♧ 오늘의 행동**

나는 마치 더 높은 힘이 하루 종일 바로 내 곁에 있는 것처럼 행동하겠다.

## 5-13

**사람을 미워하는 것은 쥐를 잡으려고
집에 불을 지르는 것과 같다.**

- Harry Emerson Fosdick -

증오는 질병과 같다. 그것은 우리의 희망과 사랑, 그리고 관계를 훔쳐간다. 증오는 사람과 사람 사이에 거리를 만든다. *증오는 거짓된 힘의 감각을 느끼도록 만든다.* 나는 스스로를 중요하게 느끼려고 증오심을 이용하는 것은 아닌가?

우리의 프로그램은 증오심을 놓아버리라고 말한다. 증오심과 단주생활은 섞일 수 없는 관계이다. 증오심은 우리를 더 높은 힘으로부터 단절시킨다.

우리의 프로그램은 사랑과 존중의 프로그램이다. 만일 누군가가 우리를 공정하지 않게 대한다고 해도 우리는 여전히 그에 대한 존경심을 유지해야 한다고 배운다. 왜? 우리는 자신의 행동에 의해 변화하기 때문이다. 증오에 따라 행동한다면 우리는 증오심에 불타게 된다. 우리가 존경심을 가지고 행동한다면 존경받을 수 있는 사람이 된다.

### ♧ 오늘의 기도

증오는 두려움을 가진 사람의 약물과도 같습니다. 더 높은 힘이여, 증오에서 해방되게 하소서.

### ♧ 오늘의 행동

증오는 이기적인 것이다. 오늘 나는 "익명의 알코올 중독자들"책(3판) 60−62 페이지에서 이기심에 대한 부분을 읽겠다.

## 5-14

**자신을 정직한 사람으로 만들어라. 그리하면 그대는 확실히 이 세상에서 악당 한 명을 제거한 것이다.**

- Thomas Carlyle -

정직이란 우리가 생각하고 느끼는 모든 것을 말해야 한다는 것을 의미하는 것은 아니다. 많은 생각과 감정이 잠시 동안만 우리에게 머문다. 그것은 항상 진실은 아니다. 예를 들어 당신이 사랑하는 사람과 언쟁을 벌이다가 "너를 증오해"하고 말하는 것은 파괴적인 것이다. 그것은 정직이 아니다.

정직이란 진실에 따라 사는 것을 의미한다. 그리하여 선택을 통해 우리는 언제 그리고 어떻게 타인에게 말할 것인지를 결정한다.

*정직은 우리가 숨 쉬는 공기와 같다*고 생각하라; 그것은 우리를 살아있게 만든다. 그러나 그것은 오염될 수 있고 사람을 죽일 수도 있다. 그것은 존중하는 마음과 보살피는 마음으로 다루어야 한다.

**♧ 오늘의 기도**

더 높은 힘이여, 정직의 힘을 알 수 있도록 도우소서. 보살핌과 존중의 마음으로 그것을 말하게 하소서.

**♧ 오늘의 행동**

나는 오늘 말하기 전에 "그것은 진실일까? 이것을 꼭 말해야 할 필요가 있기 때문에 내가 말하는 것일까?"하고 자신에게 묻겠다.

## 5-15

# 웃지 않으 날은 잃어버린 날이다

- 프랑스 격언 -

오랫동안 우리는 진정으로 웃지 않았다. 우리가 그렇게 오랫동안 진정으로 웃지 않았다고 하는 사실을 생각해보면 그것은 참으로 놀라운 일이다. 우리는 얼마나 좋은 것을 느낄 수 있는지를 거의 잊어버렸다. 다시 웃을 수 있다니 너무나 행복하다!

이제 우리의 맑은 정신은 날마다 더욱 생생해진다. 우리는 이제 알코올과 약물, 그리고 다른 중독이 우리의 내면 깊숙히 무엇을 채워 넣었는지를 느낀다. 고통, 두려움 그리고 분노가 닥쳐온다. 그러나 또한 행복과 기쁨, 감사와 유머 감각도 일어난다. 회복의 초기에 우리는 어려운 감정들을 처리해야 한다. 프로그램에서 성장할수록 우리는 행복을 느낄 수 있는 더 많은 공간을 가지게 된다.

### ♧ 오늘의 기도

더 높은 힘이여, 나를 일깨워 오늘이 약속한 기쁨과 웃음을 맛보게 하소서. 그것을 잊지 않게 하소서.

### ♧ 오늘의 행동

오늘, 나는 웃음을 전파하겠다. 다른 농담 한 가지를 배워서 그것을 세 사람에게 전파하겠다.

## 5-16

**이완을 위한 시간을 낼 수 없을 때**
**이완하는 시간을 가져야 한다.**

- Sydney J. Harris -

이완은 삶의 작은 즐거움이다. 우리는 바쁜 일과에서 시간을 내어 친구와 잡담을 하거나, 뜨거운 물에 몸을 담그고, 혹은 나무 아래에서 잠시 휴식을 취하는 시간을 가지는 것을 배울 수 있다. 바쁠수록 이완하는 시간을 더 많이 가져야 한다.

휴식을 취할 때 우리는 바깥 세상에 대해 법석 떠는 것을 멈춘다. 우리가 내면적으로 어떻게 살고 있는지 발견한다.

*이완의 시간에 우리는 더 높은 힘의 목소리를 가장 잘 들을 수 있다.* 우리의 마음은 고요해지고 복잡한 생각을 멈춘다. 때로는 우리는 더 높은 힘이 "고요히 들어보라. 내가 너에게 하고 싶은 말이 있다."라고 말하는 것을 들을 수도 있다.

### ♧ 오늘의 기도

더 높은 힘이여, 내가 이완하도록 일깨우소서. 나의 영은 당신의 목소리를 들을 수 있는 휴식과 고요함을 필요로 합니다.

### ♧ 오늘의 행동

오늘, 나는 내가 좋아하는 다섯 가지의 이완 방법을 기록하겠다. 그 중 한 가지를 오늘 실행하겠다.

## 5-17

**매일 매일은 그날 나름의 선물이 있다.**

- Ruth P. Freeman -

맑은 정신의 성장은 우리가 받을 수 있는 최상의 선물이다. 그리고 우리는 위험을 감수하는 것을 통해 그것을 얻는다.

12단계를 실행에 옮기는 것에는 많은 위험이 따른다. 알코올에 대해 무력함을 인정하는 위험. 우리의 의지와 생명을 우리 자신이 아니라 더 높은 힘에게 맡기는 위험. 우리의 성격상 결함을 놓아버리는 위험. 우리가 해를 끼친 사람들에게 보상하는 위험. 우리의 잘못을 인정해야 하는 위험. 희망의 메시지를 전할 때 우리의 이야기를 말해야 하는 위험.

맑은 정신이 성장하기 위해 우리는 이러한 모험과 도전, 그리고 위험을 감수해야 한다. 인생은 모험이다.

**♧ 오늘의 기도**

더 높은 힘이여, 성장하기 위해 필요한 위험을 감수할 수 있도록 도우소서.

**♧ 오늘의 행동**

나는 오늘을 더 높은 힘과 함께 하는 모험이라 생각하겠다. 나는 내가 놓아버려야 할 두려움의 목록을 만들겠다.

## 5-18

**그대는 지나간 과거를 가지고 미래를 설계할 수 없다.**

- Edmund Burke -

우리는 과거의 낡은 생활방식에 지쳤다. 그래서 우리는 *자신의 삶을 정직하게 바라보았다.* 그 때 우리는 알코올과 중독성 약물이 우리의 삶을 지배해왔음을 보았다.

우리는 자신을 이해해 줄 수 있는 사람들을 만났다. 그리고 우리보다 위대한 힘이 우리를 도울 수 있음을 믿게 되었다. 우리는 의지와 생명을 이 힘에게 맡겼다.

이를 통해 우리의 생명이 과거나 미래에 있는 것이 아님을 배웠다. *우리는 지금 이 순간에 있는 생명을 발견한다.* 우리는 지금 이 순간에 우리의 프로그램을 발견한다.

**♧ 오늘의 기도**

나의 과거를 과거에 놓아두기를 기도합니다. 내가 새로운 매 순간을 더 높은 힘과 함께 걸어가기를 기도합니다.

**♧ 오늘의 행동**

우리의 과거를 다시 방문하는 유일한 순간은 우리의 이야기를 전할 때이다. 나는 누군가에게 나의 이야기를 전하겠다. 나는 진실로 어떤 일이 일어났는지 말하겠다. 또한 나는 현재의 나의 삶이 어떠한지 말하겠다.

## 5-19

**삶의 기술은 댄스보다는 레슬링에 가깝다.**

- Marcus Aurelius -

인생에서의 투쟁의 순간은 우리에게 많은 것을 가르친다. 그것은 우리의 신념을 흔든다. 우리가 투쟁할 때 우리의 친구, 가족, 그리고 더 높은 힘이 역경의 시기에 우리를 위해 거기에 함께 있을 것임을 믿게 되었다.

그러나 *우리는 자신의 몫을 감당해야 한다.* 우리는 사람들을 부르고 우리가 어떻게 살고 있는지 알게 할 필요가 있다. 우리는 더 높은 힘이 도와주기를 기도하고 요청해야 한다.

우리가 이러한 실천을 한다면 역경의 시간을 존중하고 거기서 배울 수 있다.

**♧ 오늘의 기도**

투쟁은 인생의 일부임을 아는 지혜를 얻기 위해 기도합니다. 더 높은 힘이여, 역경이 나에게만 일어나는 것이 아님을 알도록 도우소서.

**♧ 오늘의 행동**

나의 인생에서 일어난 네 가지의 투쟁의 순간을 기록하겠다. 그리고 거기에서 내가 무엇을 배웠는지 기록하겠다. 이것을 동료와 나누겠다.

## 장님이 장님을 인도한다면 둘 다 개천에 빠질 것이다.

- 마태복음 15:14 -

12-단계 프로그램은 종종 자조 프로그램이라 불린다. 그러나 실제로는 그렇지 않다. 왜냐하면 우리 모두는 서로 돕기 때문이다. *우리는 혼자서는 단주를 유지할 수 없다.*

우리는 종종 12-단계 프로그램을 동료 프로그램이라 부른다. 그것은 옳다. 우리는 모두 동등하다. 아무도 전문가는 없다. 그러나 후원자로 선택할 사람에 대해서는 주의 깊게 선택할 필요가 있다.

우리는 오랫동안 단주를 유지하고 12-단계를 잘 이해하며 경제적으로 독립하고 있는 사람을 필요로 한다. 우리는 닮고 싶은 모델을 필요로 한다. 우리는 승리자를 따라가야 한다.

### ♧ 오늘의 기도

더 높은 힘이여, 나는 이제 막 보기 시작한 소경과 같습니다. 나 보다 길을 더 잘 볼 수 있는 사람을 따르게 하소서.

### ♧ 오늘의 행동

오늘, 나는 프로그램에서 도움 받을 수 있는 사람의 명단을 만들겠다. 나는 승리하고 있는 사람을 따르고 있는가?

## 5-21

**느리게 성장하는 것을 두려워하지 말라.**
**성장이 멈추는 것을 두려워 하라.**

- 중국 격언 -

우리 모두는 성장에 대해 조금은 두려움을 가지고 있다. 성장이 우리의 삶을 어떻게 바꿀지 궁금한 것이다. 우리는 어떤 사람이 될까? 친구들이 여전히 우리를 좋아할까? 빨리 성장해서 그것을 끝낼 수는 없을까? 그것은 왜 그렇게 오래 걸릴까?

우리 모두는 *지속적으로 성장해야 한다.* 우리의 성장이 완료되고 더 이상 배울 것이 없는 나이는 없다. 그러나 우리는 너무 급히 성장을 재촉해서는 안 된다. 너무 큰 자전거를 타는 아이처럼 통제가 불가능하기 때문이다. 그리하여 우리는 넘어져버릴 것이다. 우리는 자기 자신의 속도로 성장할 수 있다.

그러나 우리는 멈추지 않고 계속해서 성장해야 한다. 우리는 멈추지 않고 계속해서 변화해야 한다. 그렇지 않으면 너무 작은 자전거를 타고 있는 운동 선수처럼 멀리 가지 못할 것이다. 역시 넘어져버릴 것이다.

### ♧ 오늘의 기도

더 높은 힘이여, 성장하도록 도우소서. 또한 내가 성장할 수 있는 힘을 가지고 있음을 알도록 도우소서.

### ♧ 오늘의 행동

나는 자신의 힘과 정신, 그리고 재능을 충분히 사용하고 있는가? 이것들을 더 잘 사용할 수 있는 방법을 찾아 기록하겠다.

## 5-22

### 참여하는 것이 인생의 80%이다.

- Woody Allen -

삶은 하고 싶지 않은 일로 가득하다. 그러나 우리의 모든 부분(마음, 신체, 영)이 함께 참여하면 일은 원활하게 진행된다. *참여하는 것만으로도 우리는 자신에 대해 배우고 타인을 도울 수 있다.*

참여한다는 것은 우리의 프로그램에 대해 걱정한다는 것을 의미한다. 그것은 모임에서 자기 생각을 발표하는 것을 의미한다. 그것은 가족, 동료, 그리고 세상을 염려하는 것을 의미한다. 한 동료가 고통스런 하루를 보낸 것에 대해 이야기할 때 경청하는 것을 의미하며 타인들 속에서 자신을 발견하는 것을 의미한다. 그것은 우리를 귀찮게 하는 사람과 대화하는 것을 의미한다.

참여한다는 것은 재미있는 일이 생겼을 때 함께 폭소를 터뜨리는 것을 의미한다. 슬픈 일에 대해 함께 우는 것을 의미한다. 우리는 중요한 사람들이다. 따라서 우리가 어디에 가든지 자신의 마음과 신체, 그리고 영을 함께 가지고 가야한다. 나는 나의 모든 것을 보여주고 있는가?

**♧ 오늘의 기도**

더 높은 힘이여, 나의 삶을 보여줄 수 있도록 도우소서. 오늘 당신의 계획 속에 있는 나의 역할을 다하도록 도우소서.

**♧ 오늘의 행동**

오늘 하루를 사는 동안 나의 삶을 어떻게 보여줄 것인지 생각해 보겠다. 나의 역할을 하고 있는 것에 대해 자랑스러워하겠다.

## 5-23

### **현재는 오래 지속되지 않는다.**

- Pindar -

어떤 때에는 시간이 우리의 가장 좋은 친구이다. 시간은 우리에게 주어진 선물이다. 시간은 우리의 치유를 돕는다. 우리에게 힘든 일이 찾아왔을 때 어려움은 지나가고 평화가 돌아온다는 사실을 기억해야 한다.

우리의 더 높은 힘은 폭풍우가 치는 밤 아기를 위로하는 부모와 같다. 부모는 아기에게 *다시 태양이 빛날 것이라고 부드럽게 속삭인다.*

어려운 시기는 오기도 하고 가기도 한다. 삶이 고약하고 고통스러운 시기가 있다. 우리는 늘 행복할 수 없다.

기억하라. 우리의 더 높은 힘은 언제나 거기에 있다. 우리는 이것을 신뢰해야 한다. 프로그램에서 자주 듣게 되는 경구가 있다. "이 또한 지나가리라."

**♧ 오늘의 기도**

더 높은 힘이여, 일이 점점 더 좋아질 것임을 기억하게 하소서. 어떤 순간에는 악화되지만 다시 좋아집니다. 어려운 시기에 이것이 나의 기도가 되게 하소서.

**♧ 오늘의 행동**

오늘 나는, 지나간 삶에서 더 이상 할 수 없다고 생각했던 때의 목록을 만들겠다. 나는 그 때의 고통을 기억하겠다. 또한 나는 시간이 어떻게 내 편이었는지 기억하겠다.

## 5-24

**12단계는 사랑에서 비롯되는 행동에 기초한 영적인 프로그램이다.**

- G.K. Chesterton -

*날마다 우리는 너무나 많은 것을 당연하게 여긴다.* 우리는 많은 축복을 받았다. 머리 위의 지붕, 음식, 옷, 가족과 친구, 자유, 우리가 신뢰하는 더 높은 힘 등. 이러한 것들은 특별한 것이다. 그것들에 대해 숙고해보는 것은 우리의 행복을 일깨운다. 회복 프로그램은 우리가 행복할 수 있는 방법을 보여준다. 우리는 단지 그것이 말하는 것을 기억하기만 하면 된다.

10단계는 우리의 행복을 일깨운다. 저녁마다 그날 하루를 생각하면서 우리가 사랑하는 것들, 우리의 회복, 우리의 건강, 우리와 함께하는 특별한 사람들에 대해 감사할 수 있다.

만일 우리가 이러한 중요한 것들에 대해 생각하면서 하루를 보낸다면 우리는 그것들을 잃지 않을 것이다.

### ♧ 오늘의 기도

더 높은 힘이여, 오늘 내가 받은 축복들을 최대한 활용하고 중요하게 여길 수 있도록 도우소서.

### ♧ 오늘의 행동

오늘, 내 인생에서 내가 기쁨을 느끼는 다섯 사람에게 말하겠다. 왜 내가 그들로 인해 기쁜지 한가지의 이유를 말하겠다.

## 5-25

**세상에는 나와 정확히 같은 사람은 없다.**

- Virginia Satir -

이것을 기억하라. 우리 모두는 자신의 삶에서 특별하다. 우리는 종종 서로 다르기 때문에 어려움을 겪을 수 있다.

우리의 12단계 모임은 서로의 차이를 인정한다. 우리는 *차이에 대해 경청하고 그것으로부터 배운다.* 우리는 각자가 다르다는 것을 볼 수 있도록 배운다. 그리고 이것은 중요하다.

우리의 프로그램과 12단계는 새로운 사람들이 새로운 방법을 가지고 오기 때문에 살아있다. 같아지려고 노력하기보다는 우리의 차이를 축하하자.

**♧ 오늘의 기도**

오늘은 이 세상에서 단 하나의 내가 있음을 축하하는 날입니다. 더 높은 힘이여, 내가 얼마나 특별한 사람인지 정확히 보게 하소서.

**♧ 오늘의 행동**

나는 나의 특별한 점의 목록을 만들겠다. 이것을 동료, 후원자, 그리고 더 높은 힘과 나누겠다.

## 5-26

**내가 미래를 바라볼 때 그것은 너무나 밝아 내 눈을 태운다.**

- Oprah Winfrey -

우리가 중독이라는 병을 앓고 있었을 때 그것은 마치 우리의 영혼이 깊고 어두운 동굴 속에 살고 있는 것과 같았다. 우리의 영혼은 초라하고 추웠으며 고독했다. 우리는 어떻게 그 동굴에서 빠져 나와야 할 지 알지 못했다. 우리는 죽어가고 있었다.

회복은 우리를 밝은 햇빛으로 이끌었다. 처음에는 사물을 볼 수 없었다. 너무나 밝았기 때문이다. 세계가 우리의 주위에 펼쳐져 있었다. 그것은 너무나 거대했다. 너무나 많은 길들이 있었다. 우리는 무엇을 해야 할지 몰랐다.

그러나 우리의 눈은 점차 밝은 빛에 익숙해지고 태양의 부드러운 햇살을 느낀다. *우리는 이제 더 이상 혼자가 아님을 본다.* 편안하게 자신을 이완한다. 이제 우리의 영혼은 더 좋은 곳 – 우리가 살 수 있는 곳에 있음을 안다.

**♧ 오늘의 기도**

더 높은 힘이여, 새로운 생명의 햇빛 속에서 편안함을 느끼게 하소서.

**♧ 오늘의 행동**

중독은 나의 세계를 너무나 축소시켰다. 그것은 미래를 어둡게 했다. 오늘, 나는 삶을 향상시키기 위해 세 가지의 새로운 선택을 하고 그 목록을 만들겠다.

## 5-27

**그대가 신께 가까이 가는 것은**
**오로지 자신을 잊어버림에 의해서이다.**

- Henry David Thoreau -

회복중인 중독 환자인 우리에게 가장 위험한 것은 아집이다. 우리는 타인들을 조종하려고 하지 않는가? 우리는 타인들 앞에 자신을 내세우려고 하지 않는가? 우리는 자기 연민으로 가득한가? 이러한 것들은 모두 우리를 아집에 묶이도록 하는 것이다.

회복에서 우리는 우리의 생명을 사랑 많은 신의 손에 맡긴다. 여기서 우리는 새로운 고향을 발견한다.

우리의 목표는 가능한 한 우리의 아집을 버리는 것이다. 그리하여 우리는 아집 대신 그 자리에 사랑을 갖다 둔다. *회복은 진실로 사랑에 관한 것이다.*

### ♧ 오늘의 기도

더 높은 힘이여, 나의 아집을 당신에게 드립니다. 아집은 나의 단주생활을 위험하게 만듭니다. 내가 나 자신 보다 당신께 더 가까이 가기 위해 기도합니다.

### ♧ 오늘의 행동

나는 아집이 나를 방해하는 모든 영역의 목록을 만들겠다. 다가오는 일주일간 그것을 매일 읽고 아집의 자리에 사랑을 놓아두기 위해 노력하겠다.

## 5-28

**아무 것도 두려워하지 않는 사람은 아무 것도 원하지 않는다.**

- Joann Friedrich von Schiller -

회복 안에서 성장할 때 우리는 단주생활을 유지하기 위해 우리의 행동, 가치관, 신념을 변화시켜야 한다. 이것은 용기를 필요로 한다. 용기란 *두려움에 불구하고 해야 할 일을 하는 것이다.*

용기란 우리가 변화시킬 수 없는 것을 있는 그대로 받아들이는 것을 의미한다. 우리가 타인에게 상처를 주었던 사실은 바꿀 수 없는 사실이다. 우리가 질병을 가지고 있다는 것도 바꿀 수 없는 사실이다. 우리가 타인의 도움을 필요로 한다는 것도 바꿀 수 없는 사실이다.

용기란 또한 우리가 변화시킬 수 있는 것을 행하는 것이다. 우리는 정직하고 신뢰를 가지며 겸손할 수 있는 용기를 가져야 한다. 또한 우리는 타인들로 하여금 자신이 얼마나 중요한 존재인지 알려 줄 용기를 가져야 한다.

### ♧ 오늘의 기도

용기란 강인함 이상의 것입니다. 용기는 인간적이 되는 것을 의미합니다. 더 높은 힘이여, 단주를 하고 영적인 삶을 살 수 있는 용기를 허락하소서.

### ♧ 오늘의 행동

오늘 나는 용기 있는 태도를 가지겠다. 나는 모임에서 나의 이야기를 하겠다. 도움을 필요로 한 곳에 도움을 주겠다. 필요하다면 아니라고 말하는 용기를 가지겠다.

## 5-29

**더 많이 판단할수록 더 적게 사랑하게 된다.**

- Balzac -

때로는 사람들의 행동을 판단해야 한다. 우리는 한 걸음 물러나서 그들이 우리의 단주생활에 어떤 영향을 미칠지 바라본다. 우리에게 좋은 영향을 미칠 수 있는 사람들을 선택하기 위해서는 이렇게 해야 한다.

우리는 사업관계에서 누군가를 신뢰하기 전에 이렇게 해야 한다. 누군가와 사랑에 빠지기 전에 이렇게 해야 한다. 그러나 일단 누군가를 사랑하거나 신뢰하기로 결정했다면 우리는 판단만 하는 것을 중단해야 한다.

누군가를 사랑할 때 우리는 물러서지 않는다. 우리는 다가간다. 그들에게 우리의 사랑이 줄 수 있는 모든 것을 준다. 우리는 단순히 생각이나 판단을 하지 않는다. 우리는 느낀다. 우리는 그들 편에 선다. 그들이 가지고 있는 장점을 찾는다. 구별해서 나누지 않는다. 우리는 그 사람 전부를 사랑한다.

**♧ 오늘의 기도**

더 높은 힘이여, 적게 판단하고 많이 사랑하게 하소서. *내가 사랑하는 사람을 받아들일 수 있도록* 도우소서. 그의 결점과 모든 것을. 그들을 더 잘 사랑하도록 도우소서.

**♧ 오늘의 행동**

오늘, 내가 다른 사람을 판단하려고 할 때 자신을 억제하겠다. 나는 그들을 있는 그대로 받아들이겠다.

## 5-30

### 한 번에 하루씩

- AA 프로그램 슬로건 -

'한 번에 하루씩'이라는 구호는 우리가 건전하고 자연스런 방법으로 살도록 일깨운다. 그것은 우리가 과거를 조종할 수 없다는 것을 일깨운다. 그것은 우리가 미래를 조종할 수 없다는 것을 일깨운다.

우리는 *오직 지금 이 순간에만 살 수 있다.* 우리는 오직 이 순간만을 가지고 있다. 우리는 오직 오늘만을 가지고 있다.

회복이 시작되기 전, 과거와 미래에 대한 걱정은 우리에게 스트레스를 안겨 주었다. 우리는 자신을 위험에 빠뜨리지 않는 방식으로 살아야 한다. 우리는 스스로를 즐길 수 있는 방법으로 살아야 한다. 우리는 타인과 자신, 그리고 더 높은 힘과 친밀한 방식으로 살아야 한다.

**♧ 오늘의 기도**

더 높은 힘이여, 내가 진실로 한 번에 하루씩 살게 하소서.

**♧ 오늘의 행동**

오늘, 나는 내가 그 이상도 그 이하도 아닌 지금 이 순간에 살고 있음을 계속해서 일깨우겠다. 나는 지금 이 순간 더 높은 힘이 나에게 원하는 방식으로 살고 있는가?

## 5-31

**웃음 때문에 죽은 사람은 없다.**

- Max Beerbohm -

우리는 더 심각해지기 위해 단주하는 것은 아니다. 우리는 살기 위해 단주생활을 유지하고 있다. 자유를 얻기 위해. 웃기 위해 그리고 세상에 더 많은 기쁨을 주기 위해.

회복이란 열심히 일하는 것과 즐기는 것 사이의 균형을 잡는 것에 관한 것이다. 우리는 우리의 의지를 맡기기 위해 노력한다. 우리는 자기 검토를 한다. 우리는 도움이 필요한 동료를 돕는다. 우리는 비록 그것이 어려워도 정직하기 위해 노력한다. 그리고 우리는 유쾌함과 즐기는 것을 배운다. *회복은 즐거움을 필요로 한다.*

당신이 원했지만 두려움 때문에 하지 못한 것은 무엇인가? 아마 당신은 춤을 배우고 싶을지도 모른다. 아마 당신은 시를 쓰고 싶을 수도 있다. 당신은 멀리 카누 여행을 떠나고 싶을지도 모른다. 하지만 당신은 항상 시간이 없는 것처럼 행동했다. 시간을 내라. 삶을 즐기라. 자신을 재충전하기 위해 노력하라. 이것이 프로그램이다.

### ♧ 오늘의 기도

더 높은 힘이여, 삶의 즐거움을 볼 수 있도록 도우소서. 나의 삶에서 유희와 유쾌함 보도록 허락하소서.

### ♧ 오늘의 행동

오늘, 나는 내가 즐길 수 있는 방법의 목록을 만들겠다. 다음 몇 달 동안 노력할 세 가지의 유쾌한 활동을 결정하겠다.

# 6월

## 6단계

신이 이 모든 성격상 약점을 제거해 주시도록 준비를 완전히 했다.

## 6-1

## 신이 이 모든 성격상 약점을 제거해 주시도록 준비를 완전히 했다.

- 6단계 -

성격 상 약점은 고집, 자기연민을 느끼는 것, 항상 남을 조종하고 싶어 하는 것 등을 포함한다.

우리는 이러한 약점들을 기꺼이 포기할 준비를 해야 한다. 그렇지 않으면 그것들이 우리에게 상처를 주기 때문이다. 준비하는 것은 6단계에서 우리가 할 일이다.

우리의 더 높은 힘이 이 모든 성격상 약점을 제거해 줄 것이다. 어떻게 제거할 것인지 우리가 알 필요는 없다. 우리는 신이 그것을 원할 때 단지 기꺼이 포기할 준비만 되어있으면 된다. 그것이 언제인지 알 필요는 없다. 우리는 *단지 기꺼이 하고자 하는 마음을 가지면 된다.*

**♧ 오늘의 기도**

더 높은 힘이여, 자기연민, 두려움, 증오, 그리고 회복을 위협하는 그 밖의 모든 것을 제거하여 주소서. 내 마음에 평화를 위한 방을 만드소서.

**♧ 오늘의 행동**

오늘, 나의 성격적 결함을 기꺼이 제거할 마음을 가지겠다. 나는 그것들의 목록을 만들고 "그것을 계속 가지고 있을 때 나는 무엇을 얻을 수 있는가?"하고 자신에게 물어보겠다.

## 6-2

**신이여, 바로 오늘 하루, 당신의 뜻을 가로막는 나의 성격상 약점을 제거해 주소서.**

- Cindy T. -

모든 성격상 결함을 단번에 제거할 수는 없다. 따라서 매일 매일, *바로 오늘 우리에게 상처를 줄 수 있는 그 성격상 약점*을 제거해 줄 것을 더 높은 힘에게 요청해야 한다.

예를 들면 게으름과 같은 성격상 약점은 매일 매일 나타나는 것은 아니다. 그러나 어느 날 우리는 자신의 게으름으로 인해 더 높은 힘의 뜻대로 행동하지 못한다. 이때가 바로 그 날을 위해 자신의 게으름을 제거해야 하는 순간이다.

또한 우리의 결함을 영원히 제거할 준비가 완전히 되지 않을 수도 있다. 그러나 우리는 오늘 하루 그 중의 약간이라도 제거할 수는 있다.

**♧ 오늘의 기도**

신이여, 바로 오늘 하루 동안 당신의 뜻을 방해하는 나의 성격적 약점을 제거하소서.

**♧ 오늘의 행동**

나는 오늘 하루 동안 오늘의 기도를 세 번 읽겠다.

## 6-3

### 신이 사랑하는 사람들은 젊어진다.

- Oscar Wilde -

중독은 우리를 빨리 늙게 했다. 회복은 우리가 천천히 살도록 돕는다. 우리는 젊음의 영을 회복한다. 시간이 흐를수록 *생명의 열정이* 돌*아온다.*

우리는 여름 방학 첫날을 맞은 아이와 같다. 세상은 탐구의 대상이 된다. 그것은 더 이상 우리를 두렵게 하지 못한다. 우리는 삶에서 달아나지 않는다. 그것으로 뛰어든다.

모임에서 주위를 둘러보라; 당신은 미소를 발견할 것이다. 다시 보라. 기쁨과 희망을 볼 것이다. 다시 보라. 날마다 더 젊어지는 사람들을 보게 될 것이다.

♧ **오늘의 기도**

내가 젊음의 영을 회복하게 됨에 감사합니다. 더 높은 힘이여. 나의 젊음이 성장하게 하소서.

♧ **오늘의 행동**

오늘, 나는 아이들을 지켜보겠다. 삶에 대한 그들의 열광을 보고 그들과 같이 되기 위해 노력하겠다.

## 6-4

**인생의 문제를 직면하지 않고는**
**그것을 해결할 수 있는 방법이 없다.**

- M. Scott Peck -

프로그램에 들어오기 전 우리는 어떤 대가를 치르고서라도 문제들을 회피하려고 했다. 시간이 지나면서 문제는 더욱 커져갔다. 우리는 삶을 두려워하게 되었다.

12단계 프로그램은 문제에 직면하고 해결하는 방법을 가르친다. 우리는 회피를 중단하고 문제들과 맞선다. 그리하여 *우리는 점차 삶을 두려워하지 않게 되었다.*

삶의 문제들은 실제로는 우리가 더 높은 힘과 자신에 대해 더 잘 알 수 있도록 돕는다. 그것이 주는 고통으로 인해 우리는 깨어있게 되고 지혜를 얻게 된다. 이제 우리는 더 높은 힘이 항상 우리와 동행하고 있음을 안다.

### ♧ 오늘의 기도

삶의 문제에 맞서고 직면할 수 있는 용기를 위해 기도합니다. 나는 더 높은 힘에게 도움을 요청할 수 있는 지혜를 위해 기도합니다.

### ♧ 오늘의 행동

오늘, 나는 지금 내가 가진 모든 문제들의 목록을 만들겠다. 그것을 동료와 더 높은 힘에게 이야기하겠다. 그리고 그것을 해결할 계획을 세우겠다 (때로는 해결이란 문제를 받아들이는 것을 의미하기도 한다).

## 6-5

**내 인생은 오직 여기,이 시간이며**
**바로 지금 여기에 있는 이 사람들이다.**

- Vincent Collins -

현재에 머무르는 것은 어렵다. 이 바쁜 세상은 우리의 관심을 지금 여기에서 끌어낸다. 우리는 종종 미래가 좋은 시간이 될지 나쁜 시간이 될지 궁금하다.

인생은 바로 우리 앞에 있다. 둘러보라. 삶은 바로 지금 일어나고 있다! 지금 이 순간 안에서 더 많이 살수록 우리는 더 많은 행복을 느낄 수 있다. 왜? 그것은 우리가 *현재에 대해서는 무엇인가를 할 수 있기 때문이다.* 우리는 미래에 대해서는 아무 것도 할 수 없다. 우리는 현재에 대해서만 선택할 수 있으며 자신의 인생을 위해 무엇인가를 할 수 있다.

전에는 중독이 우리의 삶을 끌고 갔다. 이제 우리는 다른 사람들과 더 높은 힘의 도움으로 다시 스스로의 삶을 이끌어 간다. 이것이 우리의 마음에 평화를 가져다준다.

### ♧ 오늘의 기도

더 높은 힘이여, 내 삶을 되돌려 주심에 감사드립니다. 내 삶을 어떻게 이끌어갈지 가르치소서. 내가 도움이 필요할 때 타인을 찾게 하소서. 도움을 청하는 것은 좋은 일입니다.

### ♧ 오늘의 행동

오늘, 나는 내가 잘 할 수 있는 일의 다섯 가지 목록을 만들겠다. 그리고 내가 잘 못하는 일 세 가지의 목록을 만들겠다. 나를 도울 수 있는 사람을 생각하고 그들을 부르겠다.

## 6-6

**뿌리가 깊은 사람들은 행운아들이다.**

- Agnes Meyer -

나무의 뿌리는 물과 양분을 찾는다. 뿌리는 쉽게 눈에 띄지 않지만 거기에 있다. 나무의 생명은 그것에 좌우된다. *뿌리가 튼튼할수록 나무는 높이 자란다.*

우리는 회복의 토양에 깊이 뿌리를 내려야 한다. 회복의 토양은 12-단계와 친교, 그리고 타인에 대한 봉사로 이루어져 있다. 우리는 건강으로 돌아가는 길에서 폭풍과 거센 바람을 통과해야 한다.

그리하여 우리는 아름다움과 힘, 그리고 영성을 얻는다. 우리는 삶의 부드러운 미풍과 강풍 모두와 함께 살 수 있게 된다.

### ♧ 오늘의 기도

더 높은 힘이여, 내가 볼 수 없는 것을 신뢰하도록 도우소서. 잎사귀를 볼 수 있으므로 뿌리가 거기에 있음을 믿는 것과 꼭 마찬가지로 내가 결과를 볼 수 있으므로 더 높은 힘이 계심을 믿습니다.

### ♧ 오늘의 행동

나는 자신에게 묻겠다. "나는 어느 단계를 가장 시급히 실천해야 하는가?" 나는 그 단계에 대해서 모임에서 자원하겠다.

## 6-7

### 용서는 진정한 건강과 행복의 비결이다.

- Gerald Jampolsky -

우리는 원한을 품고 있을 여유가 없다. 우리는 모두 때로는 타인으로 인해 상처를 받는다. 그러나 다른 사람에 대해 지속적으로 분노한다면 그것은 자신을 괴롭히는 것이다. 그것은 우리의 상처를 덧내는 것이다. *그것은 치유의 에너지를 앗아 간다.*

우리는 지금 용서할 수 있다. 우리는 정직과 사랑의 프로그램에 따라 사는 것이 안전함을 안다. 우리는 두려워할 필요가 없다. 화내야 할 필요도 없다. 과거의 상처가 우리의 길을 방해하도록 만들 필요가 없다.

우리는 그것들을 놓아버린다. 우리의 마음에서 분노를 비우고 사랑으로 가는 길을 정화한다.

**♧ 오늘의 기도**

더 높은 힘이여, 내가 아직도 화가 나 있는 사람들을 용서하도록 도우소서. 이들은 모두 나 자신에 대해 무엇인가를 가르치고 있음을 보게 하소서.

**♧ 오늘의 행동**

나는 분노와 원망에 집착하고 있는가? 만일 그렇다면 목록을 만들어 그것을 놓아버리는 방법에 대해 후원자와 대화하겠다.

## 6-8

**식물에게 말을 거는 것만으로는 충분하지 않다.**
**당신은 또한 귀를 기울여야 한다.**

- David Bergman -

때로는 계속해서 자기 말만 하고 있는 자신을 발견한다. 이때 우리는 멈추고, 생각하고, 그리고 들어야 한다.

자기 말만 하는 것은 일어나는 일을 조종하려고 하는 것이다. 그러나 우리는 다른 사람의 말을 잘 들을 때 더 좋은 결과를 얻는다. *아무도 조종할 필요가 없다.* 얼마나 큰 자유인가?

그리고 우리는 날마다 다른 사람들의 이야기를 더 잘 경청하는 것을 배우고 있다. 단지 들어주는 것만으로도 보살핌과 사랑, 그리고 도움을 줄 수 있다는 것은 놀라운 일이다.

### ♧ 오늘의 기도

더 높은 힘이여, 말하기와 듣기의 "주고받음"을 배우도록 도우소서.

### ♧ 오늘의 행동

오늘, 나는 듣는 일에 집중하겠다. 다른 사람의 이야기뿐만 아니라 더 높은 힘의 음성에도 귀를 기울이겠다.

## 6-9

**비난은 누구나 할 수 있다.**
**그러나 칭찬은 특별한 사람만이 할 수 있는 것이다.**

- Konstantin Stanislavski -

우리는 비난을 잘하는 사람들인가? 알코올과 약물, 그리고 다른 중독에 빠져 있었을 때 우리는 분명 비난을 잘하는 사람들이었다.

그 때에는 모든 것이 다른 누군가의 잘못 탓이었다. 우리 중 어떤 이들은 소리 높여 타인들을 비난했다. 그리고 어떤 이들은 속으로 은밀하게 그들을 비난했다.

사람들을 비난하는 것보다 칭찬하는 것이 더 어렵다. 사람들의 결점은 거리의 신호등처럼 눈에 잘 들어온다. 그러나 *장점은 쉽게 눈에 띄지 않는다.* 장점을 발견하기 위해서 우리는 여유를 가져야 하고 잘 관찰해야 하며 잘 들어야 한다.

### ♧ 오늘의 기도

더 높은 힘이여, 내 주변의 사람들에게 관심을 가지도록 도우소서. 그들을 칭찬할 수 있도록 도우소서.

### ♧ 오늘의 행동

오늘, 나는 내가 칭찬하고 싶은 세 사람의 목록을 만들겠다. 나는 그들에 대해 내가 좋아하는 점을 기록하겠다. 그리고 그것을 그들에게 이야기하겠다.

## 6-10

**딸아, 너의 용기가 필요한 곳에 소원을 자라게 하지 말아라.**

- Clementine Pappleford -

모임에서 우리는 자신들이 원하는 것을 가진 사람들을 만난다. 그들은 훌륭하게 회복하고 있는 사람들이다. 과거에 우리는 이들이 우리보다 복이 많거나 운이 좋다고 생각했을 것이다. 우리의 옛날방식은 그들처럼 된다면 얼마나 좋을까하고 바라기만 하는 것이었다.

그러나 우리의 프로그램은 단지 그렇게 되었으면 하고 바라기만 하는 것이 아니라 *그렇게 될 수 있는 방법*을 가르친다. 거기에는 큰 차이가 있다.

회복을 위해서는 많은 노력이 필요하다. 우리는 12단계를 실천한다. 우리는 모임에 참석하고 타인들을 돕는다. 우리는 새로운 동료를 환영한다. 우리는 후원자를 부른다. 그리고 준비가 되었을 때 다른 사람을 위한 후원자가 된다. 그것은 소원 이상을 필요로 한다. 그것은 용기와 고된 작업을 필요로 한다. 그리고 더 높은 힘의 도움을 필요로 한다.

### ♧ 오늘의 기도

더 높은 힘이여, 바라기만 하는 것은 에너지를 낭비하는 것임을 알게 하소서. 나는 회복에 헌신해야 합니다. 오늘의 과제를 행할 때 나를 인도하소서.

### ♧ 오늘의 행동

오늘 나는 회복을 위해 과외 모임에 참석하여 동료를 만나고, 책을 읽겠다. 그리고 남는 시간에는 기도와 명상을 추가하여 남는 시간을 보내겠다.

## 6-11

**누가 가장 용감한 영웅인가?**
**자신의 적을 친구로 만드는 사람이다.**

- 히브리 격언 -

회복의 과정에서 우리는 최악의 적인 중독과의 관계를 역전시킨다. 우리는 자신의 중독에 대해 수치스러워 했다. 시간이 지나면서 우리는 회복을 자랑스러워하게 된다. 우리의 최악의 적은 우리 자신이었다. 이제 *우리는 자신의 가장 좋은 친구이다.* 우리는 용감한 사람들이다.

용감하다는 것은 두려움과 맞서는 것에 관한 것이다. 우리는 종종 용감한 사람은 두려워하지 않는다고 생각한다. 그러나 그것은 사실이 아니다. 용감한 사람은 무릎이 떨려와도 그 자리에서 버티는 것을 배운다.

회복에서 우리는 그 자리에 버텨야 할 때에 도망가고 싶은 경우가 많다. 다시 술을 마시고 약물을 사용하고 중독에 빠지고 싶을 때도 있다. 그 때 우리는 자신의 용감함을 기억하고 우리가 어떻게 최악의 적을 친구로 만들었는지 기억해야 한다.

### ♧ 오늘의 기도

더 높은 힘이여, 도망가야 할 때와 버텨야 할 때를 구별할 수 있도록 가르치소서. 내가 용감할 수 있도록 도우소서.

### ♧ 오늘의 행동

나는 오늘 나의 용감함을 선언하겠다. 머리를 높이 쳐들고 내가 얼마나 멀리 왔는지에 대해 긍지를 가지겠다. 나는 이제 부끄러워해야 할 것이 없다.

## 6-12

**힘에 대한 욕망은 강함이 아니라 약함에 뿌리박고 있다.**

- Erich Fromm -

우리는 알코올이나 약물, 혹은 다른 중독이 우리를 행복하게 해줄 수 있다고 믿었다. 그러나 이제 우리는 신뢰가 우리를 행복하게 해줄 수 있음을 배우고 있다. 신뢰는 더 높은 힘에게 맡기는 것에 대한 것이다. 자신을 조종하는 대신 우리는 더 높은 힘이 일어나는 일들을 처리해 줄 것을 신뢰한다.

회복에서 우리는 더 많은 신뢰를 하기 위해 노력한다. 더 높은 힘에 대한 신뢰이다. 12단계에 대한 신뢰이다. 우리의 모임에 대한 신뢰이다. 우리가 화학물질이나 중독에 빠지지 않고 정직하게 회복 프로그램을 실행한다면 우리의 삶이 더 나아질 수 있음에 대한 신뢰이다. *신뢰는 삶을 훨씬 더 쉽게 만든다.*

♧ **오늘의 기도**

더 높은 힘이여, 당신의 사랑으로 나를 감싸주소서. 어려움을 이길 수 있는 힘을 주소서. 나는 혼자가 아니라고 하는 것을 신뢰하게 하소서.

♧ **오늘의 행동**

오늘, 나는 아직도 얼마나 더 조종을 원하는지 알아차리겠다. 나는 놓아버리고 신이 하도록 하는 것이 좋다는 것을 스스로에게 일깨우겠다.

## 6-13

**일하다가 죽은 사람보다 걱정하다가 죽은 사람이 더 많은 이유는 일보다 걱정하는 사람이 많기 때문이다.**

- Robert Frost -

걱정–그것은 외로운 활동이다. 그것은 자신과 다른 사람들 사이에 거리를 만든다. 우리의 프로그램은 걱정에 대해 무엇을 해야 하는지에 대한 많은 방법을 가지고 있다. 3단계에서 우리는 의지와 생명을 신께 맡겼다. 여기에는 걱정도 포함되어 있다.

우리의 슬로건 또한 걱정에 대해 어떻게 해야 할 지를 제안한다. 한 번에 하루씩. 살고 살아나게 하라. 쉽게 하라. 놓아버리고 신이 하게 하라. 그것들의 주된 메시지는 *걱정을 중단하는 것이다.*

프로그램을 신뢰하라. 당신의 더 높은 힘을 신뢰하라. 모든 것이 잘 될 것이다.

### ♧ 오늘의 기도

더 높은 힘이여, 당신에게 나의 걱정을 드립니다. 다시 신뢰할 수 있는 법을 가르치소서. 나는 당신과 프로그램, 그리고 나 자신을 신뢰하기를 원합니다.

### ♧ 오늘의 행동

나는 오늘 위의 슬로건을 적어보고 그것을 반복해서 읽어보겠다. 그리고 그렇게 살겠다.

## 6-14

### 시간은 모든 것이 단번에 일어나는 것을 막아주는 자연의 방법이다.

- 미상 -

우리들에게 시간은 항상 너무 느리거나 너무 빨리 지나가는 것이었다. 우리는 즐거운 시간이 좀 더 지속되기를 바란다. 지루하거나 고통스러운 시간은 빨리 지나가기를 바란다.

그러나 시간은 오직 자신의 정당한 속도로 흘러간다. 시간이 조금이라도 빨리 간다면 우리는 배울 수 있는 시간이 없을 것이다. 시간이 조금이라도 느리게 간다면 우리는 흥미를 잃을 것이다.

회복에서 우리는 *시간의 속도를 존중하는 것을 배운다.* 우리는 놓아버린다. 그리고 시간이 자신의 속도로 흘러가도록 놓아둔다. 우리는 이것을 인내라고 부른다.

**♧ 오늘의 기도**

더 높은 힘이여, 당신의 인내에 감사드립니다. 내가 조급해하지 않고 미래를 기대할 수 있도록 도우소서. 내가 지금 여기에서 충만한 삶을 살도록 도우소서. 당신의 뜻을 행함으로써 오늘을 좋은 날로 만들 수 있도록 도우소서.

**♧ 오늘의 행동**

나의 신체와 정신, 그리고 영이 더욱 건강해질 수 있도록 시간을 사용하는 다섯 가지 방법의 목록을 만들겠다. 이 중에서 오늘 무엇을 할 수 있을까?

## 6-15

### 웃는 사람이 살아남는다.

- Mary Pettibone Poole -

다시 웃을 수 있다는 것이 너무나 행복하다. 우리의 질병은 유머 감각을 빼앗아 갔다. 회복은 그것을 되돌려 준다. 그것이 바로 우리가 모임에서 왜 그렇게 많이 웃는가 하는 이유이다. 사물의 유쾌한 측면을 봄으로써 우리는 넉넉한 마음을 가진다.

치료받고 있던 어떤 사람이 그가 믿게 된 더 높은 힘에 대해 말하고 있었다. 상담사가 물었다. "당신의 신은 유머 감각을 가지고 있나요?" 잠시 집단은 이 주제에 대해 유쾌한 담소를 나누었다. 다음날 상담사는 출입문에 붙어있는 메모를 발견했다. "물론 신은 유머 감각이 있어요. 그가 당신을 만들었잖아요?"

*웃음은 우리를 치유한다.*

**♧ 오늘의 기도**

더 높은 힘이여, 오늘 하루 여유 있는 마음을 가지고 살게 하소서. 사물의 유쾌한 측면을 보게 하소서.

**♧ 오늘의 행동**

나는 오늘 자주 웃으려고 노력하겠다.

## 6-16

**원망은 우리의 가장 큰 적이라고 AA는 말한다.**
**무엇보다도 그것은 중독자들을 가장 많이**
**무덤 속으로 몰아넣는다.**

- Stools and Bottles -

우리는 분노를 터뜨리면서 쾌감을 얻는다. 그것이 왜 분노가 위험한가 하는 이유이다. *우리는 분노를 통해 가식적인 힘을 얻는다.* 분노는 원망으로 원망은 증오로 변한다. 증오는 우리의 영적인 중심을 갉아 먹는다.

우리는 기도와 타인을 돕는 것을 통해 원망과 증오를 제거할 수 있다. 그것이 왜 우리에게 해를 입힌 사람들을 위해 기도해야 하는가 하는 이유이다. 우리의 가슴에 증오를 채우지 않기 위해서이다.

이렇게 함으로써 우리는 에너지를 건강하게 사용하게 된다. 분노가 더 이상 우리의 행동에 큰 영향을 미치지 않는 것을 보게 됨에 따라 우리는 더욱 더 평온해진다.

### ♧ 오늘의 기도

더 높은 힘이여, 내가 좋아하지 않는 사람들이나 사건을 조종하기 위해 분노나 원망, 그리고 증오를 이용하는 것을 중단하도록 도우소서.

### ♧ 오늘의 행동

나는 오늘 내가 분노를 품고 있는 모든 사람들의 목록을 만들겠다. 그들 각자를 위해 간단한 기도를 하겠다.

## 6-17

**매일 매일에는 그날의 선물이 있다.**

- Ruth D. Freedman -

삶은 놀라운 선물들로 가득 차 있다. *회복은 우리를 위한 삶의 가장 큰 선물이다.* 만일 자신의 단주생활에 대해 기쁨으로 흥분하지 않는다면 자신을 되돌아보아야 한다.

비밀로 하고 있는 그 무엇이 있는가? 다른 사람에게 이야기해야 할 슬픔을 가지고 있는가? 분노하고 있는 것이 있는가? 이러한 것들이 삶에 대한 우리의 열정을 갉아 먹는다.

많은 중독 환자들이 회복이라는 선물을 받지 못한다. 회복하고 있는 우리들은 특별하다. 우리에게 새로운 삶이 주어진 것이다. 어려움도 있을 것이다. 그러나 삶의 새로운 기회를 얻었다고 하는 기쁨이 훨씬 강력하다. 나는 나의 회복에 대해 감사하는가?

### ♧ 오늘의 기도

더 높은 힘이여, 회복이 선물임을 보게 하소서. 나는 인간이기에 이 선물을 받을 자격이 있습니다. 이 선물을 항상 받아들이게 하소서.

### ♧ 오늘의 행동

오늘 하루를 마치면서, 나는 오늘이 나에게 준 선물 세 가지의 목록을 만들겠다.

## 6-18

**경험을 현명하게 사용한다면 시간을 낭비하는 것은 없다.**

- Rodin -

처음 회복을 시작할 때 과거를 돌아보는 것은 매우 고통스럽다. 우리는 슬픔을 느낀다. 마치 우리의 인생을 낭비한 것 같다.

그러나 그것은 낭비가 아니었다. 만일 우리가 12단계를 실천한다면 우리는 과거를 후회하지 않을 것이며 과거로 통하는 문을 닫아버리지도 않을 것이라고 프로그램은 약속한다. 믿기 어려운가? AA의 오래 된 행복하게 살고 있는 멤버들을 보라. 그들의 삶도 처음에는 우리와 꼭 같이 혼란스러웠다.

중독 덕분에 우리는 *이제 새로운 방식의 삶을 살고 있다.* 우리는 우리 자신과 더 높은 힘, 그리고 타인들을 점점 더 많이 알아가고 있다.

### ♧ 오늘의 기도

더 높은 힘이여, 나를 회복으로 인도하심에 감사드립니다. 내가 나의 중독에서 배울 수 있도록 도우소서.

### ♧ 오늘의 행동

나는 오늘 내가 중독으로 인해 인생에 대해 배운 세 가지의 목록을 만들겠다. 그리고 그것을 후원자에게 말하겠다.

## 6-19

**만일 그대가 진실을 말한다면**
**그 어떤 것도 기억할 필요가 없다.**

- Mark Twain -

지금 우리의 삶에서 훨씬 편안해진 한 가지는 자신의 이야기를 거리낌 없이 할 수 있다는 것이다. 사람들과 함께 살아가는 정말 좋은 한 가지 방법은 이것이다. "단순하게 하라. 단지 진실만을 말하라."

그것은 처음에는 어렵다. 우리는 생각한다. "만일 사람들이 나의 진실한 모습을 안다면 어떤 일이 생길까?" 거짓말 하지 않고 그럴듯한 변명을 둘러대지 않는다면 어떻게 될지 두려워할 수 있다.

그러나 *진실을 말하는 것은 강력한 힘을 발휘한다!* 우리는 누구도 속일 수 없다는 것을 발견했다.

**♧ 오늘의 기도**

더 높은 힘이여, 내가 정직하게 하소서.

**♧ 오늘의 행동**

나는 오늘, 어떻게 정직이 회복을 돕는가에 대한 목록을 만들겠다. 나는 모임에서 정직하게 말할 것을 서명하겠다.

## 6-20

**질서는 천국의 첫 번째 법칙이다.**

- Alexander Pope -

삶은 질서를 필요로 한다. 그것은 우리를 위해 삶을 더 단순하게 만들어준다. 질서가 없는 삶은 마치 대도시에서 교통신호 없이 운전하는 것이나 마찬가지다. 중독환자로서 우리의 삶은 이와 같았다. 우리는 아무 계획도 없었고 질서도 없이 살았다.

이제 우리는 단주생활을 하고 있으므로 삶에 질서를 부여할 수 있다. 우리는 침구를 정리하고 정시에 출근한다. 이 작은 일이 우리의 삶을 보다 편안하고 훌륭하게 만든다. 그것은 자신에게 의지하도록 만들어준다.

우리는 이제 생활에 질서를 가져오기 위해 12-단계를 본다. 봄이 지나가면 여름이 오듯이 각 단계는 서로를 뒤따른다. 나는 자연의 법칙을 따르고 있는가 아니면 그것과 싸우는가?

### ♧ 오늘의 기도

더 높은 힘이여, 당신은 이 세상에 질서를 부여했습니다. 나의 삶에도 질서를 부여하소서. 마음대로 사는 것이 아니라 이 질서 안에서 흘러가게 하소서.

### ♧ 오늘의 행동

*12-단계는 자연의 질서를 가지고 있다.* 오늘 나는 시간을 내어 각 단계를 읽어보고 거기에 있는 질서에 대해 생각하겠다.

## 6-21

**미래는 현재와 거의 비슷할 것이다. 단지 조금 길 뿐이다.**

- Dan Quisenberry -

많은 점에서 우리는 무엇이 미래에도 계속되고 있을지 알지 못한다. 그러나 회복에 대해 말한다면 우리는 미래에도 12-단계가 유지되고 있을 것임을 안다. 그것은 생명을 위해 우리와 함께 존재할 것이다.

우리는 프로그램에 대해 '알고 있다'는 함정에 빠지지 말아야 한다. 우리는 12-단계가 가지고 있는 모든 진리와 사랑을 결코 알 수 없다. '12-단계의 이해'는 우리가 결코 끝낼 수 없는 목표이다.

우리가 변화함에 따라 12단계도 변한다. 12단계는 사계절과 같다. 계절이 오고 감에 따라 같은 들판이나 같은 나무도 다른 모습을 보인다.

**♧ 오늘의 기도**

더 높은 힘이여, 12-단계를 실천하고 회복을 계속해 감에 따라 당신의 도움을 간청합니다. 내가 12-단계에서 새로운 보물들을 발견하게 하소서.

**♧ 오늘의 행동**

나는 프로그램에서 오래 된 멤버에게 그들이 어떻게 *프로그램의 새로움과 생동감*을 유지하였는지 물어보겠다.

## 6-22

**악한 일을 고백하는 것이 선한 일을 시작하는 첫 걸음이다.**

- St. Augustine -

우리의 질병에 대해 *무력함을 인정하는 순간* 회복이 시작되었다. 우리는 거짓에서 정직으로 옮겨갔다.

우리는 종종 정직이 어떤 힘을 가지고 있는지 보지 못한다. 아마 아직도 정직이 우리를 위해 최선임을 확신하지 못할지 모른다. 이것이 바로'익명의 알코올 중독자들'의 저자들이 처음부터 철저한 정직을 우리에게 요구한 이유이다. 부정이 중독을 지속시키는 것처럼 정직은 회복을 지속시킨다.

정직은 자기 존중을 의미한다. 정직은 치유이다. 정직은 우리가 사람들의 눈을 똑바로 바라볼 수 있도록 만든다. 정직을 통해 우리가 프로그램 속으로 더 깊이 들어감에 따라 우리는 얼마나 큰 위안을 느끼는지 모른다.

### ♧ 오늘의 기도

나는 자신을 완전히 놓아버리기를 기도합니다. 나는 단주생활을 위기에 빠뜨릴 수 있는 아무런 비밀을 가지지 않기를 기도합니다.

### ♧ 오늘의 행동

오늘, 나는 '익명의 알코올 중독자들' 의 첫 세 장을 읽겠다.

## 6-23

**말은 성스러운 것이다.**
**우리는 그것을 지혜롭게 사용해야 한다.**
**그것은 신의 선물이다.**

- Bruton Pretty-On-Top -

우리는 사람들에게 평화를 줄 수 있는 말을 할 수 있다. 우리는 신과 다른 사람들을 얼마나 사랑하고 있는지 말할 수 있다. 또한 우리는 사람들에게 상처 주는 말을 할 수도 있다. 그들을 저주하고 두려워 도망가게 하는 말을 할 수도 있다. 술을 마시거나 약물을 사용하고 다른 중독에 빠져 있을 때 우리는 종종 이러한 말을 했다.

회복의 과정에서 우리는 *친절하고 지혜롭게 말하는 방법*을 배운다. 우리는 말을 신이 내린 선물처럼 취급한다. 우리는 관계를 쌓아가기 위해 말을 사용한다.

나는 말을 친절하게 하는가? 나는 말을 신이 내린 강력한 선물처럼 취급하는가? 내 말을 듣고 있는 사람들에 대해 나는 세상을 더 좋은 곳으로 만드는 말을 하고 있는가, 더 나쁜 곳으로 만드는 말을 하고 있는가?

**♧ 오늘의 기도**

더 높은 힘이여, 내가 말할 때 말의 힘에 대해 생각할 수 있도록 도우소서. 사람들에게 친절하게 말하도록 도우소서.

**♧ 오늘의 행동**

오늘, 나는 존경심을 가지고 사람들에게 말하겠다. 내 말을 통해 오늘 세상을 좀 더 친절하고, 정직하며, 사랑이 넘치는 곳으로 만들겠다.

## 6-24

### 아름다움은 신의 선물이다.

- Aristotle -

중독에 빠져 있었을 때 우리는 종종 추악한 것들을 뒤쫓았다. 아마 우리는 좋지 않은 장소에 출입하곤 했을 것이다. 아마 우리는 사람들의 아름다움보다 결함을 더 많이 보았을 것이다.

중독은 추악하고 고통스런 질병이다. 가장 나쁜 것은 *그것이 세상의 아름다움을 보지 못하게 한다는 것이다.* 우리들 각자는 많은 아름다움을 가지고 있다. 회복은 아름다운 것이다. 우리들의 이야기는 아름답다. 우리가 서로 돕는 모습은 아름답다. 우리가 사랑하는 가족의 일원이 되는 것은 아름답다.

그러나 때로는 여전히 세상이 추악하게 보일 수 있다. 이러한 때에 우리는 프로그램으로 돌아가야 한다. 아마 우리는 열 두 번 째 단계를 실천함으로써 타인에게 도움을 줄 수 있을 것이다. 아마 우리는 모임에서 12-단계의 실천에 대한 질문을 할 수 있을 것이다. 아마 우리는 빅 북을 읽을 수 있을 것이다. 우리가 무엇을 하든지 한 가지 분명한 것은 우리가 프로그램으로 돌아갈 때 세상이 얼마나 아름다운지 보게 될 것이다.

**♧ 오늘의 기도**

더 높은 힘이여, 내가 오늘 아름다움을 보게 하소서. 내가 아름다울 수 있도록 도우소서.

**♧ 오늘의 행동**

오늘, 나는 스스로 아름다움을 느껴 보겠다. 회복은 아름다운 것임을 보겠다.

## 6-25

**다른 사람을 손가락질 하는 사람은 그의 나머지 세 손가락은 자신을 향하고 있다는 것을 기억해야 한다.**

- Louis Nizer -

다른 사람을 비난하는 것은 너무나 쉽다. 타인들은 항상 우리가 숨을 수 있는 실수를 저지른다. 그것이 바로 우리가 타인을 비난하는 의도이다. 그것은 자신을 숨기는 것이다. 자신의 실수에 대해 타인을 비난할 때 우리는 성격적 약점을 숨기고 있는 것이다.

우리의 행동은 다른 누구의 잘못이 아니다. 그것은 우리의 잘못이다. *우리는 자신의 행동에 대한 책임이 있다.* 그리고 더 높은 힘의 도움으로 우리는 변화할 수 있다. 우리는 성격적 약점을 맡길 수 있다. 그러나 먼저 그것을 알아야 한다. 그런 후 자신의 결점에 대해 타인을 비난하는 것을 포기한다.

시간이 흐르면서 우리는 자신에 대해 배우는 것 – 우리가 좋아하지 않는 것이라도 – 을 두려워하지 않게 된다. 왜냐하면 우리는 자신을 더 잘 알게 되기를 원하기 때문이다.

### ♧ 오늘의 기도

내가 성격적 약점을 직면할 수 있도록 도우소서.

### ♧ 오늘의 행동

나는 지난 한 주에 대해 숙고하겠다. 나는 진실을 숨기기 위해 타인을 비난했던 경우의 목록을 만들겠다.

# 6-26

**자신의 인생과 단순한 조화를 이루는 것을 제외한다면
무엇이 행복이란 말인가?**

- Albert Camus -

때때로 우리는 삶을 함께 산다고 말한다. 무엇과 함께 산다는 것인가? 우리들 자신이다.

*12-단계는 우리가 만든 쓰레기더미를 청소하도록 돕는다.* 우리는 자신이 저지른 실수들을 바로잡고 있다. 우리는 자신을 세밀하게 보고 있다. 우리의 믿음, 우리의 느낌, 우리가 좋아하는 것, 그리고 우리가 누구인지에 대해. 우리는 최선의 삶을 살도록 더 높은 힘에게 요청하고 있다.

우리가 함께하는 삶을 사는 것은 놀라운 일이 아니다! 우리가 더 많은 평화와 조화 그리고 행복을 느끼고 있는 것은 놀라운 일이 아니다!

**♧ 오늘의 기도**

더 높은 힘이여, 내가 당신의 악보대로 노래할 때 최고의 화음을 낼 수 있음을 기억하게 하소서.

**♧ 오늘의 행동**

오늘, 나는 자신에게 어울리는 선택을 하겠다.

# 6-27

**지옥은 아무도 사랑하지 않는 것이다.**

- Gorge Bernanos -

AA 모임에서 어떤 회원이 말했다. “이 프로그램을 시작했던 첫 날 나는 죽었다가 천국에 간 것 같았다.”

이 사람은 사랑이 가득한 방으로 들어왔던 것이다. 회복 안에서 우리는 사랑을 믿기 때문에 영적인 사람들이다. *우리는 사랑을 신뢰한다.*

사랑은 존경이다. 사랑은 친절을 가진 진실이다. 사랑은 타인을 기꺼이 용서하고 돕는 것이다. 사랑은 더 높은 힘이 우리가 어떻게 행동하기를 원하는지 생각하는 것이다. 사랑은 최선을 다하는 것이다. 우리는 의지와 생명을 사랑에 맡겼다.

**♧ 오늘의 기도**

나는 삶의 모든 부분을 사랑하게 되기를 기도합니다. 더 높은 힘이여, 내가 물질적인 것이 아니라 사랑을 추구하도록 도우소서.

**♧ 오늘의 행동**

오늘 나는 회복에 대해 무엇을 사랑하는지 생각하겠다. 나는 이것을 동료들과 더 높은 힘에게 말하겠다.

## 6-28

**인간이 가장 완벽에 가깝게 할 수 있는 것은 구직 신청서를 작성하는 일이다.**

- Stanley J. Randall -

완벽하게 하려는 것은 문제를 일으킨다. 완벽하게 하려고 하는 것은 사물을 조종하려고 애쓰는 것이다. 아마도 무엇인가를 숨기려고 애쓰는 것일 수도 있다. 우리의 *고통을 직면하고 싶지 않은 것일 수도 있다.* 우리는 누군가에게 상처를 입혔고 그것에 대한 보상을 해야 한다.

우리는 인간이 되는 것을 연습해야한다. 인간은 완벽하지 않다. 6단계와 7단계에서 우리는 인간의 한계와 자신의 결점을 직면한다. 그리하여 우리는 그것들을 놓아버리는 필생의 과업을 시작한다.

인간적인 한계를 받아들이는 것은 우리를 더 높은 힘에게로 인도한다. 우리는 이제 삶에서 안내자를 필요로 한다. 우리의 더 높은 힘이 완벽한 안내자이다.

**♧ 오늘의 기도**

더 높은 힘이여, 내가 완벽할 수 없다고 하는 사실을 받아들이도록 도우소서. 내가 좋은 인간이 되도록 도우소서.

**♧ 오늘의 행동**

오늘, 나는 성격적 결함의 목록을 만들겠다. 그것을 동료에게 이야기하겠다. 그리고 나의 장점이 무엇이라고 생각하는지 물어보겠다.

## 6-29

**비록 속옷은 갈아입지만 나는 사후 세계를 믿지 않는다.**

- Woody Allen -

우리들 대부분은 더 높은 힘에 대해 많은 의문을 가지고 있다. 때때로 대답보다도 의문이 더 많다. 우리가 신을 얼마나 믿든지 간에 의문은 항상 생긴다. 만일 신이 선하다면 왜 나쁜 일들이 발생하는가? 신은 인간을 응징하는가?

신은 예수, 붓다, 혹은 위대한 영으로 불리는가? 아마도 우리는 더 높은 힘에 대해 어떤 이름을 붙였거나 붙이지 않았을 수도 있다. 그러나 우리는 회복을 위해 *우리를 돕는 우리보다 더 큰 어떤 힘*이 있다는 것을 안다.

오늘을 살기 위해 우리는 신에 대해 무엇을 알 필요가 있는지를 안다. 우리는 어떻게 도움을 요청할지, 그리고 어떻게 도움을 받아들일지 안다.

### ♧ 오늘의 기도

더 높은 힘이여, 당신을 보다 잘 알 수 있도록 도우소서. 내가 아직 잘 알지 못하는 것이 많이 있습니다. 나에게 필요한 도움이 당신으로부터 나오는 줄 압니다.

### ♧ 오늘의 행동

더 높은 힘이 나를 위해 행한 일의 세 가지 목록을 만들겠다.

## 6-30

**만일 그대가 어디로 가는지 모른다면**
**엉뚱한 곳에 도착할 것이다.**

- Lawrence J. Peter -

12-단계는 삶을 위한 우리의 계획이다. 우리는 계획을 가져야 한다. 그렇지 않으면 에너지를 낭비한다. 우리는 생각하는 대신 반사적으로 행동한다. 이것이 바로 우리가 중독에 빠져 있었을 때 행했던 일이다. 우리는 될 대로 되라는 식으로 살았다. 그로인해 자신과 주위에 많은 고통을 주었다.

회복은 우리에게 12-단계를 가져다주었고 각 단계는 방향과 지혜를 제공한다. 각 단계는 이전 단계의 발전 위에 세워진다. 때로는 우리는 그 계획을 잘 따른다. 때로는 자신의 힘만으로 더 잘 할 수 있다고 생각하기도 한다. 나는 12-단계가 삶을 위한 훌륭한 계획이라고 믿는가?

### ♧ 오늘의 기도

더 높은 힘이여, 당신은 내게 새로운 삶의 방법, 즉 삶을 위한 새로운 계획을 보여 주었습니다. 나를 12-단계로 인도하심을 감사드립니다. 내가 그것을 따르도록 도우소서.

### ♧ 오늘의 행동

오늘, 나는 시간을 내어 12-단계를 읽어보겠다. 그래서 12단계가 왜 삶을 위한 훌륭한 계획인지 세 가지 이유의 목록을 만들겠다.

# 9월

## 9단계

신이 우리의 약점을 제거해 주도록 겸손하게 요청했다.

## 7-1

### 신이 우리의 약점을 제거해 주도록 겸손하게 요청했다.

- 7단계 -

6단계에서 우리는 기꺼이 약점을 포기할 준비를 했다. 7단계에서 우리는 신께서 그것들을 제거해 줄 것을 요청한다. 한 가지 단서가 있다. 우리는 겸손하게 요청한다.

겸손하다는 것은 우리가 누구인지를 기억하는 것이다. 우리는 신의 도움을 필요로 하는 인간이다. 겸손하다는 것은 우리가 마치 신인 것처럼 행동하지 않는 것을 의미한다. 우리는 신의 도움을 필요로 함을 인정한다. *겸손은 우리 자신을 있는 그대로 보는 것을 의미한다.*

우리는 작지만 그러나 신의 중요한 계획의 한 부분이다. 우리는 많은 것을 변화시킬 수 있다. 그러나 우리 자신의 어떠한 것들은 신만이 변화시킬 수 있다. 이것이 우리가 요청하는 이유다. 겸손은 약함이 아니다. 그것은 진정한 강함이다.

**♧ 오늘의 기도**

신이시여, 나의 약점을 제거해 주소서.

**♧ 오늘의 행동**

오늘 하루 종일, 신께서 나의 약점을 제거해 줄 것을 기도하겠다.

## 7-2

**나는 결코 미래에 대해서 생각하지 않는다.**
**그것은 충분히 빨리 다가온다.**

- Albert Einstein -

우리는 아무도 미래에 대해 확실히 알 수 없다. 우리가 내일 단주를 하고 있을지 알 수 없다. 그러나 지금 이 순간은 확신할 수 있다. 우리는 순간순간 단주를 한다. 그리하여 순간이 모여서 몇 시간이 되고 몇 날이 되고 몇 년이 된다.

우리의 프로그램은 지금 이 순간에 살라고 말한다. 그것은 우리가 *지금 이 순간은 통제할 수 있기 때문이다.* 우리는 지나간 과거나 미래를 통제할 수는 없다. 우리는 자신의 삶을 통제할 수 있다는 감각을 가져야 한다. 질병으로 인해 우리는 자신을 통제할 수 없었다. 이것은 우리가 순간에서 순간으로 살지 않았기 때문이다.

매 순간은 우리가 다룰 수 있는 생명으로 가득하다. 매 순간은 활기 있고 흥미로우며 성장할 수 있는 것들로 가득하다.

**♧ 오늘의 기도**

더 높은 힘이여, 매순간 당신을 발견하도록 도우소서.

**♧ 오늘의 행동**

오늘, 나는 멈추어서 현재 순간에 집중하겠다. 지금 이 순간에 머무를 때 내가 얼마나 많은 것들을 통제할 수 있는지 보겠다.

## 7-3

### 우리는 비밀을 가지고 있는 만큼 병들 뿐이다.

- 익명 -

비밀을 가지고 있을수록 위험하다. 수치감이 쌓이고 결국 그것에서 해방되기를 원할 것이다. 그 때 알코올이나 약물, 혹은 다른 중독으로 돌아갈 수 있다.

우리가 비밀을 말할 때, 자신이 타인들에게 진정 어떠한 사람이었는지 드러낼 때 우리는 진정으로 해방된다. 우리의 프로그램은 정직에 기초한 삶을 살도록 돕는다. 우리의 프로그램은 수치감과 싸우도록 돕는다. 우리는 더 이상 비밀을 가지지 않는다.

모임이 시작되면 우리는 *이전에 비밀로 했던 것을 나눈다.* 안녕하세요? 저의 이름은 _____ 입니다.  저는 알코올 중독자입니다. 저의 이름은 _____ 입니다. 저는 약물중독자입니다... 저는 도박 중독자입니다... 그리고 비밀을 말하기 시작한다. 수치감이 점점 사라진다.

**♧ 오늘의 기도**

더 높은 힘이여, 내가 정직한 삶을 살기를 기도합니다.

**♧ 오늘의 행동**

나는 지금까지 비밀로 했던 것들의 목록을 만들겠다. 그것을 후원자에게 말하겠다.

## 7-4

### 나에게는 꿈이 있습니다!

- Martin Luther King, Jr. -

중독에 빠져 있었을 때 우리는 가족과 함께 하는 기쁨과 웃음을 꿈꾸었지만 눈물과 분노만이 기다리고 있었다. 우리는 직장에서 존중받는 것을 꿈꾸었지만 실직만이 기다리고 있을 뿐이었다. 꿈은 짐이 되었고 우리는 희망을 잃었다.

회복과 함께 희망이 돌아오기 시작한다. 우리는 자신을 다시 신뢰하기 시작한다. 우리는 타인들을 다시 신뢰하기 시작한다. 우리는 더 높은 힘을 신뢰하기 시작한다. 시간이 흐르면서 *우리는 다시 꿈을 꾸는 모험을 감행한다.* 꿈속에서 우리는 사랑이 많은 사람들이다. 우리는 다른 사람에게 줄 것이 있는 사람들이다.

우리는 두렵지 않다. 이것은 희망이 다시 돌아오고 있다는 증거이다. 우리는 이 세상과 더 높은 힘, 그리고 자기 자신을 다시 사랑하기 시작한다.

**♧ 오늘의 기도**

더 높은 힘이여, 나의 미래를 되돌려 주심에 감사드립니다. 나의 꿈을 되돌려 주심에 감사드립니다.

**♧ 오늘의 행동**

오늘, 나는 동료에게 꿈을 이야기하겠다. 나는 프로그램을 통해 자신을 향상시키는 꿈을 꾸고 있는가?

## 7-5

**처음부터 크게 성공하지 못하더라도**
**그대는 중간 정도로 달릴 수 있다.**

- Ovid -

우리의 프로그램은 영적인 *완벽을 요구하는 것이 아니라 진보에 대해 말하고 있다.* 중요한 것은 꾸준한 향상이다. 우리는 자신에게 묻는다. "나는 1년 전 혹은 1달 전에 비해 좀 더 영적으로 성장했는가?"라고. 그렇다고 대답할 수 있다면 훌륭하다. 그렇지 않다는 대답이 나온다면 우리는 원인을 찾아보아야 한다.

중독은 우리에게 완벽을 요구했다. 회복을 통해 우리는 있는 그대로-단지 인간이라는 사실을 편안하게 받아들이는 것을 배운다. 세상에서 달리기가 가장 빠른 선수라도 그 외의 생활에서는 평균 정도 수준이다. 그것으로 족하다. 기억하라. 영적인 완벽이 아니라 진보가 중요함을.

### ♧ 오늘의 기도

더 높은 힘이여, 평균적인 인간이라는 사실을 부끄러워하지 않겠습니다. 나는 평균적이며 그것으로 족함을 기억하겠습니다.

### ♧ 오늘의 행동

나에게 평균적인 점에 대한 목록을 만들겠다. 이것을 동료와 나누겠다. 그리고 그에게 나의 특별한 점에 대해 물어보겠다.

## 7-6

**운명이 우리에게 신 레몬을 준다면
우리는 그것을 가지고 달콤한 레몬  주스를 만들자.**

- Dale Carnegie -

우리의 질병은 커다란 레몬이다. 그것은 매우 시다. 그러나 회복은 레몬주스처럼 달콤하다. 우리 중 누구도 중독자가 되겠다고 서명한 사람은 없다. 그러나 우리 모두는 회복을 하겠다고 서명했다.

그것은 행복의 시작이었다. 그렇다. 고통도 있을 것이다. 그러나 고통에 비해 기쁨이 훨씬 크다. *우리는 회복의 달콤한 기쁨을 마신다.* 그것은 레몬주스처럼 달콤하다.

우리는 새로운 친구를 만난다. 우리는 자기 자신과 더 높은 힘, 그리고 가족을 사랑한다. 다른 사람들과 자신에게 기쁨과 사랑, 그리고 도움을 제공할 때 우리는 창조적인 사람이다. 만일 당신의 레몬주스가 충분히 달콤하지 않다면 프로그램을 위해 더 많은 노력을 기울여 보라.

**♧ 오늘의 기도**

더 높은 힘이여, 당신이 나에게 제공한 것을 쉽게 잊어버립니다. 당신이 주신 모든 기쁨과 사랑에 감사드립니다.

**♧ 오늘의 행동**

오늘, 나는 회복에 대해 진정으로 기뻐하고 있는 부분에 대한 목록을 작성하겠다. 이것을 동료와 모임에서 나누겠다.

## 7-7

### 타인의 도움을 받아들일 수 있을 만큼 용감하라.

- Melba Colgrove, Harold H. Bloomfield, Peter McWilliams -

과거에는 마치 아무도 필요로 하지 않는 사람처럼 행동했다. 타인의 도움을 받아들이는 것은 용기를 필요로 한다. 회복에 따라 용기도 성장한다. 우리는 *다른 사람들을 우리의 삶에 초대한다.* 우리는 타인을 돕고 또한 타인으로 하여금 우리를 돕게 한다.

만일 우리가 프로그램을 실천한다면 타인의 도움을 받아들이는 것을 배우게 될 것이다. 왜냐하면 우리가 단주생활을 유지하기 위해서는 타인의 도움이 필요하기 때문이다.

문제가 생겼을 때 우리는 모임에서 그것을 이야기한다. 함께 울어 줄 사람이 필요할 때 우리는 동료나 후원자에게 요청한다. 시간이 흐르면서 그러한 관계가 주는 힘과 기쁨이 회복의 가장 큰 보상이 된다.

♧ **오늘의 기도**

더 높은 힘이여, 타인의 도움을 필요로 할 때 그에게 요청할 수 있을 만큼 충분히 용감하고 지혜로운지 자신을 시험하게 하소서.

♧ **오늘의 행동**

오늘, 나는 도움이 필요했지만 요청하지 못한 네 가지 경우의 목록을 만들겠다. 이 때 도움을 요청했더라면 내 인생이 얼마나 달라졌을지 동료에게 말하겠다.

## 7-8

**고통은 피할 수 없는 것이다.**
**그것은 즐거움처럼 자연의 일부분이다.**

- 미상 -

우리는 고통을 회피하기 위해 수많은 곤란을 겪었다. 우리는 고통을 회피하기 위해 알코올과 약물, 그리고 다른 중독에 빠졌다. 고통을 삶의 일부로 받아들이는 것을 원하지 않았던 것이다.

우리는 고통을 피할 수 없다. 그러나 우리에게는 프로그램이 있다. 프로그램은 우리의 고통을 나누는 방법을 가르친다. 프로그램은 고통을 더 높은 힘에게 맡기는 방법을 가르친다.

고통에 직면할 때 우리는 홀로 있을 필요가 없다. 우리는 찾아갈 친구가 있다. 전에는, 상처를 입으면 알코올이나 약물, 혹은 다른 중독으로 달려갔다. 이제는 우리가 상처를 입을 때 후원자와 프로그램의 동료들이 주는 위안으로 달려간다.

### ♧ 오늘의 기도

더 높은 힘이여, *고통을 삶의 일부로 받아들이도록* 도우소서. 내가 고통 받을 때 나를 돕기 위해 당신이 항상 거기에 있음을 기억하게 하소서. 나는 혼자가 아닙니다.

### ♧ 오늘의 행동

오늘 나는 지나간 삶에서 세 가지의 고통스러운 사건을 기록하겠다. 나는 그것에 대해 동료에게 이야기하겠다.

## 7-9

**먼저 자신에게 당신이 누구인지 말하라; 그런 후 당신이 해야 할 일을 하라.**

- Epictetus -

우리는 종종 보다 평화롭기를, 보다 더 많이 더 높은 힘과 접촉하기를 원한다고 말한다. 다시 말해 우리는 더욱 영적으로 성장하기를 원하는 것이다. 그러나 영적인 사람처럼 행동하는 것은 어렵다. 너무나 빈번히 우리는 쉬운 길을 선택한다. 문제를 악화시킨다는 것을 알면서도 험악한 말을 한다.

우리는 삶을 위한 프로그램을 가지고 있다고 말한다. 그런데 우리는 프로그램을 살고 있는가? 우리의 행동 속에 그 답이 있다. *깨어있는 사람은 깨어있는 행동을 한다.*

우리는 모임에 규칙적으로 간다. 우리는 영적인 생각에 대해 공부한다. 우리는 자신의 생활과 타인의 생활에 기쁨을 가져다주기 위해 노력한다. 그들의 행동을 보고 좋은 친구임을 아는 것과 꼭 마찬가지로 우리는 그들이 하는 행동을 보고 그가 깨어있는 마음을 가진 사람인지 안다.

### ♧ 오늘의 기도

더 높은 힘이여, 말과 행동이 일치하는 사람이 되도록 도우소서.

### ♧ 오늘의 행동

오늘 나는 깨어있는 마음을 가진 사람인지 알기 위해 행동을 검토하는 목록을 만들겠다.

## 7-10

**자신이 행복할 때 주위에 있는 사람들도 행복하다고 하는 사실을 누구나 안다.**

- Gorge Harrison -

다른 사람들이 행복해지기 전에는 자신이 행복할 수 없다고 생각하는가? 그렇다면 아무도 행복해질 수 없다. 우리의 불행한 친구는 충고를 듣지 않을 것이다. "왜 내가 네 말대로 해야 해? 너도 행복하지 않기는 마찬가지잖아?" 우리는 대답한다. "네가 행복해지면 나도 좋아질 거야." 이것은 우리의 행복에 대해 그들에게 책임을 묻는 것이다. 얼마나 쓸 데 없는 짓인가?

*우리는 오직 한 사람만을 행복하게 해 줄 수 있다.* 바로 우리 자신이다. 어떻게? 우리의 더 높은 힘이 이끄는 삶을 사는 것을 통해. 12-단계를 실천하는 것을 통해. 삶의 좋은 일에 대해 감사하는 것을 통해. 자신과 타인, 있는 그대로의 우리를 사랑하는 것을 통해.

그리고 아마 우리가 행복해질 때 친구들은 우리에게 배우려고 할 것이다. 그들 역시 행복해질 수 있다. 그러나 자신들만이 자신을 행복하게 만들 수 있다.

### ♧ 오늘의 기도

더 높은 힘이여, 오늘 당신의 계획 속에서 나의 역할을 행할 때, 내가 당신과 그리고 생명에 연결되어 있음을 느끼도록 도우소서.

### ♧ 오늘의 행동

오늘, 나는 나의 행복을 즐기겠다. 나는 그것을 다른 사람들과 나눌 세 가지의 방법을 찾아보겠다.

## 7-11

**사랑받고 싶다면 먼저 사랑하고**
**사랑받을 만한 사람이 되어라.**

- Benjamin Franklin -

우리는 모두 사랑받기를 원한다. 그리고 아무리 많은 사랑을 받더라도 우리는 더 많은 것을 원한다.

어떻게 하면 사랑받을 만한 사람이 될 수 있을까? 사랑받을 만하다는 것은 무엇을 의미할까? 완벽하기 위해 노력해야 할까? 귀여운 행동이나 절망적인 모습을 보여야 할까? 아니다. 사랑받을 만하다는 것은 우리가 *자기 자신으로 행동하는 것을 의미한다.*

그것은 타인으로 하여금 자신에 대해 알게 하는 것이다. 만일 다른 사람이 우리를 사랑한다면 우리는 그것을 즐긴다. 우리는 그들에게 말한다. 그들의 사랑은 헛된 것이 아니며 우리에게 중요한 것임을 알게 한다. 그 때 우리는 사랑받을만한 사람이 되고 또한 사랑받게 된다.

**♧ 오늘의 기도**

더 높은 힘이여, 오늘 내가 타인의 사랑을 받아들일 수 있도록 나를 도우소서. 내가 사랑받을만한 사람이 되도록 도우소서.

**♧ 오늘의 행동**

오늘, 나는 타인들이 나를 보살피고 있음을 보여주는 모든 사소한 것들에 대해 기록하겠다.

## 7-12

### 달라졌다고 해서 이미 변화가 성취된 것은 아니다.

- Irene Peter -

우리가 알코올과 약물, 그리고 다른 중독을 중단할 때 우리의 삶에서 많은 변화가 일어난다. 그러나 그것은 시작에 불과하다. 우리는 더욱 전진해야 한다.

비록 우리가 알코올과 약물, 그리고 다른 중독을 중단했다고 해도 우리의 오래된 습관적인 태도들이 우리를 죽일 수 있다. 이를 "마른 주정"이라 한다. 만일 우리가 마른 주정을 한다면 우리의 피상적인 행동은 바뀌었지만 내면적인 사고방식은 변하지 않았음을 의미한다.

우리의 프로그램은 내면적인 사고방식을 변화시키는 방법을 가르친다. 그리고 자신과 타인을 대하는 방식에 변화가 일어난다. 우리는 *사랑과 보살핌에 기초한 새로운 삶*을 사는 것을 배우고 있기 때문이다.

**♧ 오늘의 기도**

더 높은 힘이여, 낡은 습관적 태도를 조심하도록 도우소서. 내가 계속해서 변화하게 하소서.

**♧ 오늘의 행동**

나는 단주생활을 시작 한 후 일어난 네 가지 변화의 목록을 만들겠다. 그리고 아직 변하지 않은 네 가지의 목록을 만들겠다.

## 7-13

**형제는 친구가 아닐 수 있지만**
**친구는 항상 형제가 될 수 있다.**

- Benjamin Franklin -

우리 중 많은 이들은 건강하지 못한 가정에서 자랐다. 많은 가족들이 자녀들을 사랑하지만 그것을 잘 보여주지 못한다. 아마도 우리의 부모님은 서로 많이 다투거나 술을 너무 마셨을 것이다.

우리가 회복에 대해 말할 때 그들은 달가워하지 않을지도 모른다. 그들은 최선을 다해 살고 있지만 우리의 새로운 삶의 방식을 이해할 수 없을지도 모른다. 우리가 원하는 사랑이 반드시 우리의 가족들로부터 나오지 않을 수도 있다. 우리는 건강한 친구들을 우리의 새로운 "가족"으로 선택할 수 있다.

어떤 친구들은 우리가 항상 원했던 자매 혹은 형제와도 같다. 후원자는 우리가 부모로부터는 결코 받지 못했던 충고를 줄 수 있다. 마침내 우리는 온전하고 건강한 "가족생활"을 할 수 있게 된다.

### ♧ 오늘의 기도

더 높은 힘이여, 내가 최선을 다하도록 도울 수 있는 좋은 친구를 선택하게 하소서.

### ♧ 오늘의 행동

*친구를 만드는 가장 좋은 방법은 친구가 되는 것이다.* 나는 오늘 친구가 되기 위해 무엇을 할 것인가?

## 7-14

**인생의 대부분의 사악함은**
**방에 고요히 앉아 있지 못하는 데에서 비롯된다.**

- Blaise Pascal -

우리의 프로그램은 여유를 가지라고 가르친다. 우리는 휴식 시간을 가짐으로써 여유를 배운다. 이러한 휴식 시간에 우리는 자신의 가치관을 바라보고 그것에 충실하게 살고 있는지 보게 된다.

그러한 이유로 해서 명상은 우리 프로그램의 중요한 일부분이다. 그것은 우리에게 여유를 가르친다. 우리의 더 높은 힘은 우리가 재미있고 유쾌하게 살기를 원한다. 그러나 우리는 더 높은 힘과 함께하는 유쾌함을 찾아야 한다.

기억하라. *더 높은 힘은 유쾌한 삶을 사랑한다.* 우리는 유쾌하게 살 수 있다. 그러나 다른 것을 희생하지 않는 유쾌함을 찾아야 한다.

**♧ 오늘의 기도**

나의 가치관을 기억할 수 있도록 도우소서. 더 높은 힘이여, 유쾌하게 살도록 나를 가르치소서. 동시에 당신에게 진실할 수 있도록 가르치소서.

**♧ 오늘의 행동**

오늘, 나는 장난이 나를 곤란에 빠뜨렸던 세 가지 경우의 목록을 만들겠다. 나는 장난이 나를 유쾌하게 만들었던 세 가지 경우의 목록을 만들겠다. 나는 곤란하게 만드는 장난과 유쾌하게 만드는 장난의 차이에 대해 동료와 이야기 하겠다.

## 7-15

### 그대 안에 공간을 마련하라.

- Kahlil Gibran -

우리는 모두 혼자 있는 시간을 필요로 한다. 그 때 우리는 자신을 더 잘 알 수 있게 된다. 그 때 우리는 더 높은 힘에 대해 더 잘 알 수 있게 된다.

우리가 술이나 약물, 혹은 다른 중독에 빠져 있었을 때에는 혼자 있는 것이 두려웠다. 우리는 많은 것을 생각하고 싶지 않았다. 그래서 취해 있는 것을 좋아했다.

이제 *우리는 결코 혼자가 아님을 안다.* 우리의 더 높은 힘이 우리와 함께 한다. 우리는 이완할 수 있다. 우리는 휴식을 취할 수 있다. 우리는 생각하고 독서하고 명상할 수 있다. 우리는 자신의 가장 좋은 친구가 될 수 있다.

**♧ 오늘의 기도**

더 높은 힘이여, 나 자신을 더 잘 알기 위해 혼자 있는 시간을 가지도록 도우소서. 당신을 알 수 있게 되도록 도우소서.

**♧ 오늘의 행동**

오늘, 나 자신을 더 잘 알기 위해 2시간 동안 혼자서 지낼 계획을 세우겠다. 산책을 하거나 공원, 혹은 마당에서 보내는 시간을 즐기겠다. 무엇을 할까? 그리고 언제?

## 7-16

**우리는 모두 영웅이 될 수 없다. 왜냐하면 시가행진을 할 때 누군가는 그들을 향해 박수를 쳐 주어야 하기 때문이다.**

- Will Rogers -

겸손이란 시가행진에 직접 참가하지 않더라도 그것을 구경할 수 있는 기회에 대해 감사하는 것이다. 한 때 영웅만이 중요하다고 생각하던 시절이 있었다. 그러나 우리의 프로그램에서 영웅은 없다. 거기에는 훌륭하고 영적인 사람들이 많이 있다. 그러나 영웅은 없다.

모임에서 커피를 준비하거나 마친 후에 집까지 태워주기를 요청받았을 때 우리는 기꺼이 그것을 한다. 이렇게 사소한 일을 하는 것이 바로 거리에서 좋은 자리를 잡고 행진을 구경하는 것이다.

뒤에 물러 앉아 행진을 구경하는 것은 얼마나 기분 좋은 일인가! 장식 차는 너무나 형형색색이고 악대의 음악은 우렁차게 들린다.

**♧ 오늘의 기도**

더 높은 힘이여, *자신을 경멸하는 대신 긍지를 가지도록* 도우소서. 왜냐하면 나는 있는 그대로의 자신으로 족하기 때문입니다.

**♧ 오늘의 행동**

나는 오늘 누군가를 찾아 도움을 주겠다. 타인에 대한 봉사는 나의 더 높은 힘에 대한 봉사이다.

## 7-17

**삶에서 무서워해야 할 일은 없다.**
**오직 알아야 할 일만이 있을 뿐.**

- Marie Curie -

우리는 모두 여러 가지 측면들을 가지고 있다. 어떤 것은 좋고 어떤 것은 나쁘다. 아마도 우리는 자신의 결점을 두려워할 것이다. 그러나 두려워 할 필요가 없다. 마침내 우리의 어두운 면을 변화시키기 위해서는 그것을 알아야 한다. 우리가 자신을 명확하게 알게 될 때 자신의 어두운 면이 문제를 일으키는 것을 막을 수 있다.

우리의 두려움과 비밀에 빛을 비출 때 자신에 대해 더 편안해지기 시작한다. 우리의 걱정을 나누는 것에 대해 더 안전함을 느낀다. 우리자신과 타인에 대해 정직해 질수록 우리는 더 향상되고 강해진다.

우리 내부에 있는 선과 사랑이 꽃필 것이다. 우리를 돕는 더 높은 힘과 프로그램이 우리와 함께 하고 있다.

### ♧ 오늘의 기도

더 높은 힘이여, *자신을 보다 명확하게 볼 수 있는 용기*를 주소서. 진실로 내가 누구인지 가르치소서. 오늘 하루 단주생활을 위해 나의 장점과 단점을 충분히 알게 하소서.

### ♧ 오늘의 행동

오늘, 나는 나의 눈을 똑바로 바라보겠다. 거울 앞에 서서 2분 동안 나의 눈을 쳐다보겠다. 그 때 내가 무엇을 보았는지 동료에게 이야기하겠다.

# 7-18

**하룻밤의 성공은 20년의 세월을 필요로 한다.**

- Eddie Cantor -

성공하는 사람들을 보면 삶이 쉬워 보인다. 그러나 그것은 사실이 아니다. 각각의 성공에는 고된 작업과 시행착오, 그리고 학습이 있다.

핵심은 이것이다. 우리가 진정으로 좋아하는 것을 선택해야 한다. 성공을 원한다면 *지속적으로 그것에 집중해야 한다.* 때로는 실망스럽기도 하고 때로는 지겨울 것이다. 그러나 우리는 원하는 것을 하기 때문에 행복하다. 진정한 성공은 행복한 일을 하는 것이다.

프로그램에서 우리는 성공한 사람들을 많이 만날 수 있다. 그들은 회복에 전념했으며 지금도 여전히 배우고 있는 사람들이다. 그들은 자신의 성공을 우리와 나누는 것을 행복해하는 사람들이다.

♧ **오늘의 기도**

더 높은 힘이여, 프로그램을 통해 이미 성취한 성공에 감사드립니다.

♧ **오늘의 행동**

나는 세 가지 성공에 대해 기록하겠다. 첫 번째는 단주생활이다.

## 7-19

**우리는 위대해지기 위해 노력하면서 조금씩 성장한다.**

- E. Stanley Jones -

우리는 위대한 것을 꿈꾸었다. 그것은 조종이었다. 우리는 조종하기 위해 많은 곤란을 겪었다. 우리는 있는 그대로 받아들이는 것이 두려웠다. 우리는 삶에 대한 신뢰가 부족했다.

우리 중 많은 이들은 신뢰하지 못할 충분한 이유를 가지고 있다. 이유가 무엇이든 우리는 술에 취해있는 상태를 신뢰했다. 그것은 우리가 조종할 수 있는 오직 한 가지 일이라고 생각했다. 실제로는 어떤 일이 일어났는가? 우리는 병을 얻었다.

*회복은 신뢰에 기초한다.* 우리는 조종을 포기하는 것이 우리를 위해 가장 좋은 것임을 신뢰하는 것을 배워야 한다. 그것은 처음에는 생소할 것이다. 그러나 놓아버리고 신뢰하는 것은 새로운 삶의 방식이 될 수 있다. 12-단계와 우리의 모임, 후원자와 더 높은 힘, - 여기서 우리는 사랑과 보살핌을 발견한다. 우리는 그들을 신뢰할 수 있다.

**♧ 오늘의 기도**

나는 프로그램과 더 높은 힘을 더 신뢰할 수 있도록 날마다 기도합니다.

**♧ 오늘의 행동**

나는 내가 왜 12-단계 프로그램을 신뢰할 수 있는지 다섯 가지 이유의 목록을 만들겠다.

## 7-20

**너무나 충만하게 살고 있기 때문에
어떠한 약물도 내게 필요하리라고 상상할 수 없다.**

- Joan Baez -

알코올이나 약물을 복용하거나 다른 중독에 빠져 있었을 때 삶은 점점 공허해져 갔다. 우리는 새로운 시도를 할 수 없었다. 두려웠고 탈진했기 때문이다. 우리는 감정을 느끼는 것도 싫었다. 그래서 감정을 느끼기 보다는 술에 취하는 것을 선택했다.

이제 우리는 *매일 매일을 충만하게 산다.* 우리는 감정을 술로 해결하려고 하지 않는다. 새로운 일과 사람들에게 나를 개방하는 것을 두려워하지 않는다.

나를 더 많이 개방할수록 더 행복하다. 우리의 감정은 자유롭다. 우리의 감정은 경쾌하다. 그것은 정체되어 있지 않다. 우리는 생동감을 느낀다. 당연히 고통과 두려움도 때때로 느낀다. 그러나 우리는 기쁨과 사랑, 그리고 웃음을 느낀다. 그리고 점점 더 살아있음을 느낀다.

**♧ 오늘의 기도**

더 높은 힘이여, 오늘 하루를 충만하게 살도록 도우소서. 나의 감정을 알아차리도록 도우소서.

**♧ 오늘의 행동**

오늘, 나는 지난 24시간 동안 내가 즐긴 다섯 가지의 목록을 만들겠다.

## 7-21

**만일 사람들이 내가 충고한대로 단순히 하기만 한다면 해결할 수 없는 인간의 문제는 없다.**

- Gore Vidal -

우리 중 많은 이들은 "나는 다 알고 있다"는 식의 행동으로 사람들을 쫓아 버렸다. 우리는 주변에 있는 사람들을 불편하게 내몬다. 우리가 그들을 은밀하게 두려워하듯이 그들은 우리의 비난을 두려워했다.

왜 우리는 그렇게 다른 사람들의 생활에 대해 이러쿵저러쿵 말이 많았을까? 그래서 우리는 *자신의 삶을 돌아볼 수 없었다.* 그것은 자신에게 일어나고 있는 일이 두려웠기 때문이다. 자신이 얼마나 병들어가고 있는지 알고 싶지 않았기 때문이다.

우리는 다른 사람들을 내쫓을 필요가 없다. 우리는 그들의 삶을 살 필요가 없다. 자신의 삶을 살아가면 된다. 그리고 우리는 그것을 즐기고 있다.

### ♧ 오늘의 기도

더 높은 힘이여, 내가 아니라 당신이 전문가입니다. 나를 가르치소서. 나는 당신의 학생입니다.

### ♧ 오늘의 행동

오늘, 나를 보살펴 준 사람들을 어떻게 쫓아버렸는지에 대해 목록을 만들겠다. 나는 이번 한 주 동안 이와 관련된 12-단계에 대해 살펴보겠다.

# 7-22

## 보라, 하느님의 왕국은 그대의 내면에 있다.

- 누가복음 17:21 -

우리는 선한 사람이 되기를 너무도 원한다. 알코올과 약물을 사용하고 있었을 때에도 우리는 자신들이 선한 사람임을 믿고 싶었다. 그러나 우리는 종종 거기에 미칠 수 없었다. 우리는 결코 따를 수 없는 규칙에 따라 살아야 한다고 생각했다.

이제 우리의 내면에서 선함을 발견하고 있다. 선함이란 우리가 행해야 하는  그 무엇이 아니다. 선함이란 이미 있는 그대로  존재하는 것이다. 더 높은 힘은 우리의 감정과 생각을 포함하는 많은 방법으로 우리에게 말한다.

선해지기 위해 그렇게 열심히 노력해야 하는 것은 아니다. 우리는 단지 자신을 편안하게 하고 *더 높은 힘을 우리 생명의 일부분으로 초대하는 것을 배운다.*

### ♧ 오늘의 기도

더 높은 힘이여, 당신은 오늘 나의 마음에 평화와 지식, 사랑, 그리고 기쁨을 가져다주었습니다. 내가 항상 이러한 것들을 찾도록 도우소서.

### ♧ 오늘의 행동

더 높은 힘은 사랑 많은 왕이나 여왕과 얼마나 비슷할까? 어떻게 하면 나의 내부에 신의 왕국을 소유할 수 있을까? 나는 이것을 오늘 후원자와 함께 이야기하겠다.

## 7-23

**침묵을 향상시킬 수 없다면 말하지 말라.**

- Laurence Coughlin -

"나는 말을 너무 많이 하는 것이 아닐까?" 우리들 대부분은 가끔 이렇게 생각한다. 그것을 알 수 있는 몇 가지 방법이 있다. 자신에게 다음과 같이 물어보라. "나는 사람들에 대해 얼마나 많이 알고 있는가?", "그들은 무엇을 느끼고 생각하고 있을까?", "*나는 그들의 이야기를 경청하는가?*", "나는 종종 너무 이야기를 많이 한다고 생각하는가?"

그리고 당신이 신뢰할 수 있는 동료에게 다음과 같이 물어보라. "당신은 내가 너무 말을 많이 한다고 생각하나요?", "내가 당신의 말을 얼마나 잘 경청한다고 생각하나요?"

침묵은 우리가 경청하는 것을 돕는다. 우리 자신과 타인, 그리고 더 높은 힘의 목소리를.

**♧ 오늘의 기도**

더 높은 힘이여, 내가 침묵의 순간을 즐기도록 도우소서.

**♧ 오늘의 행동**

오늘, 나는 말하기 전에 생각하겠다. 내가 정말 말하고 싶은 것은 무엇인가?

## 7-24

### 어른의 삶이란 쉽지 않다.

- Gail Sheehy -

우리는 습관적으로 쉽고 편한 것을 찾는다. 우리는 어려운 일을 회피함으로써 자신을 보호하려고 노력했다. 그 결과는? 우리는 *어른으로서의 삶이 무엇인지 몰랐다.*

어른으로서의 삶이란 이것이다 : 정신적인 중심을 잡는 것. 이를 위해 우리는 고집을 버려야 한다. 이것은 많은 보상을 준다. 우리는 영적으로 각성될 것이다. 우리가 사랑하는 것들과 연결될 것이다. 그 결과는?

우리는 자기 고집을 버리는 대신 자기 사랑을 얻는다. 그것은 쉽지는 않다. 그러나 반드시 보상이 따른다.

**♧ 오늘의 기도**

더 높은 힘이여, 나의 회복 프로그램에 모든 힘을 다 쏟도록 도우소서. 그리하여 이것이 나에게 가져다주는 보상에 대해 마음을 열게 하소서.

**♧ 오늘의 행동**

나는 회복 프로그램에서 힘든 부분의 목록을 만들겠다. 그리고 그것에 대해 후원자, 동료, 가족 그리고 위대한 힘과 이야기 하겠다.

## 7-25

**우리 내면의 영이 시든다면,**
**우리가 주변에 건축한 세계도 역시 그리될 것이다.**

- Theodore Roszab -

이것은 정확히 우리가 병에 걸려있었을 때 일어났던 일이다. – 우리의 영이 죽어가고 있었다. 우리의 관계들이 죽어가고 있었다. 우리의 자존감이 죽어가고 있었다. 아름다움에 대한 사랑도 죽어가고 있었다. 중독은 죽음이기 때문이다.

그리고 *회복은 생명이다!* 12-단계는 우리에게 생명을 불어넣는다. 모임은 우리에게 생명을 불어넣는다. 다시 희망을 느끼기 때문에 치유가 시작된다. 우리는 내일에 대한 걱정을 적게 한다. 우리의 희망이 성장할수록 타인들은 그것을 느낀다.

우리는 천천히 우리의 세계를 재건하기 시작한다. 우리는 12-단계와 그것이 주는 희망의 메시지 위에 세계를 건축하고 있다.

**♧ 오늘의 기도**

나는 자신을 생명에게 내어줍니다. 더 높은 힘이여, 내가 세계를 다시 건축할 때 나와 함께 일하소서.

**♧ 오늘의 행동**

나는 희망에 대해 동료에게 이야기하겠다. 나는 희망을 내가 얼마나 프로그램을 잘하고 있는지에 대한 척도로 보겠다.

## 7-26

**나는 혼자 있을 때보다 결코 덜 외롭지 않다.**

- Edward Gibbon -

프로그램을 실천하기 위해 우리는 자신이 질병에 걸려 있음을 받아들여야 한다. 우리는 조절능력을 잃어버렸음을 받아들여야 한다. 그리고 우리는 다른 사람들을 필요로 하며, 그들 또한 우리를 필요로 함을 받아들여야 한다. 때로는 이러한 사실들을 받아들이고 싶지 않다. 자신이 질병을 가지고 있다는 사실과 우리의 삶을 처리할 수 없음에 대해 부정하고 싶을 것이다.

다른 사람들을 필요로 함을 인정하지 않을 때 우리 중 많은 이들은 곤란에 빠졌다. 이것이 왜 다른 사람을 돕는 것이 그렇게 중요한가 하는 이유다. 그것은 우리가 타인들을 필요로 함을 가르친다.

다른 사람을 돕는 것을 통해 우리는 인간관계의 주고받음을 배운다. 중독에는 주고받음이 없다. 오직 받음만이 있다. 이제 *마침내 우리는 줄 수 있다!*

### ♧ 오늘의 기도

내가 타인을 필요로 함을 기억하도록 도우소서.

### ♧ 오늘의 행동

나는 오늘 도움을 주겠다. 모임에서 커피를 제공하거나 다음 주에 실천할 단계를 제안하겠다. 동료 중독자들이 맑은 정신으로 살아가는 것을 내가 기뻐함을 그들에게 알게 하겠다.

## 7-27

### 자유를 만끽하기 위해 우리는 자신을 통제해야 한다.

- Virginia Woolf -

자유는 흥미로운 것이다. 그것은 삶을 더 힘들게 만들 수 있다. 우리는 자신이 원하는 것을 자유롭게 선택할 수 있다. 그러나 모든 선택은 우리의 삶에 영향을 준다. 어떤 선택은 우리를 행복하게 만들지만 어떤 선택은 곤란하게 만든다.

우리는 좋은 선택을 할 수 있다. 우리는 자신의 행동을 통제할 수 있다. *자유는 약간의 통제에서 시작된다.* 우리는 법을 지키고 대여료를 내며 날마다 침대를 정리한다. 이러한 선택은 우리의 삶에 질서를 부여한다.

우리는 적절한 식사를 하고 운동을 하고 충분한 잠을 잔다. 이러한 선택은 우리의 신체를 건강하게 만들어서 날마다 충만한 삶을 살 수 있게 한다. 이러한 종류의 선택들은 우리를 자유롭게 만든다.

**♧ 오늘의 기도**

더 높은 힘이여, 내가 술을 마시고 있었을 때 나는 자유를 누릴 수 없었습니다. 나는 내 삶의 사소한 것들을 통제할 수 없었습니다. 오늘 내가 단주할 수 있도록 도우소서.

**♧ 오늘의 행동**

오늘, 내가 할 수 있는 통제에 대해 감사하겠다. 내 행동을 통제함으로써 내가 더 자유로워진 점 다섯 가지의 목록을 만들어 보겠다.

## 7-28

**가장 좋은 지도자는 어떻게 따라가야 할 지 아는 사람이다.**

- 익명 -

나는 지도자인가, 아니면 추종자인가? 사실은 이러하다. 나는 자신의 목적지에 대해 책임이 있다는 것이다. 내가 추종자가 되는 것을 선택한다면, 자신이 어디로 가고 있는지를 아는 지도자를 따르는 것이 좋다. 그리고 그들이 어디로 가고 있는지 내가 아는 것이 좋다.

내가 지도자가 되는 것을 선택한다면 내가 올바른 길을 가는 책임이 있음을 아는 것이 좋다. 또한 추종자들이 좋은 선택을 할 수 있도록 정직해야 한다. 내가 추종자들의 선택에 책임이 있는 것은 아니지만 그들에게 진실을 말해야 한다.

지도자가 된다는 것은 내가 어떤 목적지에 이를지 항상 안다는 것을 의미하는 것은 아니다. 그러나 그것은 내가 *더 높은 힘의 지도를 따르는 올바른 길 위에 있음을 아는 것*을 필요로 한다. —한 번에 한 걸음씩.

**♧ 오늘의 기도**

더 높은 힘이여, 내가 좋은 지도자를 선택할 수 있는 믿음과 용기를 주소서. 그것이 당신의 뜻이라면 내가 좋은 지도자가 되도록 도우소서.

**♧ 오늘의 행동**

오늘 나는 지도자들의 목록을 만들겠다. 그것은 더 높은 힘일 수도 있고, 후원자 혹은 친구일 수도 있다. 나는 왜 이들을 따라가고 있는지에 대해 숙고하겠다.

## 7-29

**용감하게 자신을 지키는 사람에게는 권리가 주어진다.**

- Roger Baldwin -

회복을 통해 우리는 선택하는 권리, 정직한 관계를 가지는 권리를 회복한다. 우리는 이러한 권리를 주장하는가, 아니면 그냥 지나치는가? 때로는 자신의 권리를 주장하는 것은 많은 사람의 생각을 거슬러 역행할 수 있다.

그것은 다른 사람들 모두가 술을 마실 때 그것을 거절하는 것을 의미한다. 그것은 다른 사람들과 생각이 다를 때 자신의 정직한 의견을 말하는 것을 의미한다. 단주한다는 것은 때로는 자신은 다르다는 것을 뜻한다. 많은 순간 우리는 다르다는 것이 어려운 일임을 발견한다. 우리는 순응하기를 원한다. 이것은 정상이다.

그러나 우리는 혼자 서 있는 것이 아니다. 우리는 어려운 시기에 우리와 함께할 친구들이 있다. 우리를 안내하고 위로하는 더 높은 힘이 있다. *우리는 권리를 가지고 있는 사람들이다.* 아무도 우리의 권리를 빼앗아 가지 못하도록 열심히 노력하자.

**♧ 오늘의 기도**

더 높은 힘이여, 나의 존엄성과 인간으로서의 권리를 지키도록 나를 도우소서.

**♧ 오늘의 행동**

나는 회복을 통해 되찾은 나의 권리에 대한 목록을 작성할 시간을 가지겠다.

## 아름다움은 신의 창조물의 상표이다.

- Henry Ward Beecher -

중독은 우리의 머리 위에 드리워진 장막과 같았다. 우리는 세상을 추악한 장소라고 생각했다. 우리는 사람들을 골칫거리로만 생각했다. 그리고 우리는 음주를 아름다운 것이라고 생각했다. 그러나 시간이 흐르면서 그것은 추악한 것이 되었다. 우리가  더 높은 힘으로부터 멀어졌기 때문에 삶이 추악해졌다.

이제 장막이 걷히고 우리는 축복을 받았다. 우리는 치유과정의 일부이다. 우리는 다른 사람들이 아름다운 회복의 과정으로 들어가도록 돕는다.

우리의 맑은 정신은 다시 자유를 얻었고 신과 그리고 다른 사람들과의 관계를 추구한다. 이 관계들을 통해 우리는 희망을 다시 찾는다. 이 희망은 우리가 세상의 아름다움에 집중하도록 돕는다. 희망은 우리의 영혼을 자라게 하는 단비이다.

### ♧ 오늘의 기도

더 높은 힘이여, 세상은 아름다움과 추악함 모두를 가지고 있습니다. 너무 오랫동안 나는 추악한 면만 보아왔습니다. *삶의 아름다움에 집중하도록* 도우소서.

### ♧ 오늘의 행동

오늘, 나는 회복이 나를 위해 제공한 아름다움에 시선을 집중하겠다. 하루 종일 이것을 위해 기도하겠다.

## 7-31

### 단순한 것이 좋은 것이다.

- Mies Vander Roge -

우리의 프로그램은 단순하다. 그것은 4가지의 동등한 부분으로 구성된다. 단주생활, 친교, 봉사, 그리고 신뢰.

단주생활이란 우리가 더 이상 알코올이나 다른 약물을 사용하지 않는 것을 말한다. 친교란 타인을 우리의 삶 속으로 들어오도록 허용하는 것이다. 우리는 동료와 함께하는 풍성한 삶을 위해 노력한다. 봉사란 도움을 필요로 하는 곳에 그것을 제공하는 것이다. 그것은 우리가 줄 수 있는 많은 것을 가지고 있음을 의미한다. 신뢰란 사랑으로 우리를 돌보는 더 높은 힘을 믿는다는 것을 의미한다. 그것은 더 높은 힘을 삶의 안내자로 사용함을 의미한다.

우리의 프로그램은 쉽고 단순하다. *단주생활, 친교, 봉사, 그리고 신뢰*, 이 네 가지를 기억하기만 하라.

**♧ 오늘의 기도**

내가 나의 프로그램을 단순하게 만들도록 기도합니다. 나는 단주와 친교, 봉사와 신뢰를 위해 기도합니다.

**♧ 오늘의 행동**

오늘 하루를 통해 나는 단순한 것이 좋은 것이라고 하는 것을 일깨우겠다.

# 8월

## 8단계

우리가 해를 끼친 모든 사람들의 명단을 만들어서 그들 모두에게 기꺼이 보상할 용의를 가지게 되었다.

## 8-1

### 우리가 해를 끼친 모든 사람들의 명단을 만들어....

- 8단계 전반부 -

8단계에 이르렀을 때 우리는 관계에 대한 작업을 기꺼이 할 준비를 한다. 우리는 해를 끼친 모든 사람들의 명단을 작성하는 것으로 시작한다. 우리는 자신이 오류에 빠진 지점을 본다. 우리는 자신의 행동을 인정한다.

이제 우리가 치유되고 있으므로, 다른 사람들의 치유를 도와야 한다. 우리의 명단은 가능한 한 완벽해야 한다. 회복이 진행됨에 따라 우리가 상처 입힌 다른 사람들을 기억하게 될 것이다. 우리는 그들을 명단에 기록한다.

이러한 행동을 통해 우리는 더 많이 치유된다. 기억하라. *이 단계는 우리를 위한 것이다.* 그것은 우리가 단주생활을 유지할 수 있도록 해준다.

**♧ 오늘의 기도**

더 높은 힘이여, 내가 완벽한 명단을 작성하도록 도우소서. 그것을 열어둘 수 있도록 도우소서. 나와 내가 상처 입힌 사람들이 치유되게 하소서.

**♧ 오늘의 행동**

전에 한 번 명단을 만들었더라도, 나는 오늘 또 다른 명단을 만들겠다. 나는 해를 입힌 모든 사람들의 목록을 만들겠다.

## 8-2

### .... 그들 모두에게 기꺼이 보상할 용의를 가지게 되었다.

- 8단계 후반부 -

우리는 해를 끼친 사람들의 목록을 만들었다. 이제 우리는 자신이 얼마나 보상할 준비가 되었는지 본다. 우리는 아직도 모든 사람에게 보상할 준비가 되지 않았음을 발견할 수도 있다.

어쩌면 우리가 해를 끼치기 보다는 그들이 우리에게 해를 입혔을 수도 있다. 어쩌면 그들이 우리에게 벌컥 화를 낼지 몰라 두려울 수도 있다. 어쩌면 그들이 우리를 고발하지 않을까 두려울 수도 있다.

우리는 모임에서 다른 사람들과 후원자의 이야기를 경청하고 그들과 대화함으로써 보상에 대한 준비를 한다. 우리는 *기꺼이 보상할 마음을 가지도록* 기도한다. 기꺼이 보상할 용의를 가지는 것은 저절로 되는 것이 아니다. 그것을 위해 노력해야 한다. 우리는 기꺼이 과거를 놓아버릴 마음을 가져야 한다.

**♧ 오늘의 기도**

더 높은 힘이여, 내가 기꺼이 하게 하소서. 나를 보도록 도우소서. 내가 변화시킬 수 있는 것은 오직 나뿐 임을 알고 있습니다.

**♧ 오늘의 행동**

나는 오늘 나의 보상 목록을 살펴보겠다. 아직도 기꺼이 보상할 마음이 생기지 않는 사람은 누구인가? 나는 시간을 내어 평온을 청하는 기도를 읽어보겠다.

## 8-3

**알코올 중독은 관람하는 경기가 아니다.
결국 모든 가족이 게임에 참가하게 된다.**

- Joyce Rebeta-Burditt -

중독 환자들의 가장 큰 거짓말 중의 하나는 "나는 나 자신 외에 누구에게도 해를 끼치지 않았다"라고 스스로에게 말하는 것이다. 이것은 단지 우리가 타인들에게 얼마나 중요한 존재인지 모르고 있음을 말해 줄 뿐이다.

술을 마시는 동안 *사랑은 우리에게 짐일 뿐이었다.* 누군가 우리에게 사랑을 보여줄 때 우리는 돌아섰다. 그리하여 그들은 상처받았다. 그리고 우리도 상처를 입었다.

회복의 과정에서 우리는 준비가 되었을 때 가족들을 치유하기 위해 노력하고 돕는다. 우리의 질병이 어떻게 상처를 주었는지 그들이 이야기할 때 경청한다. 그들이 이야기할 때 우리는 그들을 위로한다. 기억하라, 우리의 질병이 그들에게 상처를 주었다. 기억하라, 우리의 회복은 그들의 상처를 치유한다.

**♧ 오늘의 기도**

더 높은 힘이여, 나의 질병이 타인에게 가져다 준 고통을 바라볼 수 있도록 도우소서. 그들의 고통을 알게 하소서. 그것이 나의 단주생활을 유지하는 힘이 되게 하소서.

**♧ 오늘의 행동**

나의 질병으로 인해 상처받은 모든 사람의 목록을 만들겠다. 비록 그들도 나에게 고통을 주었을지라도 그들을 위해 기도하겠다.

## 8-4

**세상을 움직이고 싶어 하는 하는 자로 하여금
먼저 자신을 움직이게 하라.**

\- Socrates -

회복이 시작되기 전, 우리들 대부분은 말이 많은 사람들이었다. 12-단계는 말 하는 사람이 아니라 행동하는 사람을 위한 것이다. 12-단계에서 우리는 행동과 관련된 단어들을 발견한다.

'시인했다.' '겸손하게 요청했다.' '직접 보상했다.' '지속적으로 자신을 반성했다.' 이 모든 단어들은 행동과 활동에 대해 이야기한다. *회복은 행동에 관한 것이다.* 그것은 행동하는 자를 위한 것이다. 행동이란 매우 단순하다. 예를 들면 의자를 정리하기 위해 모임에 일찍 나가는 것이나 이웃을 돕는 것과 같은 것들이다.

프로그램은 영적인 삶이란 행동하는 것임을 가르친다. 영적으로 활발해짐으로써 우리는 성장하고 변화한다.

### ♧ 오늘의 기도

더 높은 힘이여, 내가 움직이게 하소서. 나에게 영적인 움직임을 주소서. 내가 말 많은 사람이 아니라 행동하는 사람이 되게 하소서. 나의 프로그램을 실행에 옮기도록 나를 가르치소서.

### ♧ 오늘의 행동

오늘, 나는 말과 행동이 일치해야 함을 기억하겠다.

## 8-5

### 그대는 단순히 인간이다. 따라서 실수할 수 있다.

- Billy Joel -

내부에서 들려오는 친절한 목소리에 귀 기울이라.

당신은 충분히 멋진 사람이라고 말하는 그 목소리에 귀 기울이라. 실수를 해도 괜찮다고 말하는 그 목소리에 귀 기울이라. 당신은 실수를 통해 배운다.

날씨가 춥고 피곤해도 모임에 참석하라고 말하는 목소리에 귀 기울이라. 그리하여 그 목소리가 점점 더 분명해지도록 하라. 그 목소리에 경청하라. 그리고 그것을 가슴에서부터 환영하라. 그 목소리와 대화하라. 그 목소리에 질문하고 친구가 필요할 때 그 목소리를 찾으라.

*그 목소리가 당신의 더 높은 힘이다.* 당신의 더 높은 힘이 말할 때 경청하라. 당신이 얼마나 대단한 사람이냐고 더 높은 힘이 말할 때 그것을 경청하라.

**♧ 오늘의 기도**

나의 내부에 살고 있는 온화하고 사랑하는 목소리에게 기도합니다. 더 높은 힘이여, 당신은 항상 나에게 친절했습니다. 당신은 항상 나를 사랑했습니다. 당신은 항상 거기에, 나의 내부에 존재함을 기억하도록 도우소서.

**♧ 오늘의 행동**

나는 바쁜 일과 중에도 나의 내부에 살고 있는 나를 사랑하는 목소리를 경청하고 그것과 대화할 시간을 가지겠다.

## 8-6

**… 사람들을 두려워하는 것과**
**경제적인 불안정을 무서워하는 것이 사라질 것이다.**

- A.A. -

우리는 사람들을 두려워할 필요가 없다. 그들은 우리의 맑은 정신을 파멸시키지 못한다. 우리는 돈 문제를 걱정할 필요가 없다. 우리는 굶어 죽지 않을 것이다.

더 높은 힘이 우리를 인도하여 일생동안 안전한 길로 이끌 것이다. 우리의 더 높은 힘은 우리가 안전하고, 행복하며, 지혜롭게 살기를 원한다. 더 높은 힘은 우리가 사랑받고 있음을 느끼기를 원한다.

우리는 *더 높은 힘을 신뢰하는 것을 배운다.* 그리고 새로운 삶의 방식을 통해 발견한 행복을 신뢰하는 것을 배운다. 사람들은 여전히 우리에게 상처를 입힐 수 있다. 그러나 그보다 훨씬 큰 사랑이 우리를 도와 위기를 헤쳐가게 한다.

**♧ 오늘의 기도**

더 높은 힘이여, 당신이 나를 보호하고 보살핌을 믿습니다. 걱정을 멈추게 하소서.

**♧ 오늘의 행동**

오늘, 나는 내가 가지고 있는 네 가지의 두려움의 목록을 만들겠다. 어떻게 이것을 더 높은 힘에게 맡길 수 있는지 후원자와 이야기 하겠다.

## 8-7

**진정한 즐거움은 정신의 활동과 신체의 운동에서 비롯된다.**

- Humboldt -

회복의 과정에서 우리는 자신을 더 잘 돌보기 위해 노력한다. 우리는 자신의 마음과 신체를 돌본다. 술과 약물을 사용하거나 중독에 빠져 있었을 때 우리는 종종 자신의 마음과 신체를 무시했다. 우리는 먹는 것을 등한히 하고 자신의 신체를 한계에까지 몰아갔다.

그러나 이제 우리는 회복하고자 노력한다.... 온전하게!

자신의 영을 돌보게 됨에 따라 우리는 정신과 육체를 돌보게 된다. 우리의 질병은 *정신과 신체, 그리고 영의 질병이다.* 그러므로 이 세 가지 모두를 보살피자. 회복의 과정에서 우리는 자신의 모든 것을 돌보고 사랑하는 것을 배운다.

### ♧ 오늘의 기도

더 높은 힘이여, 내가 회복할 때 마음과 몸을 돌보도록 도우소서. 당신은 나의 모든 것을 사랑합니다. 내가 나의 모든 것을 존중하고 돌보게 하소서.

### ♧ 오늘의 행동

나는 지난 2주 동안 자신의 마음과 신체를 돌보기 위해 얼마나 많은 시간을 보냈는지 적어보겠다. 그것은 충분한가?

## 8-8

**모험은 사람의 외부에 있는 것이 아니라 내부에 있다.**

- David Grayson -

단주생활. 그것은 짜릿한 모험이다. 그것은 영적인 모험이다. 우리는 내부를 들여다본다. 우리의 내부에 존재하는 더 높은 힘을 발견한다. 그리고 외부로 나간다. 우리는 자신의 기쁨을 타인들과 나눈다. 말이나 설교가 아니라 타인을 돕는 것을 통해서. 단주생활은 행동으로 전환되는 믿음이다.

단주생활. 그것은 *자신을 알게 되는 모험이다.* 때때로 우리는 두려움에 직면해야 할 것이다. 그러나 또한 우리는 얼마나 삶을 사랑하고 있는지 발견하게 될 것이다.

단주생활. 그것은 마치 여행을 하는 것과 같다. 여행을 안내하는 지도는  더 높은 힘이 가지고 있다. 우리가 할 일은 경청하는 것이다. 그리고 우리가 들었던 방향으로 나아간다.

**♧ 오늘의 기도**

나는 모험가가 되기를 기도합니다. 더 높은 힘이여, 내가 당신의 지시를 따르기를 기도합니다.

**♧ 오늘의 행동**

나는 오늘 더 높은 힘이 그들을 인도한 모험에 대해 말해주기를 동료들에게 요청하겠다.

## 8-9

### 바람이 없으면 노를 저어라.

- 라틴 아메리카 격언 -

때로는 단주생활이 쉽다. 때로는 또한 어렵다. 그러나 우리는 단주를 유지하기 위해 해야 하는 것을 실행에 옮겨야 한다. 힘든 한 주간을 보내고 있는가? 과외 모임에 참석하라. 외로움을 느끼는가? 동료를 불러서 같이 시간을 보낼 수 있는지 요청하라. 술 마시고 싶은가? 충동이 사라질 때까지 안전한 장소에 가라.

우리에게 선택의 여지는 없다. 바람이 없으면 노를 저어야 한다. 그렇지 않으면 다시 중독으로 돌아갈 것이다.

우리가 힘들여 노력할 때 단주생활을 유지할 수 있다. 거기에서 나아가 우리는 영적인 사람으로 성장할 수 있다. 역경의 시간은 우리를 단련시키고 더 좋은 사람으로 만든다. 그러나 이것은 우리가 더 높은 힘과 프로그램을 가까이 할 때에만 그렇게 된다.

**♧ 오늘의 기도**

더 높은 힘이여, *역경의 시간에 내가 성장함을 기억하도록* 도우소서. 나는 당신이 날마다 나에게 주신 것을 받아들이고 활용할 수 있도록 기도합니다.

**♧ 오늘의 행동**

오늘, 나는 역경의 시기에 프로그램에서 배운 것 다섯 가지의 목록을 만들겠다.

## 8-10

**신의 손을 붙잡고 전진해야 할 때가 있다.**

- 익명 -

때로는 우리는 해결이 아니라 문제의 일부가 되어 싸울 때가 있다. 속으로는 이것을 알면서도 놓아버리고 신이 하도록 할 수 없을 때가 있다.

놓아버리는 것은 좋은 결과가 일어날 것임을 신뢰하는 것이다. 우리가 신뢰할 때 더 높은 힘은 우리를 믿고 안내할 것이다. 신뢰를 가질 때 우리는 자신을 믿게 된다. 놓아버릴 때 우리는 항상 옳아야 한다는 욕구를 놓는다.

놓아버리는 것은 먼저 내부에서 일어난다. 놓아버림은 일어나고 있는 일을 보는 방법을 변화시킨다. 우리에게 정말 필요한 것은 이러한 태도의 변화이다. 이것이 신뢰의 아름다움이다. *그것은 동일한 것을 다른 방법으로 볼 수 있게 한다.*

### ♧ 오늘의 기도

더 높은 힘이여, 놓아버리게 하소서. 당신을 신뢰하는 것은 곧 나를 신뢰하는 것임을 볼 수 있게 하소서.

### ♧ 오늘의 행동

나는 12-단계를 시작한 이후의 삶을 검토하겠다. 나와 더 높은 힘이 얼마나 좋은 동반자가 되었는지 보기 위해 노력하겠다.

## 8-11

**생쥐 경주의 문제점은 비록 당신이 거기에서 승리하더라도 당신은 여전히 생쥐라는 점이다.**

**- Lily Tomlin -**

알코올 중독은 마치 생쥐 경주와 같다. 약물 중독이나 다른 중독들도 생쥐 경주이다. 우리는 언제나 고양이보다 한두 발 앞서 가기 위해 노력했다. 우리는 언제나 몰래 행동했다. 그리고 우리는 모든 사람들을 속여 왔고, 그들은 우리를 혐오했다.

회복에서 우리의 목표는 생쥐의 경주를 그만두고 사람의 경주로 돌아오는 것이다. 회복은 우리에게 '쉽게 하라', '한번에 하루씩 단주하라'와 같은 경구를 가르친다. 그것은 우리가 자신의 속도로 천천히 걸어가야 함을 상기시킨다. 그것은 회복은 시간이 필요하다고 하는 사실을 기억하게 한다.

*우리는 인간의 가치를 가지고 산다.* 정직, 타인에 대한 존중, 공정함, 개방성, 자기 존중. 우리는 단지 자기 자신이 되기 위해 노력한다. 우리는 이것으로 충분함을 배운다. 우리는 있는 그대로 충분하다.

**♧ 오늘의 기도**

더 높은 힘이여, 나의 인간됨을 받아들이도록 도우소서. 나는 생쥐가 아니라 인류의 한 부분입니다.

**♧ 오늘의 행동**

바로 오늘을 위해 나는 자신에게 보조를 맞추겠다. 나는 자신의 이익을 위해 너무 빨리 가려고 하는 경우들을 적어보겠다. 나는 동료들에게 자신의 속도로 걷는 방법을 물어보겠다.

## 8-12

### 공평함이란 정의가 진정으로 의미하는 것이다.

- 최고 법원의 스튜어트 -

우리 중 어떤 이들은 공평함에 대해 사로잡혀 있다. 우리는 단주생활을 위해 열심히 노력해왔기 때문에 보상을 받아야 한다고 느낄지 모른다. 우리는 자신이 얻은 것과 다른 사람이 얻은 것을 비교하고 있을 수도 있다. 그리고 우리는 그것이 공평하지 않다고 불평한다.

삶이 공평하지 않다면 우리는 기뻐해야 한다. 왜냐하면 우리들 대부분은 우리가 결코 다 보상하지 못할 고통을 불러 일으켰기 때문이다. 그리고 우리는 많은 사람들에게 공평하지 않은 상처를 주었기 때문이다. 우리는 정말 삶이 공평하기를 원하는가?

우리의 더 높은 힘 또한 공평하지 않다. 다시 말해 더 높은 힘은 비교하지 않는다. 더 높은 힘은 복수를 하지 않는다. 더 높은 힘은 무엇이든 사랑하고 용서한다. 더 높은 힘은 모든 사람에게 같은 사랑과 도움을 준다.

**♧ 오늘의 기도**

더 높은 힘이여, *비교하는 것을 중단하는 지혜를 주소서.* 내가 모든 사람에게 최선을 다하도록 도우소서.

**♧ 오늘의 행동**

나는 타인에 대해 공평하지 못했던 다섯 가지 경우의 목록을 만들겠다. 나는 보상할 필요를 느끼는가?

## 8-13

**말은 한 번 내뱉으면 주워 담을 수 없다.**

- 러시아 격언 -

우리는 천박한 말들을 많이 해왔다. 우리의 말은 사랑하는 사람들에게 가장 빈번하게 상처를 입힌다. 우리는 이러한 말들을 결코 되돌릴 수 없다. 그러나 우리는 이제 *조심스럽게 말하는 방법*을 배우고 있다. 우리는 말이 강력한 힘을 가지고 있음을 안다.

화가 날 때 우리는 무슨 말을 하는가? 우리가 무엇인가를 원할 때는 어떠한가? 친절하기 위해 노력할 때는 어떤가?

자, 이것을 생각해보라. 사람들은 우리가 한 말을 기억한다. 만일 우리가 정직하고 조심스럽게 말한다면 사람들은 우리를 존중할 것이다. 그러나 자신의 의지를 강요하기 위해 말한다면 우리는 나중에 후회할 것이다.

**♧ 오늘의 기도**

더 높은 힘이여, 오늘 나에게 말씀하소서.

**♧ 오늘의 행동**

오늘, 나는 가장 사랑하는 사람에게 묻겠다. "과거에 내가 한 말이 얼마나 큰 상처를 입혔어요?"라고. 그리고 이것을 후원자에게 말하겠다.

## 8-14

### 술집에서 가장 좋은 곳은 바깥이다.

\- 익명 -

우리는 종종 술을 마시거나 약물을 사용했던 장소를 멀리해야 한다. 때로는 함께 어울려 술을 마시거나 약물을 사용했던 친구들을 멀리해야 한다.

그러나 어떤 날은 그것이 어렵다. 우리는 그 즐거웠던 시간을 떠올린다. 혹은 골치 아픈 문제들을 빨리 해결하고 싶어진다. 이러한 느낌을 느낄 때 우리는 무엇인가 잘못 되었음을 안다. 우리는 후원자를 만나서 이것을 이야기할 수 있다. 그리고 모임에 간다.

우리는 지금 우리의 삶이 얼마나 좋아졌는지 기억할 필요가 있다. 우리는 과거의 삶으로 돌아가는 것을 원하지 않는다.

**♧ 오늘의 기도**

더 높은 힘이여, *나를 곤란에 빠뜨리는 것들을 멀리할 수 있도록* 도우소서. 오늘 나의 단주생활에 대해 감사드립니다.

**♧ 오늘의 행동**

오늘, 나를 곤란에 빠뜨리는–멀리해야 할 장소의 목록을 만들겠다.

## 8-15

**우리는 자신이 누구인지 안다.**
**그러나 누구일 수 있는지는 알지 못한다.**

- Shakespeare -

우리는 중독환자들이다. 우리는 질병을 앓고 있다. 우리는 자신이 누구인지 알기 때문에 12-단계 모임에 참석한다. 자신이 누구인지 알기 때문에 우리는 후원자를 만난다. 자신이 누구인지 알기 때문에 동료에게 지원을 요청한다.

우리는 왜 더 높은 힘의 안내를 받아야 하는지 안다. 회복은 영적인 여정이다. 이 여정에서 우리는 안내자가 아니고 추종자들이다. 그것은 우리를 변화시키는 여정이다. 우리는 회복이 어떻게 우리를 변화시키는지 알지 못한다. 그러나 그렇게 되리라는 것을 안다.

나의 신뢰는 이 여정을 마치기에 충분히 강력한가? 우리의 여정을 마칠 수 있도록 강력해지는 방법의 한 가지는 *우리가 진실로 누구인지 아는 것*이다. 우리는 중독환자이다.

**♧ 오늘의 기도**

내가 누구인지 기억하도록 기도합니다. 그리하여 나의 질병의 힘을 배우게 하소서.

**♧ 오늘의 행동**

나는 과거를 기억하는 시간을 가지겠다. 좋았던 시간과 나빴던 시간 모두. 또한 지금의 나는 누구인지 생각하는 시간을 가지겠다. 나는 얼마나 멀리 왔는가?

## 8-16

**가장 강력한 저항은 조용하고 일상적인 행동 속에 있다.**

- Benjamin Spock -

회복의 과정에서 우리는 질병에 저항한다. 매일매일 우리는 자유를 얻기 위해 싸우면서 우리의 더 높은 힘과 동료들 그리고 가족들의 가까이에 머무른다.

그것은 조용한 전투다. 그것은 매일 치러진다. 우리는 영적으로 행동함으로써 싸우고 이긴다. 동료를 돕고, 모임에 참석하며, 삶을 향상시키는 방법에 대한 책을 읽을 때마다 우리는 싸우고 이긴다.

우리는 천천히 그리고 항상 앞을 향해 나아간다. 서두르는 것은 단지 우리를 지쳐 쓰러지게 할 뿐이다.

우리의 전투는 생명을 위해 지속된다. *우리는 고요한 전사들이다.* 그러나 우리는 강력하다. 왜냐하면 우리는 혼자서 싸우는 것이 아니기 때문이다. 그리고 우리가 진다면 무엇이 기다리는지 알고 있기 때문이다.

### ♧ 오늘의 기도

더 높은 힘이여, 내가 자유롭게 하소서. 내가 포기하고 싶어질 때 이것은 정상임을 알게 하소서. 이러한 때에 계속해서 싸우도록 도우소서.

### ♧ 오늘의 행동

오늘, 나는 저항하는 사람이 되겠다. 나는 모임에 나가고 후원자를 만나겠다. 나는 그 사람이 알지 못하는 가운데 누군가를 위해 돕는 방법을 찾겠다.

## 8-17

**행동과 일치하지 않는 말은 중요하지 않다.**

- Ernesto Che Guevara -

행동은 말보다 훨씬 중요하다. 우리는 자신이 원하는 것을 말하는 경향이 있다. 우리는 또한 자신이 말한 것을 행동에 옮기는 사람이 되어야 한다. 영적인 행동을 하지 않는다면 영적인 사람이 아니다.

우리 중 많은 사람들은 "*전부 아니면 전무*"라는 식으로 살았다. 그것은 우리가 큰일을 하는 것을 두려워하게 만들었다. 그러나 이제 우리는 *한 번에 한 걸음씩* 간다면 일을 완수할 수 있음을 알고 있다.

우리는 더 이상 "전부 아니면 전무"식의 사람이 아니다. 우리는 매일 조금씩 변화하고 성장하는 사람들이다. 그리고 매일매일 우리의 행동은 말과 조금씩 더 잘 일치하고 있다.

**♧ 오늘의 기도**

더 높은 힘이여, 오늘을 충만하게 살도록 도우소서. 자신이 원하는 것을 말만 하지 않도록 도우소서. 인내라고 하는 선물을 통해 나의 발전을 기뻐할 수 있게 하소서.

**♧ 오늘의 행동**

오늘, 내가 하고 싶다고 말한 것들의 목록을 만들겠다. 그것이 이루어지도록 오늘 내가 할 수 있는 한 가지 일은 무엇인가? 나는 오늘, 나의 삶을 꿈과 일치하도록 하는 한걸음을 내딛겠다.

## 8-18

**상제는 말하지 않고 행동한다. 그의 업적이 완성되었을 때 사람들은 "놀랍다. 우리가 해냈다!"라고 말한다.**

- 노자 -

우리의 더 높은 힘은 상제처럼 일한다. 조용하게. 생색은 보통 우리가 낸다.

우리는 쿠키를 처음으로 굽는 어린아이와 같다. 어머니는 조리법을 찾아서, 재료를 가져다주고, 그릇과 팬, 스푼을 준비한다. 그녀는 우리가 무엇을 해야 하는지 말해주고, 우리가 싫증낼 때 그것을 끝마친다. 그리고 깨끗이 정리한다. 우리는 "이 모든 것을 내가 했어!"라고 말하면서 자랑스럽게 쿠키를 나누어 준다.

회복의 과정에서 더 높은 힘은 *모든 단계에서 우리를 돕고 가르친다.* 마치 사랑하는 부모와도 같이.

### ♧ 오늘의 기도

더 높은 힘이여, 나의 생명과 회복, 사랑과 희망, 그리고 신뢰에 대해 감사드립니다. 더 나은 삶을 위해 당신이 나에게 가르쳐 주신 것에 대해 감사합니다.

### ♧ 오늘의 행동

나는 더 높은 힘이 내 삶에서 활동했던 다섯 가지 방법의 목록을 만들겠다.

## 8-19

**미래는 현재와 같은 것들로 이루어진다.**

- Simone Weil -

우리는 회복을 위해 마술이 필요한 것이 아님을 발견했다. 우리는 기적을 필요로 한다. 이제 우리는 기적 속을 걷고 있다. 그 기적의 일부는 *오늘이 얼마나 중요한 날인지를 보는 것이다.*

우리는 오늘을 변화시키지 않는 한 미래를 변화시킬 수 없다. 따라서 우리는 한 번에 하루씩 살고 있다. 오늘을 잘 사는 것이 더 좋은 미래를 만든다. 그리하여 프로그램이 내일도 여전히 거기에 있을 것임을 알고 위안을 받는다. 동료들도 거기에 있을 것이다. 희망도 거기에 있을 것이다.

오래된 회복자들은 말한다. 만일 우리가 술 마시지 말고 모임에 나가라고 하는 단순한 규칙을 따른다면 단주생활은 쉬운 것이라고. 삶은 우리에게 단순해질 수 있다. 삶의 규칙은 단순하다: 그것은 복잡하지 않다. 시간이 흐를수록 단주생활은 쉬워질 것이다.

**♧ 오늘의 기도**

더 높은 힘이여, 나의 단주생활을 단순하게 하도록 도우소서. 삶의 규칙을 받아들이도록 도우소서.

**♧ 오늘의 행동**

오늘 그것을 행함으로써 내일, 그리고 또 그 다음날에도 거기에 있을 세 가지에 대한 목록을 만들겠다.

## 8-20

**천국과 지옥은 바로 지금 이 순간에 있다.**
**그대는 자신의 행동에 의해 그것을 천국으로 만들 수도 있고**
**지옥으로 만들 수도 있다.**

- George Harrison -

우리는 기분이 나아지기 위해 화학물질을 사용했다. 그러나 더 나빠졌다. 조절할 수 없었기 때문이다. 삶은 지옥이 되었다.

이제 우리는 삶을 향상시키는 방법을 알려주는 프로그램을 가지고 있다. 어느 날 그것은 마치 천국처럼 느껴졌다. 그러나 우리 자신의 천국을 만들기 위해서는 프로그램을 실천해야 한다.

프로그램을 실천하는 것은 그렇게 어렵지 않다. 그리고 그것은 기분을 좋게 만든다. 그러므로 그것을 계속해서 하는 것이 어떨까? 아마 우리는 천국에 대해 약간의 두려움을 가지고 있을 것이다. 더 좋은 삶을 사랑하는 것을 배워야 할 시간이다.

### ♧ 오늘의 기도

더 높은 힘이여 내가 매일매일 프로그램을 실천하도록 도우소서. 그리하여 각각의 날은 그 안에 작은 천국을 가지고 있음을 보게 하소서. 더 나은 삶을 사는 것이 습관이 되도록 도우소서.

### ♧ 오늘의 행동

오늘, 나는 *천국을 맛보게 하는 친절과 기쁨, 희망과 믿음의 순간*에 대해 생각하겠다.

## 8-21

**아름다움은 만들어지는 것이 아니다. 그것은 이미 존재한다.**

- Emily Dickinson -

아마도 자신이 아름답지 못하다고 생각한 적이 수없이 많았을 것이다. 우리는 자신이 추하다고 생각했다. 우리는 스스로를 나쁜 사람이라고 생각했다. 이것은 중독의 자연스런 부분이다.

프로그램은 우리가 좋은 사람이며 아름답다고 이야기한다. 우리는 이것을 믿을 수 있는가? 우리는 프로그램의 이러한 부분을 받아들이는가?

아름다움이란 하나의 태도이다. 마치 자기혐오가 하나의 태도이듯이. 우리는 자신이 아름답다고 하는 태도를 지속적으로 가져야 한다. 당신은 다른 사람들을 사랑할 수 있기 전에 자신을 먼저 사랑할 수 있어야 한다. 기억하라, *우리의 프로그램은 이기적이다.* 우리는 타인들에게 무엇인가를 주기 전에 자신을 사랑하고 아름다운 사람으로 볼 수 있어야 한다.

♧ **오늘의 기도**

더 높은 힘이여, 나의 아름다움을 주장하도록 도우소서. 성장하기 위해서는 때로는 이기적이 되어야 함을 볼 수 있도록 도우소서.

♧ **오늘의 행동**

오늘, 나는 자신과 사랑에 빠질 수 있기 위해 노력하겠다.

## 8-22

**자신이 듣기 싫어하는 것을 들을 수 있는 사람은 드물다.**

- Dick Cavelt -

우리는 좋은 것만 듣고 싶어 한다. 우리가 좋은 사람이라는 말이나 우리가 사랑하는 사람이 건강하다는 말이나 우리가 잘했다는 말과 같은 것만 듣고 싶어 한다. 우리는 다른 사람이 화내는 것이나 자신이 실수한 것에 대해 듣고 싶어 하지 않는다. 우리는 질병이나 곤란한 것에 대해 듣고 싶어 하지 않는다.

그러나 인생에는 단지 좋은 뉴스만 있는 것은 아니다. 나쁜 일들도 일어난다. 우리는 그것을 바꿀 수 없다. 회복 프로그램과 함께 살아감에 따라 우리는 중독으로 돌아가지 않고 어려움을 이겨내는 방법을 배운다. 우리는 생명의 길을 선택한다. 우리는 좋은 것과 나쁜 것 모두를 알아야 한다. 그때 우리는 *삶을 있는 그대로 대할 수 있게* 된다.

**♧ 오늘의 기도**

더 높은 힘이여, 비록 내가 듣고 싶지 않을 때에도 들을 수 있도록 도우소서. 좋은 일과 나쁜 일 모두를 처리할 수 있도록 도우소서.

**♧ 오늘의 행동**

나는 후원자와 세 친구에게 나의 맹점 세 가지를 말해줄 것을 요청하겠다.

## 8-23

**앞을 보지 못하는 백성은 망한다.**

- Rlaph Waldo Emerson -

프로그램은 *사물을 보다 명료하게 보라고 가르친다.* 우리는 자신이 진실로 누구인지 보는 것을 배운다. 처음에는 자신을 보는 것이 두려웠다. 그러나 그것은 우리에게 좋은 것으로 판명되었다. 우리는 완벽하지는 않지만 좋은 사람들이었다.

우리는 또한 타인들에 대해서도 명료하게 보기 시작했다. 우리가 좋아하지 않는 사람들도 장점을 가지고 있음을 본다. 또한 우리가 완벽하다고 생각했던 사람들도 결함을 가지고 있음을 본다.

그러나 우리는 이제 더 이상 사람들을 판단하지 않는다. 완벽한 사람은 아무도 없다. 우리의 동료들이 우리를 있는 그대로 받아들이듯이 우리는 다른 사람들을 받아들이는 것을 배운다.

### ♧ 오늘의 기도

더 높은 힘이여, 나는 때때로 앞을 보는 것을 좋아하지 않습니다. 당신의 길이 나를 위해 좋은 것임을 믿도록 도우소서. 내가 비전을 가지도록 도우소서.

### ♧ 오늘의 행동

나는 오늘 고통을 피하기 위해 새로운 방법으로 사물을 바라보겠다.

## 8-24

**자기 자신을 사랑하는 것은
평생 지속되는 로맨스의 시작이다.**

- Oscar Wilde -

자기중심적인 것과 자기를 사랑하는 것은 큰 차이가 있다. 자신은 사람들을 필요로 하지 않는다고 생각하는 것은 자기중심적인 것이다. “내가 가장 중요해”라고 생각하는 것은 자기중심적인 것이다.

자기중심적인 것은 결국에는 자신에게 상처를 입힌다. 그것은 우리를 외롭게 만든다. 그것은 더 높은 힘으로부터 우리를 분리시킨다. 중독은 자기중심적인 것이다.

*회복과 12-단계는 자기 사랑에 관한 것이다.* 우리가 자신을 사랑하게 된다면 “우리는 모두 동등하며 우리는 서로를 필요로 한다.”라고 말하게 된다. 자기 사랑은 타인과 좋은 관계를 가지는 것을 포함한다. 그것은 우리 모두가 더 높은 힘의 도움을 받아 최선을 다해 살 수 있다는 신뢰를 가지는 것이다. 우리는 타인을 신뢰하기 위해 먼저 자신을 신뢰해야 한다.

### ♧ 오늘의 기도

더 높은 힘이여, 당신이 나를 사랑하듯이 내가 자신을 사랑하도록 도우소서. 내가 자신을 잘 보호하고 돌보게 하소서.

### ♧ 오늘의 행동

오늘, 나는 자신에 대해 좋아하는 세 가지의 목록을 만들겠다. 이것을 동료에게 이야기하고 함께 나누겠다. 그리고 그가 나에 대해 좋아하는 것에 대해 물어보겠다.

## 8-25

**모든 어른들의 마음속에는 놀고 싶어 하는 아이가 숨어 있다.**

- Friedrich Nietzsche -

우리 모두는 마음속에 아이를 가지고 있다. 우리는 그 아이를 친구로 생각할 수도 있고 적이라고 생각할 수도 있다. 우리 중 많은 사람들은 성장하기 위해서는 내면의 아이를 제거해야 한다고 배웠다.

그것은 마치 아이는 나쁘고 어른은 좋다고 생각하는 것과 같다.

만일 우리가 어른만을 원한다면 내면의 아이는 울부짖는다. "내가 자유롭게 뛰어놀고 당신에게 세상의 아름다움을 보여주게 해 줘"라고. 만일 우리가 아이만을 원한다면 "이제는 성장해야 할 때야"라고 내면의 어른이 말할 것이다.

*균형을 찾아야 한다.* 기억하라, 어른은 아이의 눈에 비친 세상의 경이로움을 필요로 한다. 기억하라, 아이는 어른의 사랑과 보호를 필요로 한다. 아이는 우리의 영이 있는 곳에 산다. 더 높은 힘은 그 두 가지의 완벽한 균형이다.

**♧ 오늘의 기도**

더 높은 힘이여, 내가 아이와 어른 둘 다 되게 하소서. 나는 두 가지를 모두 필요로 합니다.

**♧ 오늘의 행동**

오늘, 나는 아이가 되는 시간과 어른이 되는 시간을 가지겠다.

## 8-26

### 생각하라.

- A.A. 슬로건 -

이제 우리가 회복하고 있으므로 마음은 자유롭다. *우리는 생각할 수 있다.* 우리가 문제를 만나거나 선택에 직면했을 때 우리는 이렇게 할 수 있다:

- 질문하라 "무엇이 문제인가?"
- 그 문제에 대해 우리가 할 수 있는 것들의 목록을 작성하라.
- 그 중에서 어떤 것이 효과가 있을지 결정하라.
- 최선이라 생각되는 행동을 선택하라.
- "내가 이것을 할 수 있을까?", "나는 정말로 이것을 실행하려고 하는가?"하고 자신에게 질문하라. 부정적인 대답이 나오면 그것은 좋은 계획이 아니다.
- 후원자와 상의하여 좋은 생각을 얻기 위해 도움을 받으라.
- 그것을 행하라.
- 돌아보라. 효과가 있었는가? 그렇지 않다면 돌아가서 다른 시도를 하라.

**♧ 오늘의 기도**

더 높은 힘이여, 잘 생각할 수 있도록 도우소서. 사물을 명확하게 볼 수 있도록 도우소서.

**♧ 오늘의 행동**

오늘, 나는 오늘 어떤 선택을 하기 위해 위에서 언급한 내용을 이용하겠다.

## 8-27

**사물은 변하지 않는다. 우리가 변화한다.**

- Henry David Thoreau -

우리가 술을 마시고 있었을 때처럼 지금도 많은 술집들이 있다. 주변에는 아직도 많은 약물들이 있다. 세상은 변하지 않았다. 변화한 것은 우리가 다른 방식으로 살고 있다는 것이다. 우리는 알코올과 약물들, 그리고 다양한 중독이 우리에게 독이 된다는 것을 배웠다.

우리에게는 두 종류의 세계가 있다. 우리가 뒤로 한 옛 세계와 회복의 새로운 세계. 옛 세계에서 우리는 다른 사람들이 변하기만을 원했다. 우리는 항상 스스로 정당하다고 생각했다.

회복의 새로운 세계에서 우리는 더 향상되기 위해 스스로를 *변화시킬 방법*을 찾는다. 새로운 세계에서 우리는 기꺼이 변화할 준비가 되어 있다.

♧ **오늘의 기도**

내가 힘 찬 강물과도 같이 항상 변화할 수 있도록 기도합니다.

♧ **오늘의 행동**

나는 오늘 나의 새로운 삶에서 필요한 변화의 목록을 만들겠다.

# 8-28

## 성자란 계속해서 전진했던 죄인이다.

- Robert Louis Stevenson -

성자란 우리의 프로그램이 "승리자"라고 부르는 사람들이다. 우리는 "승리자에게 달라붙어라"는 말을 듣는다. 성자란 단지 증명된 승리자이다. 그들은 어려운 시기에도 더 높은 힘을 계속해서 신뢰한다.

포기해버리고 싶은 때도 있을 것이다. 우리는 모임에 나가는 것을 중단하고 싶을 수도 있다. 술에 취하고 싶을 때도 있다. 12-단계를 실천하는 것을 그만 두고 싶은 경우도 있을 것이다.

이 프로그램에서 승리자가 되기 위해서는 우리는 성자들의 모범을 따라야 한다. 이것은 우리가 영적인 삶을 사는 것을 의미한다. 우리는 *계속 전진해야 한다.* 한 번에 하루씩.

### ♧ 오늘의 기도

나는 이 프로그램에서 승리자가 되기를 기도합니다. 더 높은 힘이여, 편안한 때와 어려운 때에 나와 함께 하소서. 내가 계속 전진하도록 도우소서.

### ♧ 오늘의 행동

나는 이 프로그램의 승리자들의 명단을 작성하겠다. 나는 그들에게 어떻게 힘든 시기에도 계속해서 전진할 수 있었는지 질문하겠다.

# 8-29

**오늘 나는 완벽한 평화 속에서 사는 것을 선택한다.**

-기적 수업-

오늘, 온화하고 친절하게 살자. 자신에게 사랑과 존경심을 가지고 말하자. 다른 사람에게도 온화하게 대하자.

오늘, 생각과 말과 행동을 명쾌하게 하자. 만일 혼란이 시작된다면 생각을 멈추고 더 높은 힘의 목소리를 경청하자.

오늘, 우리는 단지 작은 할 일이 있음을 안다. 그것은 *우리의 가슴에 사랑을 가지고 오늘을 사는 것*이다. 우리는 세상의 모든 문제를 돌볼 수 없다. 그러나 오늘, 우리는 자신의 행동을 문제가 아니라 해답으로 만들 수 있다. 단순하게 살자.

**♧ 오늘의 기도**

더 높은 힘이여, 오늘 나의 가슴에서 당신의 고요함과 평화를 발견하도록 도우소서.

**♧ 오늘의 행동**

평화는 나로부터 시작됨을 믿는가? 오늘 나의 내부에서 평화의 단순한 목소리에 귀를 기울이겠다. 그리고 단순하게 살겠다.

## 8-30

**사랑이란 그대가 나누어주었을 때**
**더 많이 돌려받는 그 무엇이다.**

- Malvina Reynolds -

봉사란 사랑을 나누어 주는 방법이다. 봉사는 의무가 아니다. 그것은 '자기 돕기'에서 '자기'에 해당하는 것이다. 그것은 우리에게 주어진 선물이다.

우리는 타인을 돕는 것을 통해 자신을 돕는다. 그것은 우리의 프로그램이 내일도 여기에 있도록 만드는 방법이다. 우리는 메시지를 전한다. 그것은 우리가 타인에 대해 얼마나 중요한 사람인지 알게 되는 한 가지 방법이다.

*세상은 우리를 필요로 한다.* 세상은 우리의 사랑을 필요로 한다.

### ♧ 오늘의 기도

나의 회복 프로그램에서 봉사가 큰 부분을 차지할 수 있기를 기도합니다. 더 높은 힘이여, 내가 메시지를 전하도록 도우소서.

### ♧ 오늘의 행동

어떤 사람이 나의 작은 말과 사랑을 필요로 하는가? 나는 그를 방문하거나 전화를 하겠다.

## 8-31

**어떠한 이유에서든 우리는
자신의 생명에 등을 돌려서는 아니 된다.**

- Eleanor Roosevelt -

우리에게 어려운 시기가 닥쳐올 수 있을 것이다. 월급이 인상되지 않을 수도 있다. 해고를 당하는 경우도 있을 것이다. 어떤 일이 있더라도 프로그램을 계속해서 실천하라. 우리의 프로그램은 결코 우리를 저버리지 않는다.

어려운 시기가 왔을 때 모임과 후원자를 의지할 수 있다. 역경의 시간을 혼자서 보낼 필요가 없기 때문에 우리는 행운아들이다. 우리의 프로그램은 결코 포기하지 않을 것이므로 우리도 포기할 이유가 없다.

그러므로 *어려움이 닥쳐오면 프로그램을 더욱 가까이 하라.* 당신의 문제에 대해 동료에게 전화하고 그와 대화하라. 과외 모임에 참석하라. 이 모든 것이 자신의 생명에 등을 돌리는 것을 방지해 준다.

**♧ 오늘의 기도**

더 높은 힘이여, 어려운 시간은 당신에게 더욱 가까이 갈 수 있는 기회임을 믿도록 도우소서.

**♧ 오늘의 행동**

힘든 시간에도 프로그램은 항상 우리를 위해 거기에 있을 것이다. 오늘, 나는 어려움이 찾아 왔을 때 내가 실천할 목록을 만들겠다. 나는 그 목록을 나의 빅 북 속에 넣어 두겠다.

# 9월

## 9단계

어느 누구에게도 해가 되지 않는 한 할 수 있는 어디서나 직접 보상했다.

## 9-1

### 어느 누구에게도 해가 되지 않는 한...

- 9단계 전반부 -

보상을 실행할 때 우리는 조심스럽게 해야 한다. 우리는 사람들의 안녕을 생각해야 한다. 직접 보상하는 것이 그들의 상처를 치유하는·것을 도울 수 있을 것인지, 혹은 오히려 다시 상처를 주는 것은 아닌지 주의깊게 생각해야 한다.

때로는 직접적인 보상보다는 다른 방법이 더 나을 수도 있다. 만일 당신이 어떻게 보상해야 할지 잘 모르겠다면 후원자나 집단의 동료들에게 조언을 구하라. 그리고 기도하라. 시간이 지나면 직접 보상하는 것이 올바른지 알 수 있게 된다.

기억하라, 9단계는 우리가 저지른 행동에 대한 책임을 지는 것이다. 회복의 과정에서 우리의 행동은 치유를 도울 수 있다. 치유는 우리가 자신을 사랑하고 타인을 사랑할 때 일어난다. 그리고 *사랑은 자신을 치유한다.*

**♧ 오늘의 기도**

더 높은 힘이여, 나는 과거에 사람들에게 상처를 주었습니다. 이제 그들을 치유하기 위해 나를 사용하소서. 나에게 판단력과 용기, 그리고 기회를 주소서.

**♧ 오늘의 행동**

어떤 사람들에 대해서는 결코 직접적인 보상을 할 수 없을 것이다. 나는 그들을 위해 다른 방법의 보상을 생각하겠다. 나는 그들의 치유를 위해 매일 기도할 수 있다.

## 9-2

# 할 수 있는 어디서나 직접 보상했다.

- 9단계 후반부 -

우리는 질병으로 인해 사람들에게 상처를 입혔다. 9단계에서 우리는 보상을 한다. 보상한다는 것은 우리가 상처 입힌 사람들에게 그것을 치유하기 위해 무엇을 해야 하는지 물어보는 것에 관한 것이다.

그러나 보상이란 "죄송해요"라고 말하는 것 이상의 것이다. 만일 당신이 어떤 가게에 들어가서 5 달러를 훔쳤다면 단지 "죄송해요"라고 말하고 싶지 않을 것이다. 당신은 그 돈을 돌려주고 싶을 것이다. 보상은 그와 같다.

우리가 해를 끼친 사람들은 단지 우리가 같은 실수를 반복하지 않기를 원하다. 그들의 소망을 존중하라. 9단계는 많은 상처를 치유한다. 9단계는 우리의 성장을 돕는다. 9단계는 *우리 자신에 대한 신뢰를 회복하게* 해준다. 기억하라. 모든 사람에 대한 최선의 보상은 단주생활을 유지하는 것이다.

**♧ 오늘의 기도**

더 높은 힘이여, 나에게 용기를 주소서. 나의 질병으로 인한 혼란을 직면하게 하소서. 나로 인한 상처의 치유를 기꺼이 도울 수 있게 하소서.

**♧ 오늘의 행동**

오늘, 나로 인해 상처 입은 사람들이 치유되도록 기도하겠다. 나는 나의 행동에 대한 책임을 지겠다.

## 9-3

**과거를 후회하지 않게 될 것이며 또한 과거로 통하는 문을 닫고 싶지도 않을 것이다.**

- 익명의 알코올 중독자들 -

12-단계를 실천하면서 우리는 *파괴된 삶을 수선한다.* 우리는 삶에서 많은 고통을 경험했다. 중독은 그것을 더욱 악화시켰다. 그러나 만일 상황이 그토록 고통스럽지 않았다면 우리는 회복을 시작할 수 없었을지 모른다.

우리는 참으로 많은 변화를 이룩하였다! 우리는 참으로 많은 것들을 배웠다! 왜? 그것은 파괴된 우리의 삶을 수선하기 위해서는 삶과 더 높은 힘, 그리고 자기 자신에 대해 많은 것들을 배워야 하기 때문이다.

우리는 과거의 지나간 일을 아무 것도 아닌 것처럼 행동할 수는 없다. 그것은 중요하다. 왜냐하면 그것이 우리를 새로운 삶으로 이끌었기 때문이다. 그리고 그것은 이미 좋아지고 있다.

### ♧ 오늘의 기도

더 높은 힘이여, 나의 과거를 직면하고 상처를 치유하도록 도우소서. 나의 상처와 다른 사람의 상처 모두를.

### ♧ 오늘의 행동

오늘, 나는 내가 부끄러워하는 것 세 가지의 목록을 만들겠다. 내가 9단계를 실천할 때 그것들에 대해 어떤 보상을 할 수 있을까? 도움이 필요하다면 후원자에게 전화하겠다.

## 9-4

**나의 견해는, 이 세상에 살고 있는 우리들은 인생이라는 위대한 학교의 학생이라는 것이다.**

- Bill W. -

중독은 우리에게 많은 것을 가르쳐주었다. 그것은 우리가 자기 자신과 더 높은 힘, 그리고 사랑하는 사람으로부터 얼마나 멀어질 수 있는지 가르쳐주었다. 나는 내가 경험한 나쁜 일에서 배우려고 하는가?

회복은 또한 우리에게 많은 것을 가르쳐준다. 우리는 인생학교의 학생이 될 필요가 있다. 우리는 배움에 대해 자신을 개방해야 한다.

우리가 기꺼이 세 가지 일을 한다면 우리의 영(spirit)은 성장할 것이다. 첫째, 경청해야 한다. 둘째, 배운 것에 대해 생각해야 한다. 셋째, 배운 것을 행동으로 옮겨야 한다. *경청과 사고, 그리고 행동*은 삶의 최고의 교훈을 배우도록 우리를 돕는다.

### ♧ 오늘의 기도

더 높은 힘이여, 내가 배울 수 있도록 시험하소서. 당신이 내게 주신 과제를 받아들이도록 도우소서. 그리고 그것으로부터 배우게 하소서.

### ♧ 오늘의 행동

나는 오늘을 배움을 위한 날로 생각하겠다. 나는 경청하고, 사고하고, 행동하겠다.

## 9-5

**나는 나 자신보다 더 지독한 괴물,**
**혹은 더 위대한 기적을 본 적이 없다.**

- Montaigne -

우리는 사람들에게 상처를 주었다. 우리는 고통으로 울부짖는 가족의 울음소리를 들었다. 알코올과 약물, 혹은 다른 중독으로 인해 우리는 괴물처럼 행동했다.

그러나 우리는 지금 사랑에 둘러싸여 살아가고 있다. 이제 우리는 이 세상을 좀 더 좋은 곳으로 만들기 위해 열심히 노력하고 있다. 회복은 기적이다. *정신이 거듭나는 것은 기적이다.*

우리의 방식으로 삶을 사랑하는 것은 놀라운 일이 아니다! 우리는 두 번째의 삶을 얻었다. 기쁨이 넘쳐흐른다. 더 높은 힘 이 우리를 사랑하는 것임에 틀림없다.

### ♧ 오늘의 기도

더 높은 힘이여, 내 안에 살고 있는 괴물이 다시는 뛰쳐나오지 못하도록 나를 도우소서.

### ♧ 오늘의 행동

오늘, 나는 자신을 기적으로 여기겠다. 나의 새로운 생명에 대해 감사하겠다.

## 9-6

**중독은 우리 내면의 영적인 부름에 대해 '잘못된 주소'를 찾아간 결과이다.**

- Chris Ringer -

더 좋은 기분을 느끼기 위해 그리고 자신이 영적으로 살아있음을 느끼기 위해 우리는 어디로 갈 수 있을까? 알코올이나 약물, 혹은 다른 중독은 안 된다. 강박적인 소비나 도박 혹은 성 행위도 안 된다.

과식이나 지나치게 일에 몰두하는 것을 찾아가서도 안 된다. 우리가 더 좋은 기분을 느끼기 위해 이러한 것들을 찾는다면 우리는 또 다른 중독을 부르는 것이며 "*잘못된 주소*"를 찾아가는 것이다.

*올바른 주소*는 무엇인가? 그것은 우리 내면의 목소리이다. 우리의 더 높은 힘이다. 우리의 회복 프로그램이다. 우리의 동료들이다. 마침내 우리도 타인을 위한 '안전한 주소'망의 일부가 된다.

**♧ 오늘의 기도**

더 높은 힘이여, 내가 올바른 길 위에 서도록 도우소서. 나는 더 이상 잘못된 주소를 찾아가고 싶지 않습니다.

**♧ 오늘의 행동**

오늘, 나는 나의 지갑 속에 최소한 세 가지의 '올바른 주소'를 넣어두겠다. 나는 나를 사랑하고 도울 수 있는 사람들의 이름과 주간 및 야간 전화번호의 목록을 만들겠다.

## 9-7

**거짓말쟁이는 기억력이 좋아야 한다.**

- Quintilian -

우리 중 많은 이들은 누구에게 무슨 말을 했는지 기억을 더듬는 데에 많은 에너지를 소모했다. 예를 들면 우리는 직장 상사에게는 이렇게 말하고 가족에게는 저렇게 말한다. 그리고는 그들이 서로 만나지 못하도록 얼마나 많은 애를 썼던가?

그러한 삶에 종지부를 찍는 것은 얼마나 멋진 일인가! 우리는 이제 정직에 근거한 삶을 살고 있다. 우리는 이제 어디를 가든지 *자기 자신이 될 수 있다.*

우리의 프로그램은 단주생활을 유지하기 위해 엄격하게 정직한 삶을 살 것을 요구한다. 정직은 단주생활을 시작하고 유지하기 위한 첫 번째 원칙이다. 이렇게 살면 삶은 매우 단순해진다. 그리하여 우리는 여유를 가지고 삶의 구체적인 행복에 대해 생각할 수 있게 된다.

### ♧ 오늘의 기도

더 높은 힘이여, 정직하게 살도록 도우소서. 정직을 통해 당신에게 가까이 갈 수 있습니다. 당신께 가까이 가도록 도우소서.

### ♧ 오늘의 행동

오늘, 나는 "익명의 알코올 중독자들"(제 3판)책의 제 5장 중 첫 세 페이지를 읽겠다. 여기서 왜 정직이 회복을 위해 그토록 중요한지 배우겠다.

## 9-8

**나는 자궁으로 돌아가고 싶은 강렬한 욕망을 가지고 있다.**

- Woody Allen -

어떤 날에는 세상이 안전하지 않은 것처럼 느껴진다. 친구가 죽고 당신이 다치기도 한다. 사랑하는 사람과 다투기도 한다. 당신은 다만 누군가가 당신을 보호해주기를 원한다. 당신은 안전함과 따스함을 원한다.

프로그램의 영적인 부분으로 돌아가라. 당신의 더 높은 힘이 온화함과 사랑의 보살핌으로 당신을 붙들게 하라. 기도하라. 프로그램의 사랑을 느끼기 위해 기도하라.

당신이 이렇게 할 때 프로그램의 사랑이 당신을 발견할 것이다. 왜? 당신은 회복에 대해 마음의 문을 열었기 때문이다. 사랑받기 위해서는 사랑에 대해 *마음의 문을 열어야* 한다.

### ♧ 오늘의 기도

마음의 문을 열기 위해 기도합니다. 프로그램의 사랑이 나를 발견하고 위로하기를 기도합니다. 더 높은 힘이여, 아이가 부모의 사랑을 필요로 함과 같이 나는 당신의 사랑을 필요로 합니다.

### ♧ 오늘의 행동

오늘, 나는 세상이 안전하지 않게 느껴졌던 세 가지 경우의 목록을 만들겠다. 내가 마음의 위안을 얻기 위해 더 높은 힘에게 돌아갔다면 무엇이 달라졌을 지에 대해 명상하겠다.

## 9-9

**다른 사람들을 설득하는 가장 좋은 방법은 당신의 귀를 통하는 것이다. 그들의 말을 경청하라.**

- Dean Rusk -

우리는 무엇을 생각해야 하는지에 대해 남의 말을 듣는 것을 싫어한다. 우리는 혼자서 결정하는 것을 좋아한다. 우리의 말을 들어주는 다른 사람에게 말하는 것은 도움이 된다. 그들은 우리의 생각에 관심을 가지고 있다.

우리는 이러한 존경심을 다른 사람에게 가질 수 있다. 우리는 그들이 하는 말의 요점을 경청할 수 있다. 그들을 이해하기 위해 노력하고 그들의 생각에 대해 관심을 가질 수 있다.

우리가 이렇게 할 때, 타인들도 우리의 생각에 관심을 가지기 시작할 것이다. 우리는 *생각을 나눈다.* 생각이 *보다 명확해진다.* 그들은 조금 변화한다. 우리는 좀 더 합의에 가까워진다. 우리는 둘 다 만족할 수 있다.

### ♧ 오늘의 기도

더 높은 힘이여, 오늘 내가 언제 들어야 하고, 언제 말해야 하는지 알도록 도우소서. 나를 위해 그리고 나를 통해 일하소서. 감사합니다.

### ♧ 오늘의 행동

오늘, 내가 정말 말하고 싶을 때 경청하는 기회를 가지겠다. 나는 “좀 더 말씀해 주세요.”하고 말하겠다. 그리고 경청하겠다.

## 9-10

**만일 그대가 어떤 일을 올바로 처리하고 싶다면**
**그것을 자신이 해야 한다.**

- 익명 -

우리 중독 환자들은 매우 까다롭게 군다. 우리는 어떤 일을 처리하는 데에 오직 한 가지 방법만이 있다고 생각한다. 그것은 '자기 방식'에 지나지 않지만 우리는 그것을 '옳은 방식'이라고 부른다.

우리가 이렇게 생각하면 세 가지 일이 일어난다. 첫째, 우리는 다른 사람들을 무시한다. 둘째, 모든 일을 간섭하게 된다. 셋째, 모든 사람들의 기분이 상한다. 타인들은 존중받지 못한다고 느끼고 상처를 받는다. 그리고 우리는 모든 일을 처리해야 하기 때문에 화가 난다.

일을 처리하는 방법에는 여러 가지가 있음을 배울 필요가 있다. 다른 사람들이 *우리의 방식대로 하지 않아도 상관없다.* 그들의 방법에 대해 자신이 좋으면 그만이다. 만일 그들이 우리의 충고를 원한다면 요청하게 될 것이다.

### ♧ 오늘의 기도

더 높은 힘이여, 다른 사람들과 그들의 방식을 받아들일 수 있도록 도우소서.

### ♧ 오늘의 행동

오늘, 나는 다른 사람들이 어떻게 일을 처리하는지 지켜보겠다. 어쩌면 더 좋은 방법을 배울 수 있을 것이다.

## 9-11

**무엇보다 자기 자신에게 진실하라.**

- William Shakespeare -

"자기 자신에게 진실하라."라는 격언은 무엇을 의미하는가? 회복이 시작되기 전 우리는 자신만을 생각하지 않았던가? 대답은 아니라는 것이다. 그것은 진실한 우리가 아니었다.

우리는 모두 중독으로 인해 진실한 자기와 접촉할 수 없었다. 우리는 *목표와 감정, 그리고 가치관을 상실했다.* 우리는 짜릿하게 기분 좋은 것만 뒤쫓았다. 그리하여 우리는 맑은 정신을 잃어버렸다. 우리는 중독 환자가 된 것이다.

회복과 함께, 다시 자신을 발견한다. 그리고 그것은 대단한 것으로 느껴진다. 우리는 역할을 연기하는 것을 중단하고, 자신이 된다. 그리고 그것은 멋진 것으로 느껴진다. 우리는 부질없는 헛된 노력이 아니라 자신의 꿈과 신념을 뒤쫓는다. 우리는 다시 자유롭게 우리 자신이 된다. 감사합니다. 더 높은 힘이여.

**♧ 오늘의 기도**

오늘, 나는 자신이 되기를, 자신의 모든 것을 알게 되기를 기도합니다.

**♧ 오늘의 행동**

오늘, "자신에게 진실하기를" 기도하겠다.

## 9-12

**화가 났을 때는 말하기 전에 열까지 세어보라.**
**매우 화가 났다면 백까지 세어보라.**

- Thomas Jefferson -

때로 우리는 단지 잔소리가 하고 싶어진다. 아마도 가족이나 친구 중 누군가가 주변을 어수선하게 해 놓았을 때 "그들을 고쳐주고" 싶어질 수 있다. 수를 세어보라. 아마도 우리는 직장에서 호된 비난을 받고는 "복수하고"싶어질 수 있다. 수를 세어보라.

우리는 분노 때문에 술 취할 수 있다. 우리는 "누군가를 고쳐줄" 때 힘을 느낀다. 그러나 알코올이 주는 쾌감과 같이 *분노가 주는 쾌감* 역시 잠시 동안만 지속되고 다른 사람에게 상처를 준다. 우리는 분노를 통제해야 한다. 이것이 우리가 수를 세는 이유이다.

진정하라. 당신이 무엇을 해야 하고 무엇을 말하고 싶은지 생각하라. 나중에 부끄럽지 않을 수 있는 단어를 사용하라. 우리가 화났을 때 다른 사람을 존중하는 방법을 배우는 것은 회복의 신호이다.

**♧ 오늘의 기도**

더 높은 힘이여, 화가 났을 때 내가 타인을 존중하도록 가르치소서.

**♧ 오늘의 행동**

오늘, 화가 날 때, 수를 세겠다. 나의 분노를 가지고 타인을 조종하지 않도록 노력하겠다.

## 9-13

**사람은 자기 자신 외에 모방할 대상이 없으면 거의 향상되지 않는다.**

- Oliver Goldsmith -

만일 우리가 혼자서 회복해야 한다면 곤란에 부딪힐 것이다. 우리는 이미 수없이 그렇게 해보았다. 이미 알고 있는 방법이 아니라 새로운 삶의 방법을 배워야 한다.

이것이 우리가 12-단계 프로그램에서 후원자를 가지는 이유이다. 후원자는 우리의 회복 프로그램에서 가장 중요한 것 중 하나다. 우리는 행복하게 잘 회복하고 있는 사람을 선택한다. 그리고 그를 모방한다. 후원자는 우리가 원하는 것을 가지고 있는 특별한 사람들이므로 우리는 *그들을 그대로 따라한다.*

그들은 맑은 정신을 가지고 있다. 그들은 행복을 가지고 있다. 그들은 상식을 가지고 있다. 그들은 평화와 평온을 가지고 있다. 그리고 그들은 우리가 그것들을 가질 수 있도록 도움을 줄 수 있다. 우리는 그들에게 새로운 삶의 방식을 배운다.

**♧ 오늘의 기도**

더 높은 힘이여, 내가 좋은 모델을 선택하도록 도우소서. 그들의 방식을 모방하도록 도우소서.

**♧ 오늘의 행동**

아직 후원자를 정하지 못했다면 나는 오늘 후원자를 정하기 위해 노력하겠다.

## 9-14

**그대는 사람의 겉모습만이 아니라 깊이 들여다보아야 한다.**

- Lord Chesterfield -

알코올과 약물, 혹은 다른 중독에 빠져 있었을 때, 우리는 단지 사람들의 겉모습만 보았다. 우리는 마치 사람들을 물건처럼 취급했다. 우리는 빈번하게 그들이 어떻게 우리의 기분을 좋게 만들어줄 지 혹은 방해할 것인지에 대해서만 관심을 가질 뿐이었다.

이제 우리는 다른 사람들을 인간으로 대한다. 우리는 그들을 *깊이 바라본다.* 그들의 생각과 감정에 대해 배운다. 그들을 돌본다. 얼마나 놀라운 변화인가! 우리는 다시 충만하게 사람으로 존재한다. 우리는 관계를 가질 수 있다.

타인들을 깊이 들여다 볼 때, 우리는 거기에서 생명을 본다. 우리는 아름다움과 용기, 희망, 그리고 사랑을 본다. 자신과 더 높은 힘의 일부를 본다. 얼마나 놀라운 기적의 생명인가!

### ♧ 오늘의 기도

더 높은 힘이여, 내가 오늘 충만하게 인간이 되게 하소서. 타인들 안에 있는 당신을 보게 하소서.

### ♧ 오늘의 행동

오늘, 나는 누군가를 깊이 들여다보겠다. 나는 이것을 친구와의 대화를 통해 실행하겠다. 그리고 기꺼이 경청하겠다.

## 9-15

**용기를 시험하는 길은 죽는 것이 아니라 사는 것이다.**

- Vittorio Alfieri -

우리는 얼마나 용감한 사람들인가! 우리는 삶을 선택했다. 그렇다. 아마도 약간의 압박은 받았을지 모른다. 아마도 가족으로부터, 혹은 경찰관이나 질병이 주는 고통으로부터 큰 압박을 받았을 수도 있다.

그러나 여전히 *회복을 선택한 것은 우리들이다.* 우리는 날마다 더 높은 힘이 우리의 삶을 이끌도록 선택한다. 그것은 놀라운 신뢰다! 그것은 놀라운 믿음이다! 그것은 놀라운 용기다!

회복의 과정에서 우리는 열심히 노력한다. 우리는 독서를 한다. 우리는 모임에 참석한다. 기도하고 명상을 한다. 타인에게 봉사할 방법을 찾는다. 우리들 각자는 기적을 창조하고 있다. 우리는 이것을 자랑스러워해도 좋다.

### ♧ 오늘의 기도

나는 자신을 사랑할 수 있는 용기를 가지도록 기도합니다. 더 높은 힘이여, 내가 그러한 자격이 있을 때 스스로를 칭찬할 수 있도록 가르치소서.

### ♧ 오늘의 행동

나는 회복의 과정에서 용감했던 세 가지의 목록을 만들겠다. 그리고 그것을 집단의 동료와 함께 나누겠다.

## 9-16

**나의 황금률은 이것이다:
다른 사람들에게 정당하게 대하라. 그런 후 그들이
그대에게 정당하게 대할 때까지 그들과 어울려라.**

- Alan Alda -

질병에 걸려 있었을 때 우리는 빈번하게 수치를 느꼈다. 그래서 타인들이 우리를 이용하도록 내버려두었다. 우리는 마치 아무 권리도 없는 것처럼 행동했다.

회복의 과정에서 우리는 타인들에게 정당하게 대하기 위해 노력한다. 그리고 우리 또한 *정당한 대접을 받을 자격이 있다.* 만일 사람들이 우리에게 인색하게 대한다면 우리는 그들에게 그것을 말한다. 사람들이 우리를 속인다면 정당하게 행동하도록 요청한다.

회복의 과정에서 우리는 인간의 권리에 따라 산다.

### ♧ 오늘의 기도

더 높은 힘이여, 정당함을 옹호하도록 나를 도우소서. 나 자신과 타인들을 존중하도록 도우소서.

### ♧ 오늘의 행동

오늘, 나에게 잘못한 사람들의 목록을 만들겠다. 내 말을 경청할 것으로 느껴지는 사람들에게 그것을 말할 계획을 세우겠다. 수치심이나 두려움이 아니라 사랑을 가지고 행동하겠다.

## 9-17

### 사람들이 그대를 너무 많이 찾는 것은
### 전혀 찾지 않는 것보다 좋다.

- 익명 -

너무나 많은 사람들이 우리의 시간과 사랑을 원하는 것처럼 보일 수 있다. 부모님은 자주 전화를 안 한다고 말씀하신다. 아이들은 시간을 내주기를 요구한다. 배우자는 우리가 집을 비우는 시간이 너무 많다고 불평한다. 후원자는 더 자주 자신을 검토하라고 말한다.

이 모든 사람들로 인해 우리가 균형을 잃어버리는 것처럼 느껴진다면 멈추어서 휴식을 취하라. 중독에 빠져 있었을 때 우리가 얼마나 외로웠는지 기억해야 한다. 그 때에는 아무도 우리의 시간과 사랑을 원하지 않았다! 이제 다시 우리는 다른 사람들에게 중요하다.

당신은 사람들에게 그들이 필요로 하고 요청하는 것을 합리적으로 제공함으로써 이 모든 것들을 조정할 수 있다. 그들이 필요로 한다고 하는 당신의 생각은 지나칠 수 있다. 자신을 보살피면서 동시에 타인을 사랑하는 것을 배우기 위해 당신은 알라넌 모임(중독자 가족 모임)의 도움이 필요할 수 있다.

**♧ 오늘의 기도**

더 높은 힘이여, 오늘 나의 시간과 에너지를 가장 잘 사용하도록 도우소서. 일과 놀이, *타인을 사랑하는 것과 자기–보살핌 사이의 균형*을 잘 유지하도록 도우소서.

**♧ 오늘의 행동**

오늘 내가 너무 많은 것을 제공해야 한다고 느낀다면, 나는 멈추어서 더 높은 힘의 안내를 요청하겠다.

## 9-18

**음주를 우리의 삶에서 제거하는 것은 단지 첫걸음에 불과하다.**

- 익명의 알코올 중독자들 -

알코올이나 다른 약물을 포기하는 것은 단지 시작일 뿐이다. 화학물질을 포기한다고 해도 만일 우리가 과거의 생활방식으로 산다면 행복할 수 있을까?

우리는 더 많은 것을 해야 한다. 우리는 질병이 우리를 어떻게 변화시켰는지 보아야 한다. 이것을 하기 위해 우리는 12-단계로 돌아가야 한다.

프로그램은 우리가 새로운 사람이 될 것을 가르친다. 우리는 변화할 것이다. 그리고 그 변화는 우리를 행복하게 만들어 줄 것이다. *그것은 회복에서 가장 좋은 것이다-변화.*

**♧ 오늘의 기도**

더 높은 힘이여, 나를 치유하는 변화에 내 마음을 열게 하소서. 단지 술을 끊었다고 해서 치유가 되는 것이 아님을 알게 하소서.

**♧ 오늘의 행동**

오늘 나는 자신에 대해 변화를 원하는 한 가지를 선택하겠다.

## 9-19

**되돌아보면 우리 자신을 신의 손에 맡겼을 때**
**우리가 계획했던 것 보다 더 많은 것을**
**얻을 수 있었다는 것을 인식한다.**

- 익명의 알코올 중독자들 -

우리는 미래를 들여다보는 것으로 현재를 통제할 수 없다. 우리는 오직 과거를 돌아볼 수 있을 뿐이다. 과거는 우리가 현재에서 더 많이 얻기 위해 어떻게 해야 하는지 가르쳐 줄 수 있다. 그러나 *과거는 배워야 하는 것이지 비난해야 하는 것이 아니다.*

과거를 돌아볼 때 우리는 중독으로 인한 혼란을 본다. 그러나 또한 회복을 본다. 우리의 삶이 어떻게 하면 향상될 수 있는지 본다. 더 높은 힘이 우리의 삶에서 어떻게 일하고 있는지 본다. 만일 우리가 정직하게 과거를 돌아본다면 배움을 얻는다.

### ♧ 오늘의 기도

더 높은 힘이여, 과거에서 배우도록 도우소서. 당신의 도움을 받아 내 과거를 비난하는 것을 중단하겠습니다. 마치 나보다 먼저 돌아가신 분들을 비난하지 않듯이.

### ♧ 오늘의 행동

오늘, 단주생활이 시작되기 전의 삶을 기억하겠다. 나는 아직도 알코올이나 약물, 혹은 다른 중독에 빠질 수 있는 태도들과 행동들을 계속해서 가지고 있는가?

## 9-20

**자신을 흥겹게 만드는 가장 좋은 방법은**
**다른 누군가를 흥겹게 만드는 것이다.**

- Mark Twain -

때로는 우리의 감정을 '처리'하려고 애쓰는 것이 아무 소용이 없을 때가 있다. 그 순간에 우리는 덫에 걸려 있는 것이다. 우리는 한쪽밖에 보지 못한다. 누가 뭐라고 말해도 우리는 꽉 막혀 있다. 그 순간에는 그렇다. 그러나 그것은 우리의 단주생활을 위태롭게 만든다.

자기-연민을 어떻게 극복할 수 있을까?

*다른 누군가에게 집중하라.* 다른 누군가를 진심으로 행복하게 해 주고 싶어질 때 우리는 더 높은 힘의 도움을 요청하게 될 것이다. 그 때 변화가 일어난다. 왜냐하면 우리의 선행이 자신에게 돌아오기 때문이다.

기억하라. 봉사는 항상 우리의 단주생활을 지켜준다.

### ♧ 오늘의 기도

더 높은 힘이여, 때로는 과거의 습관의 덫에 빠집니다. 그 때 내가 초점을 다른 사람에게 맞추도록 도우소서. 내가 단주생활에 머무르도록 도우소서.

### ♧ 오늘의 행동

나는 오늘 내가 부정적인 감정에 사로잡혀 있었던 경우를 생각해 보겠다. 나는 그 때 어떻게 거기서 빠져나왔던가?

## 9-21

**사랑은 삶을 항상 순탄하게 만들지 못한다.**
**그것은 삶을 가치 있게 만든다.**

- Franklin Jones -

회복이 시작되기 전에는 분노와 자기-연민, 그리고 슬픔이 우리의 마음을 가득 채우고 있었다. 세상은 그렇게 계속 굴러갔고 우리는 삶을 증오하게 되었다.

회복이 시작되고 난 후 사랑이 우리의 마음을 가득 채우고 있다. 우리는 삶을 사랑하기 시작한다. 사랑은 다른 사람들에게 일어나는 일에 대해 진심으로 관심을 가지는 일이다. 사랑은 삶을 가치 있게 만든다.

우리는 프로그램에서 많은 사랑을 발견한다. 우리는 다른 사람들을 진심으로 중요하게 받아들인다. 우리 또한 그들에게 중요한 사람이 된다. 우리는 모임에서 사랑하는 방법을 배운다. 프로그램은 사랑을 가르친다. 프로그램이 사랑이기 때문이다.

### ♧ 오늘의 기도

나는 내 마음속 깊이 사랑을 환영하고 타인들을 나의 삶에 초대하기를 기도합니다. 사랑은 나를 더 높은 힘에게로 더 가까이 데려다 줍니다.

### ♧ 오늘의 행동

나는 내가 사랑하는 모든 사람들의 목록을 만들고 그들이 왜 내게 중요한지 기록하겠다.

## 9-22

# 한 번에 하루씩

- 12단계 프로그램 슬로건 -

이 슬로건은 우리가 단지 오늘 하루의 기쁨과 문제를 가지고 살아야 함을 의미한다. 우리는 지나간 날의 실수를 지니고 사는 것이 아니다. 우리는 그럴 여유가 없다. 우리는 오늘, 다른 사람을 사랑하기 위해 노력해야 한다. 바로 오늘이다.

한 번에 하루 이상을 살 수 있다고 생각한다면 정신이 없는 것이다. 우리가 병들어 있었을 때 우리는 지금 여기가 아니라 모든 곳에 살고 있었다. 우리는 오지 않은 미래에 갈팡질팡했고 지나간 일을 가지고 자신을 징벌했다.

'한 번에 하루씩'은 쉽게 하라고 가르친다. 그것은 *정말로 중요한 것*에 집중하라고 가르친다. 그것은 *바로 지금 여기*이다.

### ♧ 오늘의 기도

더 높은 힘이여, 프로그램의 슬로건이 내 삶이 되도록 나를 도우소서. 순간순간에 살도록, 한 번에 하루씩 살도록 나를 도우소서.

### ♧ 오늘의 행동

오늘, 나는 현재 속에 사는 것을 연습하겠다. 내가 과거나 미래에 살고 있음을 발견하면 지금 이 순간으로 돌아오겠다.

# 9-23

## 자신을 발견하는 사람은 불행에서 벗어난다.

- Matthew Arnold -

우리는 수많은 불행에서 벗어났다. 그 대신 우리의 내부에서 한 맑은 정신이 성장하고 있다... 사랑을 통해. 특히 자기사랑이다.

질병은 우리 자신을 증오하게 만들었다. 우리가 정말 증오한 것은 우리의 질병이었다. 우리는 자신을 발견할 수 없었다. 우리가 본 모든 것은 다른 사람들이 보았던 바로 그것 – 우리의 질병이었다.

회복의 과정에서 우리는 자신을 다시 찾게 되었다. 우리는 자신이 좋은 사람임을 발견한다. 우리는 또한 자신을 둘러싸고 있는 세상을 사랑하게 되었다. 우리는 *이 세상에 무엇인가*를 *줄 수 있음*을 본다. 그것은 우리 자신이다. 왜 그럴까? 우리는 자신을 찾았기 때문이다.

### ♧ 오늘의 기도

나는 살아있음이 너무나 즐겁습니다. 때로는 삶이 상처를 주기도 하지만 나는 당신을 찾았습니다. 감사합니다, 더 높은 힘이여. 항상 당신과 가까이 있기를 기도합니다.

### ♧ 오늘의 행동

나는 회복의 과정에서 자신에 대해 발견한 열 가지의 위대한 점의 목록을 만들겠다.

## 9-24

### 순교자는 좋지 않은 예를 보여주는 것이다.

- David Russel -

때로 우리는 어떤 사람을 순교자라고 말한다. 우리는 그를 희생자라고 생각하는 것이다. 그들은 고통 받지만 어떤 대의를 위한 것이 아니다. 그들은 *불쌍한 나를 연기한다.* 그들은 자신이 얼마나 많은 고통을 받는지 사람들이 알아주기를 원한다. 그들은 진정으로 산다는 것을 두려워한다. 그들은 좋지 않은 예를 보여준다.

진정한 순교자는 그들이 믿는 것으로 인해 죽었다. 에너지와 영성으로 가득하기 때문에 우리는 그들을 기억한다. 우리 역시 에너지와 영성으로 가득한 삶을 살 수 있다. 회복은 우리가 더 나은 삶을 살게 한다. 그것을 향해 나가자!

**♧ 오늘의 기도**

더 높은 힘이여, 나에게 에너지를 주심에 그리고 영혼을 치유해 주심에 감사드립니다. 나의 생명을 당신에게 맡기고 충만한 삶을 살도록 도우소서.

**♧ 오늘의 행동**

나는 어떤 종류의 예를 보여주고 있는가? 나의 삶은 기쁨과 회복을 보여주고 있는가?

## 9-25

**타인을 비난하는 것은 정직하지 않은 방법으로 자신을 칭찬하는 것이다.**

- Will Durant -

우리는 때로 타인을 비난한다. 이렇게 하는 것은 우리 또한 나쁜 사람으로 보이게 만든다. 친구들은 우리가 그들의 등 뒤에서 무슨 말을 할 지 걱정한다. 그들은 우리를 신뢰하는 것을 두려워한다. 우리는 험담하는 사람으로 알려진다.

우리가 타인에 대해 무슨 말을 하는가 하는 것은 우리 자신에 대해 많은 것을 말해준다. 우리는 친절할 때도 있고 친절하지 않을 때도 있다. 우리는 남의 험담을 하기도 하고 혹은 하지 않기도 한다. 이것은 우리가 모든 사람들이 언제나 훌륭하다고 말해야 함을 뜻하는 것은 아니다.

자신을 좀 더 잘 이해할 수 있는 프로그램을 실천함에 따라 우리는 또한 다른 사람들을 더 잘 이해하기 시작한다. 우리는 그들의 강점과 약점을 본다. 그러나 우리는 험담을 하지 않고도 이러한 것들을 알 수 있다.

**♧ 오늘의 기도**

더 높은 힘이여, *다른 사람들을 명확하게 보도록* 도우소서.

**♧ 오늘의 행동**

오늘, 나는 직장과 학교, 그리고 집에서 가장 가까운 사람들의 목록을 만들겠다. 다른 사람들에게 그들에 대해 어떻게 말하는지 생각겠다. 나는 친절한가?

## 9-26

### 거리는 문제가 아니다. 첫 걸음이 가장 어렵다.

- Mme. Marquise du Deffand -

중독에 빠져 있었을 때 우리는 죽음으로 가는 길 위에 있었다. 영적인, 정신적인, 그리고 신체적인 죽음의 길이었다. 그 길 위에서 우리는 어디로 가고 있는지 생각하지 않으려고 노력했다. 우리는 그곳으로 가고 싶지 않았지만 단지 한 번에 한 잔씩 죽음으로 가는 길을 따라가고 있었다.

우리는 이제 *생명의 길을 선택했다.* 그것을 선택하는 것은 어려운 일이었다. 우리는 옛날의 길 밖에 몰랐다. 변화가 두려웠다. 그러나 우리는 그것을 해냈다! 그것이 가장 어려운 부분이다.

우리는 새로운 길에 흥분한다. 우리는 그것이 좋은 곳으로 인도함을 알고 있다. 우리는 '12-단계'라고 하는 지도를 따라가고 그 여행을 즐긴다. 그것은 우리가 살아있는 동안 계속될 것이다. 그리고 그 지도는 우리를 안내해 줄 것이다.

**♧ 오늘의 기도**

더 높은 힘이여, 내가 생명의 길을 선택하도록 도우심에 감사드립니다.

**♧ 오늘의 행동**

오늘, 나의 생명을 위해 12-단계를 읽고 그 지도에 대해 공부하겠다.

## 9-27

### 정직은 지혜의 책의 제 1장이다.

- Thomas Jefferson -

정직은 회복 프로그램의 근간이다. 정직은 우리의 마음을 열어젖힌다. 그것은 우리의 비밀을 둘러싼 벽을 허물어 버린다. 그 벽은 우리의 감옥이었다. 그러나 이제 모든 것이 달라진다. 우리는 자유를 얻는다.

정직은 우리를 지혜롭게 만든다. 우리는 더 이상 몰래 술을 마시지 않는다. 우리는 숨길 것이 없다. 우리를 신뢰하지 않았던 사람들은 이제 우리의 정직을 신뢰한다. 우리를 피하기 위해 애썼던 사람들은 이제 우리를 찾는다.

정직하게 되는 것은 *자신에게 줄 수 있는 최상의 선물*이다.

**♧ 오늘의 기도**

더 높은 힘이여, 당신은 진실입니다. 내가 진실을 외면하지 않도록 기도합니다. 나는 거짓말을 하지 않겠습니다. 나의 생명은 정직에 달려 있습니다.

**♧ 오늘의 행동**

나는 오늘 20분 혹은 30분 동안 정직을 배우는 것이 어떻게 나의 삶을 변화시켰는지에 대해 생각해 보겠다.

## 9-28

**우리가 타인에게 줄 수 있는 선물은**
**희망과 같이 그렇게 단순한 것이다.**

- Daniel Berrigan -

우리의 행동과 믿음은 타인에게 영향을 준다. 성장하고 변화함에 따라 우리는 더 좋은 기분을 느낀다. 세상을 보다 긍정적인 눈으로 본다. 우리는 이것은 다른 사람들과 공유해야 한다.

삶이란 혼란스럽고 미친 짓이라고 생각할 때 우리는 재빨리 우리의 신념을 나누어주었다. 우리의 희망을 나누어줄 때에도 재빨라야 한다.

우리의 이야기를 말하는 모든 순간에 우리는 지금 어떠한가에 대해 분명히 말해야 한다. 우리는 미래에 대한 우리의 희망을 말해야 한다. 그러나 단지 희망을 말만 해서는 안 된다. 우리의 희망을 행동으로 옮겨야 한다. *우리는 희망이 되어야 한다.* 우리 자신만이 아니라 아직도 술과 약물, 그리고 다른 중독으로 고통 받는 사람들을 위해.

**♧ 오늘의 기도**

희망 안에서 당신을 발견합니다. 더 높은 힘이여, 나의 희망을 자유롭게 나누도록 도우소서.

**♧ 오늘의 행동**

만일 오늘 내가 침체된다면 회복에서 발견한 희망을 향해 손을 내밀겠다. 만일 내가 침체된 어떤 사람을 만난다면 그에게 나의 희망을 나누어주겠다.

# 9-29

**Al은 40년 동안 웃지 않았다.**
**그대는 그러한 사람을 칭송해야 한다.**

- TV 쇼 "메리 하트만, 메리 하트만"에서 -

우리가 어떻게 살았는지 기억하라. 우리는 항상 어떤 거짓말이나 실수를 감추려고 애쓰고 있었다. 우리는 마치 Al과 같았다. 우리의 에너지는 삶이 아니라 질병에 소모되고 있었다.

감사는 프로그램의 핵심 단어이다. 감사는 프로그램에 대해 고마워하는 것이다. 감사는 우리의 더 높은 힘을 알게 된 것에 대해 고마워하는 것이다. 그 오랜 세월 미소를 잊고 살았던 것이 어떤 것이었는지 기억하라.

*회복은 우리에게 미소를 돌려주었다.* 얼마나 놀라운 해방인가? 우리는 이완할 수 있고 새로운 인생을 즐길 수 있다.

**♧ 오늘의 기도**

나는 내가 어떻게 살아왔는지 늘 기억하기를 기도합니다. 나는 나의 회복을 당연한 것으로 여기지 않기를 기도합니다. 나는 감사를 위해 기도합니다.

**♧ 오늘의 행동**

나는 프로그램과 회복이 나에게 준 것이 무엇인지 목록을 작성하겠다. 나는 오늘 그것들에 대해 미소 짓겠다.

## 9-30

**우리의 길을 철저하게 따른 사람들 중
실패한 사람은 거의 없다.**

- AA Big Book -

만일 우리가 12-단계를 따른다면 실패를 뒤로 할 수 있다. 우리는 단주하기 위해 그리고 좋은 사람이 되기 위해 노력하고 또 노력했지만 그것을 혼자만의 방법으로 했기 때문에 실패했다. 이제는 혼자서 하는 것을 중단하고 우리보다 앞서간 사람들의 방법에 귀를 기울일 때다.

만일 우리가 그들의 지도를 따른다면 엄청난 변화가 일어난다. 먼저 우리는 단주할 수 있다. 우리는 자존감을 회복한다. 우리가 존경하는 사람들을 만나고 친구가 된다. 가족들이 다시 우리를 신뢰한다.

왜 그럴까? 그것은 우리가 *고집을 버리고 경청*하기 때문이다. 우리는 전문가의 말을 경청한다.

**♧ 오늘의 기도**

더 높은 힘이여, 내가 경청하는 것에 숙련되게 하소서.

**♧ 오늘의 행동**

오늘, 나는 내가 존경하는 사람을 찾아가서 그들은 프로그램을 어떻게 실행하였는지 물어보겠다. 그들의 지혜를 나누어 줄 것을 요청하겠다.

# 10월

## 10단계

계속해서 자신을 반성하여 잘못이 있을 때마다 즉시 시인했다.

## 10-1

### 계속해서 자신을 반성하여...

- 10단계 전반부 -

10단계는 계속해서 자신을 살피라고 말한다. 우리는 자신에게 묻는다. "나는 잘하고 있는가?" 만일 그렇다는 대답이 나오면 자신이 하고 있는 일에 자부심을 느낄 것이다. 만일 그렇지 않다면 자신의 행동을 바꾼다. 10단계는 우리가 올바른 방향으로 가도록 지켜준다.

역사를 통해 현자들은 너 자신을 알라고 말해왔다. 10단계는 바로 이것을 할 수 있게 한다. *우리는 자신의 가장 좋은 친구가 된다.* 진실한 친구는 우리가 올바로 잘하고 있을 때와 또한 혼란스러울 때 그것을 말해준다.

10단계는 우리의 스승이다. 옳은 것과 옳지 않은 것을 알고 싶지 않을 때에도 10단계는 우리가 그것을 알고 있다는 사실을 일깨워준다. 10단계는 우리가 이제 가치관–좋은 가치관–을 가지고 있음을 매일 매일 일깨워준다.

#### ♧ 오늘의 기도

더 높은 힘이여, 10단계는 고된 작업입니다. 내가 그 작업을 지속하게 하시고 그것이 습관이 되도록 도우소서. 그것을 10단계라고 부르게 하소서.

#### ♧ 오늘의 행동

오늘, 나는 계속해서 자신을 검토하겠다. 나는 오늘 자신에 대해 잘한 것과 그렇지 않은 것의 목록을 만들겠다.

## 10-2

### 잘못이 있을 때마다 즉시 시인했다.

- 10단계 후반부 -

우리는 인간이다. 우리는 실수를 저지른다. 이것은 인간으로 사는 재미의 절반이다. 10단계는 실수했을 때 무엇을 해야 하는지 명백하게 말하고 있다: *인정하라.* 이것은 우리를 정직하게 만들어준다. 이것은 다시 술이나 약물, 혹은 다른 중독에 빠지게 만드는 비밀을 가지는 것에서 우리를 지켜준다.

신뢰는 10단계가 주는 선물이다. 우리가 잘못을 인정할 때 사람들은 우리를 다시 신뢰하기 시작한다. 우리는 좋은 기분을 느끼게 되고 주위에 있는 사람들도 기분이 좋아진다. 그들은 우리가 살아가는 방식을 좋아하지 않는 경우에라도, 우리를 신뢰할 수 있다.

아무도 완벽할 수 없다. 우리가 할 수 있는 최선은 실수했을 때 그것을 시인하는 것이다. 그것은 많이 할수록 더 좋은 것이다.

**♧ 오늘의 기도**

더 높은 힘이여, 잘못을 인정하게 하소서. 실수에 대해 정직하게 됨으로써 다른 사람들의 신뢰를 얻도록 도우소서.

**♧ 오늘의 행동**

나는 오늘 잘못한 실수의 목록을 만들겠다. 그리하여 내일이 되었을 때 오늘의 짐에서 벗어나 새롭게 시작하겠다.

## 10-3

**왕의 굳건함은 당나귀에 대해서는 고집이라고 불린다.**

\- Lord Erskine -

"고집"을 좋게 말하면 "지조"가 있다고 말한다. 우리 중독 환자들은 경직되어 있고 고집이 셀 수 있다. 우리는 두려움 때문에 이렇게 행동한다. 두려움에 빠질 때 우리는 익숙한 것에 집착하기 때문이다.

질병으로 인해 너무나 두려움에 빠져있기 때문에 우리는 새로운 생각과 새로운 사람을 두려워한다. 우리가 두려워하지 않은 오직 한 가지는 술을 마시거나 약물을 사용하는 일이었다.

어떤 사람이 도움을 주려고 할 때에도 우리는 고집을 부렸다. 우리는 무엇이 최선인지 안다고 생각했다. 우리의 고집스런 행동은 얼마나 우리가 우스꽝스럽게 보이도록 만들었던가!

그러나 우리의 고집스런 행동은 우리의 두려움에 대해 말해줄 뿐이다. 우리는 *자신의 고집을 자각해야 한다.* 그 때 우리가 두려워하는 것을 발견할 수 있고 그것에 대해 무엇인가를 할 수 있다.

**♧ 오늘의 기도**

더 높은 힘이여, 내가 고집을 부릴 때 이것을 알게 하소서.

**♧ 오늘의 행동**

오늘, 나는 나의 고집을 받아들이기 위해 노력하겠다. 나는 그것을 통해 내가 무엇을 두려워하는지 배우는 기회로 삼겠다.

## 10-4

### 가장 좋은 세 명의 의사는 신뢰, 시간, 그리고 인내이다.

- 행운의 쿠키에서 -

불과 얼마 전까지 만해도 우리는 병들어 있었다. 단주생활은 많은 호전을 가져다주었다. 무엇보다 우리가 알코올이나 약물, 혹은 다른 중독 행위를 중단했을 때 우리는 자신이 다 나았다고 생각했다. 그 때 우리는 자신이 그다지 건강하지 않음을 보기 시작했다.

어떠한 의사도 우리를 고치지 못한다. 건강해지기 위해 우리는 12-단계와 프로그램의 슬로건에 따라 살아야 한다. 우리는 더 높은 힘이 우리를 치유해줄 것임을 신뢰해야 한다.

한 번에 하루씩, 그리고 날마다 우리는 점점 더 강해지고 행복해진다. 그리고 그것은 결코 중단되어서는 안 된다. 날마다 우리는 자신에 대해 조금씩 더 잘 알게 된다.

**♧ 오늘의 기도**

더 높은 힘이여, 당신이 최고의 의사입니다. 그것을 기억하도록 도우소서.

**♧ 오늘의 행동**

오늘, 나는 "의사"가 제안한 것을 행동에 옮기겠다. 나는 후원자와 함께 10단계에 대해 대화하겠다.

## 10-5

**자신의 원칙을 위해 싸우는 것이**
**그것에 따라 사는 것보다 종종 쉬울 수도 있다.**

- Adlai Stevenson -

우리의 가치관에 대해 말하는 것은 쉽다. 그러나 가게의 점원이 실수로 거스름돈을 더 많이 주었을 때 우리의 가치관은 시험대에 오른다. 집에서 안락의자에 편하게 앉아서 영성에 관한 책을 읽는 것은 편안하게 느껴진다. 그러나 밖에 나가 교통지옥을 만나면 우리의 가치를 따라 사는 것이 어려워진다.

그것이 왜 우리의 프로그램을 매일 연습하는 것이 도움을 주는가 하는 이유이다. 연습은 어려운 시기를 위해 우리를 준비시켜 준다. 아마도 우리는 1년에 한 번쯤 음주충동을 느낄 수도 있다. 아마도 우리는 1년에 한 번쯤 거스름돈을 더 많이 받을 수도 있다.

그러나 우리가 매일 우리의 가치에 따라 산다면 어려운 시기를 대비할 수 있다. 기억하라. "말하는 것으로 충분하지 않다. *그대는 걸음을 걸어야 한다.*"

### ♧ 오늘의 기도

더 높은 힘이여, 이 프로그램을 매일 실행하게 하소서. 걸음을 걸어가게 하소서.

### ♧ 오늘의 행동

오늘, 나는 10단계를 실행에 옮기겠다. 목록을 작성하는 것은 내가 나의 가치에 따라 살아가는지 확인시켜 준다.

## 10-6

**만일 자신에 대한 진실을 말하지 않는다면**
**다른 사람에 대한 진실도 말할 수 없다.**

- Virginia Woolf -

12-단계를 실천하는 것은 진실을 배우도록 돕는다. 4단계와 씨름할 때 우리는 자신에 대한 진실을 배운다. 8단계와 10단계를 통해서 우리는 자신에 대한 더 많은 진실을 배운다. 우리가 자신에 대한 진실을 인정할 때 사물을 명료하게 볼 수 있다. 큰 변화가 일어나는 것이다.

그 결과 우리는 다른 사람을 보다 *명료하게 볼 수 있게* 된다. 우리는 완벽하다고 생각한 사람들의 단점을 보기 시작한다. 우리가 미워하던 사람들의 장점을 본다. 무엇이 옳은 것인지 알기 위해서 모든 사람은 열심히 노력해야 함을 보기 시작한다. 아무도 모든 대답을 가지고 있지 않다.

요약하면, 다른 사람들도 진실을 찾기 위해 노력하고 있음을 신뢰하기 시작한다는 것이다.

**♧ 오늘의 기도**

더 높은 힘이여, 자신과 타인을 명료하게 보도록 도우소서.

**♧ 오늘의 행동**

오늘, 나는 10단계를 실천하는 것이 어떻게 나의 인생에서 일어나고 있는 일들을 명확하게 볼 수 있도록 하는지에 대해 생각해 보겠다.

## 10-7

**우리는 늙을 수 있다는 것을 결코 생각하지 않았다.**

- Bob Dylan -

이제 우리는 더 이상 아이가 아니다. 하지만 충분히 성장하지도 않았다. 최소한 우리는 충분히 성장한 어른으로 느껴지지 않는다.

프로그램은 우리가 삶의 단계를 받아들일 수 있도록 돕는다.

우리는 마음으로는 평생 어린아이들이다. 그리고 우리 내면에 있는 아이는 점점 행복해지고 있다. 어떤 점에서는 우리는 매일 더 젊어지고 있음을 느낀다.

우리는 또한 점점 더 나이가 들고 현명해지고 있음을 느낀다. 그것은 좋은 느낌이다. 우리는 이제 더 이상 세상을 그렇게 두려워하지 않는다. 왜냐하면 *세상을 살아갈 더 좋은 방법을 배우고 있기 때문이다.* 마음을 젊게 가지라고 가르치는 친구들과 사귀는 것을 통해 우리는 그것을 배울 수 있다.

**♧ 오늘의 기도**

더 높은 힘이여, 오늘 나의 나이에서 최선을 행하도록 도우소서.

**♧ 오늘의 행동**

오늘, 나 보다 더 나이가 많은 동료에게 전화하여 그가 내 나이였을 때 이후로 인생에 대해 배운 가장 중요한 것이 무엇이었는지 물어보겠다.

## 10-8

### 단순히 아니요 하고 말하라.

- Nancy Reagan -

우리들 중독 환자들은 *아니* 라고 말하는 데에 매우 능숙했다. 우리의 배우자가 집안일을 도와달라고 부탁하면 우리는 *아니* 라고 말하고 술을 마시러 가곤 했다. 친구들이 우리를 보호하려고 하면 우리는 "*아니*, 너 할 일이나 해"라고 했다. 부모님이나 아이들이 술을 그만 마시라고 했을 때에도 우리는 *아니* 라고 대답했다.

우리는 또한 *예* 라고 말하는 데에도 매우 능숙했다. 우리는 누군가가 한잔 하자고 하면 항상 *예* 라고 대답했다. 중독은 참으로 우리를 혼란에 빠뜨렸던 것이다. 우리가 *아니* 라고 말해야 할 경우에 *예* 라고 했으며 *예* 라고 말해야 할 경우에 *아니* 라고 말했다.

회복과 함께 우리는 향상된다. 우리는 남들이 도움을 청할 때 *예* 라고 대답한다. 사랑을 원하는 사람들이 있을 때 우리는 *예* 라고 말한다. 우리는 음주에 대해서는 *아니* 라고 대답한다. 우리는 마침내 *예* 혹은 *아니* 라고 대답하는 것을 올바르게 하게 되었다. 우리는 올바른 경우에 올바른 방법으로 대답한다.

**♧ 오늘의 기도**

더 높은 힘이여, 피곤하거나 화가 났을 때에도 당신에 대해 예 라고 대답할 수 있도록 도우소서.

**♧ 오늘의 행동**

오늘의 목록을 적으면서 내가 프로그램과 더 높은 힘에 대해 아니 라고 말한 경우가 있었는지 자신에게 물어보겠다.

## 10-9

**자신이 잘못을 인정했다는 이유만으로**
**수치심을 느껴서는 안 된다.**

- Jonathan Swift -

과거에는 실수를 큰 위기라고 느꼈다. 우리는 완벽해야 한다고 생각했다. 우리의 과거의 방식은 실수를 숨기는 것이었다. 우리는 부끄러웠다. 실수를 하는 것은 나쁜 일이라고 생각했다.

실수는 정상이다. 우리는 실수에서부터 배운다. 그것은 우리에게 배움을 준다. 그것은 우리를 안내한다. 10단계는 잘못이 있을 때마다 *즉시* 인정하라고 지시한다.

시간이 흐르면서 실수는 정상적인 삶의 일부임을 보기 시작한다. 우리가 실수를 똑바로 바라보고 그것을 고쳐감에 따라 수치심이 사라진다. 우리는 삶이 한결 가벼워짐을 느낀다. 우리는 실수를 저지르는 것이 정상이라는 것을 안다.

### ♧ 오늘의 기도

더 높은 힘이여, 실수는 정상적인 삶의 사건임을 보도록 도우소서. *잘못이 있을 때마다 즉시 그것을 시인하도록* 도우소서.

### ♧ 오늘의 행동

오늘, 나는 지난주에 내가 저지른 실수에 대해 후원자에게 말하겠다. 나는 그것을 수치스러워하지 않겠다.

## 10-10

**바보들과 죽은 사람들은 결코 자신의 견해를 바꾸지 않는다.**

- James Russell Lowell -

우리는 프로그램에 대해 새로운 마음을 유지해야 한다. 우리는 새로운 생각에 대해 자신을 개방해야 한다. 우리는 변화를 필요로 한다. 시간이 흘러감에 따라 12-단계를 실천하는 방식들도 변화해야 한다. 그리고 우리가 성장함에 따라 부정의 안개도 더 많이 걷힌다. 그 때 우리는 세상과 프로그램을 다른 시각으로 바라본다.

우리는 이러한 변화가 일어나도록 해야 한다. 때로는 오래된 방법과 견해를 포기하는 것이 두려울 수 있다. 그러나 그것을 통해 새로운 성장이 가능하다. 매일매일 우리는 새로운 세상에 깨어난다.

*살아있다는 것은 변화한다는 것이다.* 견해와 생각은 튼튼한 나무와도 같다. 뿌리는 든든히 박혀있지만 잎사귀는 계절에 따라 변화한다.

♧ **오늘의 기도**

더 높은 힘이여, 신선함과 생동감을 가지고 살아가게 하소서. 새로운 생각과 태도에 대해 자신을 개방하게 하소서. 내가 경직되지 않게 하소서.

♧ **오늘의 행동**

오늘, 나는 내가 경직되어 있는 사람인지 두 사람의 동료에게 물어보겠다. 나는 그들이 말하는 것을 경청하겠다.

## 10-11

### 그대 삶의 모든 날들을 살아가기를.

- Jonathan Swift -

삶이 어렵다고 하는 것은 사실이다. 이러한 사실을 받아들인다면 삶은 보다 쉬워진다. 1단계가 어떻게 작용하는지 기억하라. 우리가 알코올에 무력했음을 시인할 때 회복할 수 있는 힘이 주어진다. 그것은 삶의 다른 문제들에도 적용된다.

우리는 삶의 어려움을 회피하기 위해 수많은 에너지를 소모했다. 그러나 프로그램은 그 에너지를 문제를 해결하기 위해 사용하라고 가르친다. 삶의 어려움은 자신을 향상시키고 영적인 삶을 살 수 있는 좋은 기회이다.

문제를 회피할 것인지 문제를 직면할 것인지에 대한 *선택은 우리에게 달려있다*. 어려움을 회피하기 위해 에너지를 낭비하는 것을 중단할 때 우리는 자신에 대해 더 많은 자신감을 느끼기 시작한다.

**♧ 오늘의 기도**

더 높은 힘이여, 삶은 어려운 부분과 쉬운 부분이 공존합니다. 내가 그 모든 것을 직면하고 배울 수 있도록 도우소서.

**♧ 오늘의 행동**

나는 삶의 어려움에 대해 불평하지 않도록 노력하겠다. 불평하는 데 쓰는 에너지를 문제를 해결하기 위해 사용하겠다.

# 10-12

## 행동만을 신뢰하라. 삶은 말이 아니라 사건이다.

- Alfred Adler -

단주생활은 하나의 사건이다. 단주생활은 또한 행동을 의미한다. 우리는 모임에 *간다*. 우리는 후원자를 *만난다*. 우리는 동료들과 *대화한다*. 만일 우리가 이렇게 행동하지 않는다면 우리는 단주생활을 하고 있는 것이 아니다.

우리의 행동은 또한 우리가 영적인 삶을 살고 있는지 말해준다. 무엇인가를 필요로 하는 사람을 볼 때 당신은 무엇을 하는가? 영성이란 도움을 주는 것이다. 그것은 단지 말을 하는 것이 아니다.

우리는 4단계와 10단계에서 우리의 말이 아니라 행동을 조사한다. *우리의 행동은 우리가 회복의 길 위에 있는지 말해준다.*

### ♧ 오늘의 기도

더 높은 힘이여, 내가 말 안에 숨지 않게 하소서. 나는 올바른 행동을 할 수 있는 힘을 얻기를 기도합니다. 단주생활의 길을 걷도록 도우소서.

### ♧ 오늘의 행동

오늘 10단계를 실천할 때 나는 오직 행동에 집중하겠다. 나는 오늘 어떻게 단주생활을 행동으로 실천하고 있는가?

## 10-13

**자기-연민은 가장 위험한 자기중심적 이기주의이다.**
**그것은 우리의 눈을 흐리게 만든다.**

- Kathy S. -

때로는 우리는 자기 위주로 사물을 바라보는 것에 집착한다. 우리는 마치 세상의 모든 일이 자신에 대해, 자신을 위해 일어나야 하는 것으로 생각할 수 있다. 비가 오면 우리는 가뭄에 메마른 들판은 보지 못하고 소풍 계획에 차질이 생긴 것만 생각하기 쉽다.

우리는 보다 큰 그림을 볼 수 있어야 한다. 그것은 우리가 자기중심적으로만 생각하는 것을 막아준다. 비가 온다면 우리는 실내에 모여서 농부들을 위해 기뻐할 수 있다.

우리가 *큰 그림 속에 있는 자신의 역할*을 한다면 모든 것이 순조롭다. 우리가 자신의 역할을 하지 못하면 스스로도 그것을 느끼고 다른 사람들도 그것을 느낀다. 자기-연민은 우리가 자신의 역할을 하는 것을 방해한다.

### ♧ 오늘의 기도

더 높은 힘이여, 나는 나 보다 큰 그림의 일부임을 보게 하소서. 나의 일은 바로 그 큰 그림의 일부인 나의 역할을 해내는 것입니다.

### ♧ 오늘의 행동

오늘, 나는 더 높은 힘과 가족, 그리고 직장과 사회에서 어떻게 잘 조화를 이룰 것인지 생각해 보겠다. 나는 내 역할을 하고 있는가?

## 10-14

**아기가 태어나는 것은**
**세상이 지속되어야 한다고 하는 신의 뜻이다.**

- carl Sandburg -

회복 또한 세상이 계속되어야 한다는 신의 뜻이다. 그러나 우리가 알코올이나 약물, 혹은 다른 중독에 빠져있었을 때 아기가 새로 태어나는 광경조차도 우리의 가슴에 희망을 불러일으키지 못하는 때가 있었다.

우리는 영적으로 죽어있었다. 세상이 계속되건 말건 우리는 관심이 없었다. 우리는 술 마시는 일 외에는 아무 관심이 없었다.

회복을 통해 우리의 영혼이 다시 살아난다. 가을날의 아름다움이 우리의 가슴에 와서 닿는다. 우리는 아기의 눈에 비친 기적을 본다. 우리는 세상의 아름다움을 본다. 우리는 더 높은 힘과 다른 사람들이 우리를 얼마나 사랑하고 있는지 느낄 수 있다. 이것들을 통해 우리는 살아있음을 안다. 희망이 우리의 정신을 가득 채우고 사랑이 우리의 마음에 충만하다.

### ♧ 오늘의 기도

더 높은 힘이여, 이제 내가 다시 세상이 계속되어야 함을 믿으므로 나로 하여금 *이 세상을 향상시킬 수 있도록* 도우소서. 내가 이 세상을 더 아름다운 곳으로 만들 수 있는 사람이 되게 하소서.

### ♧ 오늘의 행동

오늘, 나는 내 주위의 아기들과 아이들을 유심히 바라보겠다. 나는 그들이 얼마나 생생하게 살아있는지 주시하겠다. 나 또한 그들처럼 생동감을 가지기 위해 노력하겠다.

## 10-15

### 결정하지 않는 것도 하나의 결정이다.

- Harvey Cox -

우리는 승리자들이다. 왜냐하면 매일매일 단주생활을 하기로 결정하기 때문이다. 매일매일 우리는 더 높은 힘의 목소리를 경청하기로 결정한다. 우리는 능동적인 선택을 통해 승리한다. 우리는 마치 선택할 수 없는 것처럼 행동하는 것을 중단했다.

우리의 과거의 방식은 모든 것이 우리에게 우연히 일어나는 것처럼 사는 것이었다. 그것은 진실이 아니다. 우리는 마치 아무 힘이 없는 것처럼 살았다. 그것도 진실이 아니다. 우리는 알코올과 약물에 우리의 힘을 빼앗겼지만 도움을 청할 수 있는 힘은 여전히 남아 있다. 매일매일 우리가 단주생활을 하는 것이 하나의 결정인 것처럼 음주를 하는 것도 하나의 결정이다.

자신이 무기력한 희생자가 아니라고 생각하는 것은 멋진 일이다. 우리는 다시 자신을 좋아한다. 우리의 목소리에서 힘을 느낄 때 우리는 미소 짓는다. 우리는 *결정을 내릴 줄 아는 사람의 자부심*을 느끼며 길을 걷는다.

**♧ 오늘의 기도**

더 높은 힘이여, 내가 선택할 수 있도록 해 주심을 감사드립니다. 나는 나의 선택에서 달아나지 않겠습니다. 매일매일 당신의 음성을 경청하기로 결정할 수 있도록 나를 도우소서.

**♧ 오늘의 행동**

나는 단 일분간이라도 자신을 무기력한 희생자로 생각하지 않겠다. 나는 나의 선택을 정면으로 직면하고 결정하겠다.

## 10-16

**실수하는 것이 인간이다.**
**그러나 지우개가 연필보다 앞선다면 그것은 지나친 것이다.**

- Josh Jenkins -

실수를 저지르는 것은 있을 수 있는 일이다. 그러나 우리는 핑계대지 말아야 한다. 우리는 아무 일 아닌 듯이 넘어가서는 안 된다. 우리는 실수에서 배워야 한다.

핑계 대는 것은 자신과 타인으로부터 우리를 떼어놓는다. 실수를 인정하고 받아들이지 않는다면 사람들은 우리를 신뢰하지 않을 것이다. 핑계 대는 것은 같은 실수를 반복하게 만든다.

회복의 과정에서 우리는 *자신의 행동을 인정하고 받아들인다.* 우리는 매일의 생활에 대한 지속적인 검토를 통해 이것을 실천에 옮긴다. 이를 통해 우리는 실수에서 배울 수 있다. 실수를 "자백하는"것은 우리가 성장하도록 도움을 준다.

### ♧ 오늘의 기도

더 높은 힘이여, 내가 실수를 자백하도록 도우소서. 10단계와 그것이 약속하는 성장에 대해 감사드립니다.

### ♧ 오늘의 행동

오늘, 나는 내가 선호하는 다섯 가지 종류의 핑계의 목록을 만들겠다. 내가 그것을 사용했던 마지막 경우를 생각해 보겠다. 나는 무엇으로부터 도피하려고 했던가?

## 10-17

**모든 아기들은 예술가들이다.**
**문제는 그대가 성장한 후에도 예술가로 남는 것이다.**

- Pablo Picasso -

우리들 각자는 함께 나눌 다채로운 생각들을 가지고 있다. 우리의 내면은 살아있다. 그러나 우리는 그것을 보여주고 있는가? 우리의 질병은 *아이 같은 열린 마음*을 훔쳐갔다.

우리 중 많은 이들은 성장한다는 것은 내면의 아이를 부정하는 것이라고 배웠다. 우리 중 많은 이들은 생동적이고 창조적으로 행동하는 것이 안전하지 않은 가정에서 자랐다.

이제 우리는 내면에 있는 아이, 즉 예술가를 주장할 때이다. 우리의 프로그램은 각각 다르다. 그리고 각각은 고유한 예술적 감각을 가진다. 자신의 이야기를 전할 때 그것은 우리의 생명을 나누는 것이다. 그리고 우리의 생명은 모두 독특하고 살아있다. 더욱 생동적으로 살아 있을수록 우리는 자신과 타인들에게 더 화려한 색채를 보여주는 것이다. 우리의 삶에 색채를 더하는 것을 두려워하지 말자.

### ♧ 오늘의 기도

더 높은 힘이여, 내면의 아이를 주장할 수 있도록 도우소서. 즐거움은 선택입니다. 그것을 선택하도록 도우소서.

### ♧ 오늘의 행동

오늘, 나는 자신을 숨기지 않도록 노력하겠다. 나는 생동적으로 살고 내가 만나는 모든 사람들에게 아이의 열린 마음으로 인사하겠다.

# 10-18

## 만일 신이 우리가 용감하기만을 원한다면 왜 우리에게 다리를 주었을까?

- Marvin Kitman -

우리의 많은 문제들은 *현명하지 않은 저항*으로 인해 일어난다. 우리는 고집을 피우다가 일을 망친다. 우리는 언제 저항해야 할지 아는 용기와 언제 저항하지 말아야 할지 하는 지혜를 필요로 한다.

우리의 프로그램은 알코올이나 약물, 혹은 다른 중독에 대해 저항하지 말고 단지 옆으로 비켜서 가라고 가르친다. 그 근처에 머무를 때 마다 우리는 패배한다. 옆으로 비켜갈 때 우리는 도움을 받을 수 있다. 비켜가는 것을 통해 우리는 단주를 유지하고 승리한다.

10단계는 언제 그리고 어디서 저항하지 말아야 할지 가르친다. 만일 우리가 단지 고집을 부리기 위해 저항한다면 우리는 항복해야 하며 이것은 잘못임을 시인해야 한다. 그리하여 우리는 선한 이유를 위해 저항하는 방법을 배운다.

**♧ 오늘의 기도**

나는 회복을 위해 저항할 수 있기를 기도합니다. 내가 단지 고집만을 부릴 때 항복할 수 있기를 기도합니다.

**♧ 오늘의 행동**

오늘, 나는 내가 어떻게 고집스러워지는지 목록을 만들겠다. 나는 12단계 중 어떤 단계가 더 높은 힘과 프로그램에 내맡기게 되도록 돕는지 목록을 만들겠다.

## 10-19

**현명한 사람은 자신의 마음을 변화시키지만**
**어리석은 사람은 결코 그렇게 하지 않는다.**

- 17세기 격언 -

우리들 중독 환자들은 고집이 세었다. 우리는 일단 어떤 생각이 머리에 떠오르면 그것을 바꾸려고 하지 않았다. 우리는 다른 사람의 생각에 귀를 기울이지 않았다. 우리는 거의 다음과 같이 이야기 했다. "나에게 진실을 말하지 마. 나는 이미 마음을 결정했어."

그러나 마침내 *어떤 새로운 생각들*이 우리를 현명하게 만들고 있다. 우리는 마음을 변화시키기 시작했다. 아마도 우리는 좋은 사람들일 것이다. 아마도 우리는 행복할 자격이 있다. 아마도 다른 사람들은 우리를 도울 수 있다. 아마도 우리의 더 높은 힘이 가장 좋은 길을 알고 있을 것이다.

우리는 더 이상 바보들처럼 행동하지 않는다. 우리는 옛날 생각들을 변화시키는 것을 배우고 있다.

### ♧ 오늘의 기도

더 높은 힘이여, 내가 더 좋은 생각을 듣거나 읽게 될 때 내 마음을 바꿀 수 있도록 도우소서.

### ♧ 오늘의 행동

내가 오늘 새로운 생각을 듣거나 읽는다면 나는 그것을 진심으로 숙고해보겠다. 만일 그것이 맞다면 시도해보겠다.

# 10-20

**스스로에게 거짓말을 할 때**
**우리는 가장 시끄러운 거짓말을 하는 것이다.**

- Eirc Hoffer -

우리가 타인에게 정직하지 않을 때 자신에게도 정직하지 않게 된다. 회복의 과정에서 우리는 자신의 마음을 치유하는 방법을 배운다.

우리는 잘못을 인정하고, 그것을 재빨리 행동에 옮긴다. 우리의 맑은 정신이 말하게 한다. 우리는 맑은 정신의 목소리를 경청한다. 우리는 맑은 정신이 가장 큰 소리로 말하게 한다.

그리하여 거짓이 그 힘을 잃게 된다. 우리는 맑은 정신에게 진실할 수 있는 길을 발견한다.

## ♧ 오늘의 기도

더 높은 힘이여, 당신은 나의 내부에서 부드럽고 고요한 목소리로 말합니다. 명상을 통해 당신의 음성을 더 잘 들을수 있도록 나를 도우소서.

## ♧ 오늘의 행동

나는 더 높은 힘의 목소리를 경청하겠다. 나는 최근에 자신과 타인에게 말한 어떠한 거짓말이라도 그 목록을 만들겠다. 그리고 내가 신뢰할 수 있는 사람에게 나의 거짓말에 대해 말하겠다.

## 10-21

### 죽은 시계도 하루에 두 번은 맞다.

- 익명 -

아무도 항상 잘못을 범하지는 않는다. 아무도 완전히 나쁜 사람은 없다. 그리고 우리도 그러하다. 때로는 자신에 대해 정말로 실망할 때가 있다. 4단계를 할 때 우리는 자신의 결점만을 볼 수 있다. 10단계를 할 때에도 우리는 실수만 보게 될 수 있다. 그러나 우리는 이렇게 살 수는 없다.

우리는 강점도 볼 수 있어야 한다. 그리고 우리의 결점조차도 좋은 면을 가지고 있다. 당신은 고집스러운가? 좋다. 단주생활을 고집스럽게 하라. 당신이 고집이 세다면 당신은 어떤 감정에 집착하는 방법을 알고 있다. 그렇다면 부정적인 감정보다 긍정적인 감정에 집착하라.

우리들 각각은 모두 *선하고 현명하다.* 우리의 좋은 점들이 질병에 의해 왜곡되어 있을 뿐이다. 그러나 이제 우리는 얽힌 매듭을 풀 수 있다. 우리는 단주생활을 하고 있으며 우리를 돕는 프로그램을 가지고 있기 때문이다.

**♧ 오늘의 기도**

더 높은 힘이여, 나와 다른 사람들에게 있는 좋은 점을 볼 수 있도록 도우소서.

**♧ 오늘의 행동**

나는 오늘 내가 가진 결점의 또 다른 면을 보겠다. 어떻게 하면 그것을 좋은 방법으로 사용할 수 있는가?

## 10-22

**인생이란 우리가 다른 계획을 세우고 있는 동안**
**우리에게 실제로 일어나는 그것이다.**

- Thomas LaMance -

우리가 알코올이나 약물, 혹은 다른 중독에 빠져 있는 동안 무슨 일이 일어났던가? 그것은 너무나 빨리 지나가서 보여줄 것이 거의 없어 보인다. 우리는 계획이 있었지만 원하는 것을 할 수 없었다. 항상 "내일"만이 있을 뿐이었다.

오늘 우리는 얼마나 달라졌는가! 이제 우리는 매일 매일을 정말로 살아갈 수 있는 프로그램을 실천하고 있다. 우리는 더 이상 시간을 잃어버리지 않는다. 이제 *모든 시간들이 순간순간 생명으로 가득하다.*

눈에 보이는 것들과 귀에 들리는 것들, 사람들, 그리고 감정들, 이 모든 것들을 우리는 지나쳐 버렸던 것이다. 그러나 이제 우리는 매일 매일을 중요하게 만드는 더 높은 힘의 도움을 받고 있다.

### ♧ 오늘의 기도

더 높은 힘이여, 오늘 내가 당신의 뜻을 행하도록 도우소서. 오늘 하루를 당신의 보살핌에 맡깁니다.

### ♧ 오늘의 행동

오늘, 생명의 징후들을 세심하게 살펴보라.

## 10-23

**신념을 위해 죽는 것보다 그것에 따라 사는 것이 어렵다.**

- William Makepeace Thackeray -

우리는 의문을 품는다. "8단계나 9단계를 해야 하는가?" "나는 정말 후원자가 필요한가?" "그렇게 자주 모임에 나가지 않으면 안 되나?"

신념을 가진다는 것은 이러한 질문을 옆으로 치워두는 것이다. 그래서 우리는 무엇을 해야 하는가? 우리는 프로그램을 실천해야 한다. 앞서 간 이들이 옳았다는 것을 우리는 받아들인다. 우리는 도움을 필요로 한다는 생각을 받아들인다. 신념이란 타인이 우리를 사랑하고 돌본다는 것을 아는 것이다.

신념이란 또한 행동에 대한 것이다. 우리가 신념을 가지고 있음을 알 수 있는 방법은 자신의 행동을 보는 것이다. 자신에게 다음과 같이 질문하라. "나의 행동은 *신념을 가진 사람의 행동*인가?"

**♧ 오늘의 기도**

더 높은 힘이여, 나를 방해하는 의문을 제거하도록 도우소서. 신념을 가진 사람처럼 행동하도록 도우소서.

**♧ 오늘의 행동**

나는 프로그램에 대한 네 가지의 내 신념에 대해 목록을 만들겠다. 예를 들면 "나는 정직이 나의 회복에 중요함을 믿는다."와 같은 것이다.

## 10-24

**뇌는 많은 도구를 가지고 있다.**
**그러나 거짓말은 그들 모두를 엮는 손잡이다.**

- Oliver Wendell Holmses -

무엇보다 거짓말은 우리를 다시 미친 행동으로 데리고 간다. 거짓말은 중독자가 하는 것이다. 중독에 빠져 있었을 때 우리의 모든 삶은 거짓이었다.

거짓말은 비밀을 만들어내기 때문에 위험한 것이다. 비밀은 우리를 타인으로부터 분리시킨다. 단주생활을 하기 위해 우리는 타인들과 가까이 살아야 한다. 우리는 혼자서는 그것을 할 수 없기 때문이다.

거짓말은 또한 수치심을 만들기 때문에 위험한 것이다. 거짓말은 마치 한 잔의 술과 같이 일시적으로 기분을 좋게 만든다. 그러나 결국 그것은 수치심으로 이끈다.

세상사를 처리하기 위해 우리는 아직도 거짓말을 하는가? 왜? 작은 거짓말과 같은 것은 없다. *거짓말은 술 마시는 것과 같은 것이다.* 한 잔은 더 많은 잔으로 이끈다.

### ♧ 오늘의 기도

더 높은 힘이여, 오늘 하루 거짓말로부터 나를 해방하소서.

### ♧ 오늘의 행동

다음 24시간 동안, 나는 거짓말을 하지 않겠다. 만일 거짓말을 한다면 나는 돌아가서 10단계를 실천하겠다. 거짓말은 재발을 일으킬 수 있음을 기억하겠다.

## 10-25

### 네 이웃을 네 자신처럼 사랑하라. 그러나 네 이웃을 선택하라.

- Louise Beal -

프로그램에서 우리는 *자신을 사랑*하는 것에 대해 많은 것을 배운다. 그리하여 이를 통해 *이웃을 사랑*하는 방법을 알기 시작한다.

우리는 자신의 강점과 약점을 봄으로써 자신을 정직하게 사랑하는 것을 배운다. 우리는 타인을 정직하게 보는 것을 배운다. 우리는 자신을 얼마나 신뢰해야 하는지 또한 언제 다른 사람의 도움을 받아야 하는지 배운다. 또한 타인을 얼마나 신뢰해야 하는지 배운다.

우리는 자신에 대해 정직하고 도전적인 사랑을 하는 것을 배운다. 또한 타인에 대해서도 동일한 사랑을 하는 것을 배운다. 우리는 상식을 잃지 않고 타인을 돌보는 것을 배운다. 우리는 우리의 맑은 정신을 지키는 것을 배운다.

**♧ 오늘의 기도**

더 높은 힘이여, 내가 타인을 명확하게 보게 하소서. 그들을 사랑할 수 있도록 도우소서. 그러나 내가 신뢰할 수 있는 사람을 주의 깊게 선택하도록 도우소서.

**♧ 오늘의 행동**

오늘, 나는 내가 가장 신뢰할 수 있는 세 사람의 목록을 만들겠다. 그리고 그 이유를 적어보겠다.

## 10-26

### 아무도 그대에게 자유를 줄 수 없다.

- Malcolm X -

우리는 자유롭지 못했다. 우리는 질병의 노예였다. 우리의 질병이 원하는 것이 있으면 그것을 주었다. 자신의 존엄성과 자존심, 그리고 가족까지도 주었다. 우리를 가두었던 감옥의 벽은 부정과 자만 그리고 고집으로 만들어져 있었다. 이제 우리는 벽돌로 자신을 가둘 필요가 없음을 안다. 이제 우리는 벽돌에 우리의 머리를 찧을 필요가 없음을 안다.

천천히, 우리는 자유에 대해 배우고 있다. 우리는 자유가 내면에서 나온다는 것을 배우고 있다. 우리가 *명확하게 생각하고 스스로 선택*할 때 자유가 나타난다. 그것은 우리가 더 나은 삶의 방식을 따를 때 나타난다. 그것은 자신을 돌볼 때 나타난다. 그것은 책임을 질 때 나타난다.

자유에 이르는 핵심은 우리의 더 높은 힘에 대한 사랑 안에 있다. 당신은 자유를 선택하겠는가?

**♧ 오늘의 기도**

더 높은 힘이여, 벽을 비켜가는 방법을 보여주소서. 그러나 내가 거기에 이르렀을 때 멈추고 생각하도록 가르치소서.

**♧ 오늘의 행동**

오늘 나는 단주생활을 함으로써 내가 가지게 된 모든 자유에 대해 생각하겠다.

# 10-27

**핑계는 거짓말보다 더 나쁘고 무서운 것이다.**

- Alexander Pope -

핑계. 그것은 거짓이다. 우리는 자신을 숨기기 위해 핑계를 댔다. 아마 우리는 자신의 분노에 대해 정직하고 싶지 않다. 그래서 우리는 누군가로 하여금 우리를 화나게 만든다. 아마도 우리는 자신이 얼마나 비겁한지 인정하고 싶지 않다. 그리하여 우리는 발생한 사건에 대해 아무런 책임이 없는 척 한다.

*핑계는 우리를 자신으로부터 분리시킨다.* 그것은 우리를 더 높은 힘에서 분리시킨다. 우리 프로그램의 많은 부분은 자신을 직시하는 것에 관한 것이다. 4단계와 5단계, 그리고 10단계는 자신의 핑계에 대해 정직할 것을 말한다. 우리는 좋은 사람들이므로 정직할 수 있다. 우리는 사랑받는다.

**♧ 오늘의 기도**

오늘, 평온의 기도를 하겠다: 하느님, 어찌할 수 없는 것을 받아들이는 평온함과, 변화시킬 수 있는 것을 변화시키는 용기와, 그 두 가지를 구별하는 지혜를 주소서.

**♧ 오늘의 행동**

나는 내가 가장 잘 사용하는 다섯 가지 핑계의 목록을 만들겠다. 그리고 그것을 친구, 가족, 후원자와 나누겠다. 나는 그들에게 내가 핑계 댈 때 말해 줄 것을 요청하겠다.

## 10-28

**세상이 여러분들에게 냉정하기를 원할 때에도 여러분들은**
**따뜻한 마음을 가질 수 있는**
**용기를 소유하시기를 소망합니다.**

- Robert A. Ward -

우리의 프로그램과 12-단계는 우리를 따뜻한 사람으로 만든다. 우리는 내부에서부터 그리고 밖으로 온화한 사람이 되었다. 마치 장작불이 주위에 둘러 선 사람들을 따뜻하게 만들어주듯이 12-단계는 그토록 *오랫동안 우리를 떨게 만든 냉기*를 없애주었다.

때로는 우리는 12-단계를 멀리하고 싶은 유혹을 받을 것이다. 때로는 우리의 행동과 태도를 바라보는 일이 지겨워질 것이다. 우리는 성격적으로 다른 사람들을 조종하고 싶어 할 것이다. 프로그램이 놓아버리라고 말할 때 자신의 고집이 옳음을 증명하고 싶어질 때도 있을 것이다.

그러나 우리는 12-단계와 그것이 가지고 있는 온기에 가까이 머물러야 한다. 우리의 질병의 냉혹함을 기억하라.

### ♧ 오늘의 기도

나는 12-단계와 친교가 나를 홀로 두지 않고 나의 단주생활을 유지시켜 준다는 것을 기억해야 합니다.

### ♧ 오늘의 행동

오늘, 나는 12-단계가 나를 위해 행한 일을 생각해보겠다. 나는 그것이 어떻게 나를 따뜻하게 만들었는지 생각해보겠다.

# 10-29

**매일 아침은 시도하게 하고**
**매일 저녁은 그것을 판단하게 한다.**

- Ray L. Smith -

많은 점에서 10단계는 매우 자연스럽다. 우리는 계속해서 개인적인 검토를 한다. 그리고 잘못이 있을 때 즉시 시인한다. 매일 저녁 우리는 자신에게 묻는다. "나는 오늘 하루를 어떻게 보냈나?" 하루를 생각하는 시간을 가질 때 우리는 생활을 정돈한다.

10단계는 정돈에 대해 가르친다. 그것은 또한 실수를 어떻게 교정할 것인지에 대해 가르친다. 우리는 실수를 시인함으로써 그것을 교정 한다. 이렇게 하여 우리는 아무런 죄책감을 남기지 않는다.

매일 매일을 죄책감 없이 새롭게 시작하는 것은 좋은 일이다. 잘못을 시인하는 것은 훌륭한 일이다. 그것은 *자신을 사랑하는 또 하나의 방법*이라고 우리의 프로그램은 가르친다.

### ♧ 오늘의 기도

오늘, 나는 많은 선택에 직면할 것입니다. 더 높은 힘이여, 내가 선택할 때 나와 함께 하소서. 하루를 마쳤을 때 내가 오늘 하루를 어떻게 살았는지 기억하게 하소서. 이것을 통해 배우게 하소서.

### ♧ 오늘의 행동

오늘 밤, 나는 오늘 내가 선택한 세 가지의 목록을 만들겠다. 나는 다시 같은 선택을 반복할 것인가?

## 10-30

**우주는 우리의 지혜를 더 날카롭게 만드는**
**마법으로 가득하다.**

- Eden Phillpots -

안개가 걷히는 것은 얼마나 좋은가? 단주생활은 우리의 지혜를 더 예리하게 만든다. 우리는 꿈과 이상을 좇을 수 있다. 우리는 음악과 노래를 들을 수 있다. 우리는 우주적인 마법의 일부다.

때로는 그것을 느낄 수 없을지 모르지만 우리가 바로 마법이다. 우리의 맑은 정신은 많은 마법을 가지고 있다. *단주생활은 마법*이다. 우리는 세상은 더 좋은 곳으로 만들기 위해 애쓴다. 그 과정에서 우리는 마법의 힘을 얻는다.

그것은 타인을 치유하고 위로하는 힘이다. 전에는 알 수 없었던 것을 이해할 수 있는 힘이다. 전에는 결코 볼 수 없었던 방식으로 이 세상을 보는 힘이다. 마법을 즐기고 그대의 힘을 지혜롭게 사용하라.

♧ **오늘의 기도**

더 높은 힘이여, 내 가슴에 당신의 마법을 채우소서.

♧ **오늘의 행동**

나는 단주생활을 통해 가지게 된 네 가지 종류의 마법적인 힘의 목록을 만들겠다.

# 10-31

**실수를 하고 나서 그것을 고치지 않는 사람은**
**또 다른 실수를 저지르고 있는 것이다.**

- 공자 -

10단계는 우리가 잘못했을 때 "즉시" 그것을 시인해야 한다고 말한다. 우리는 실수를 잘 인정하지 못했다. 자신을 방어하거나 타인을 비난했다. 이것을 부정이라고 부른다.

부정은 두 가지 이유에서 나쁘다. 첫째, 그것은 우리가 실수로부터 배우지 못하게 함으로써 계속 실수하게 만든다. 둘째, 우리는 다른 사람의 말을 경청하지 않는다. 그리하여 자신을 고립시키고 외로워진다.

실수를 인정하는 것은 얼마나 놀라운 해방인가! 우리는 효과가 없는 고통스러운 방법을 고집하지 않아도 된다. 우리는 자신을 위하여 *더 효과가 있는 생각과 행동*을 할 수 있는 새로운 방법을 배울 수 있다. 우리는 타인을 자신의 스승으로 만들 수 있다.

**♧ 오늘의 기도**

더 높은 힘이여, 부정에서 벗어나 내가 필요로 하는 변화를 보게 하소서.

**♧ 오늘의 행동**

오늘, 만일 다른 사람과 의견이 다를 때 내가 잘못이라면 즉시 시인하겠다. 만일 내가 옳다면 온화하게 대하겠다. 나는 아무것도 증명할 필요가 없다.

# 11월

## 11단계

기도와 명상을 통하여 우리가 이해하는 대로의 신과 의식적인 접촉을 증진하기 위해 노력했다. 그리고 우리를 위한 그의 뜻을 알게 해주시며 그것을 이행할 수 있는 힘을 주시도록 기도했다.

## 11-1

**기도와 명상을 통하여 우리가 이해하는 대로의 신과 의식적인 접촉을 증진하기 위해 노력했다.**

- 11단계 전반부 -

11단계를 통해 우리는 더 높은 힘과 지속적이고 사랑하는 관계를 발전시킨다. 의식적인 접촉이란 매일 매일의 생활에서 신을 만나고 감지하는 것을 의미한다.

신이란 단지 관념이 아니다. 우리는 기도를 통해 더 높은 힘과 대화한다. 그리고 의문에 대한 답을 얻는다. 기도와 명상을 할 때 신이 항상 우리와 함께 있음을 알게 된다.

*우리는 혼자가 아니다.* 우리의 더 높은 힘이 가장 좋은 친구이기 때문이다. 우리의 더 높은 힘은 조언하고 지지하며 축하하고 위로하기 위해 거기에 있다.

### ♧ 오늘의 기도

사랑하는 더 높은 힘이여, 당신과의 관계가 날마다 성장하기를 기도합니다. 나는 당신이 제공하신 우정을 받아들입니다.

### ♧ 오늘의 행동

오늘, 나는 기도와 명상을 통해 신을 찾겠다.

## 11-2

**....그리고 우리를 위한 그의 뜻을 알게 해주시며 그것을 이행할 수 있는 힘을 주시도록 기도했다.**

- 11단계 후반부 -

11단계는 기도하는 방법을 가르친다. 우리는 *자신의 고집을 대신할 신의 의지*를 알기 위해 기도한다. 우리의 고집은 우리를 고통에 빠뜨렸기 때문이다.

신의 의지는 우리를 소박한 평온함으로 인도한다. 우리는 영적인 삶을 살 수 있는 힘을 주시도록 기도한다. 이것은 중요하다. 왜냐하면 영적인 삶을 살기 위해서는 많은 힘과 용기를 필요로 하기 때문이다.

단주의 길은 항상 쉬운 것은 아니다. 그것은 자기 훈련을 필요로 한다. 우리는 자기고집에 대해 아니라고 말해야 한다. 우리를 위한 신의 의지를 따라가야 한다. 그것의 보상은 엄청나다. 우리는 맑은 정신을 얻는다. 우리는 평온함을 얻는다. 우리는 우정을 얻고 가족을 회복한다. 우리와 온 세상이 평화롭고 기쁨이 가득하기를 원하는 더 높은 힘과 깊고 사랑하는 관계를 얻는다.

### ♧ 오늘의 기도

사랑하는 더 높은 힘이여, 나는 11단계의 언어로 기도합니다. 나를 위한 당신의 의지를 알도록 기도합니다. 그리고 그것을 실천할 수 있는 힘을 가지기를 기도합니다.

### ♧ 오늘의 행동

나는 나의 생활을 검토하겠다. 나의 고집이 어떻게 신의 의지를 가로막았는지 숙고하겠다.

## 11-3

### 말은 가슴의 목소리다.

- 공자 -

오늘 내 가슴은 무엇을 말해야 하는가? 나는 행복한가? 나는 곤란에 처했는가? 만일 우리가 느리게 하면서 가슴의 음성에 귀를 기울이면 그것을 알 수 있을 것이다. 우리는 또한 말 속에서 우리의 맑은 정신의 음성을 들을 수 있다.

우리는 명상을 해야 한다. 명상은 우리가 느리게 하면서 우리의 맑은 정신이 우리에게 말하고자 하는 것을 듣는 것이다. 명상은 경청하는 것이다. 우리의 맑은 정신은 내부에 있는 한줄기 고요한 속삭임이다. 그 목소리를 듣기 위해 우리는 *자신을 고요하게 만들어야* 한다.

느리게 하는 것을 통해 우리는 내면의 중심을 발견하게 된다. 중심을 발견할 때 우리는 맑은 정신과 더 높은 힘을 발견한다. 나는 자신을 느리게 하는 시간을 가지는가? 나는 경청하는 시간 – 내 가슴에 귀를 기울이는 시간을 가지는가?

**♧ 오늘의 기도**

더 높은 힘이여, 내가 느리게 살도록 가르치소서. 경청하도록 가르치소서. 당신의 외침만이 아니라 속삭임도 들을 수 있도록 가르치소서.

**♧ 오늘의 행동**

오늘, 나는 오늘 30분 동안 느리게 하면서 귀를 기울이는 시간을 가지겠다. 나는 이완하고 내 마음과 말에 경청할 수 있는 장소를 찾아보겠다.

## 11-4

**각각의 날은 그날의 선물을 가지고 있다.
선물 상자를 풀어보라.**

- Ruth Ann Schabacker -

삶은 얼마나 충만할 수 있는가! 맑은 정신을 열면 우리는 이 선물 상자를 풀 수 있다. 삶에 마음의 문을 열라. 우리의 더 높은 힘이 얼마나 우리를 사랑하는지에 대해 마음의 문을 열라.

하루가 어떤 선물을 가져다 줄 것인지 누가 알 것인가? 어쩌면 그것은 어떤 문제에 대한 답을 가져다줄지 모른다. 어쩌면 그것은 아이의 미소를 가져다줄지 모른다. 어쩌면 우리는 새로운 친구를 만날 것이다. 오늘 하루가 어떤 선물을 가져다주든지 우리는 그것을 받을 수 있어야 한다.

이를 위해 우리는 어떻게 해야 할까? 우리는 기도와 명상을 통해 맑은 정신을 열고 생동감을 유지해야 한다. 그때 우리는 깨어나 *삶이 우리에게 주는 아름다움과 경이*를 볼 수 있을 것이다.

### ♧ 오늘의 기도

더 높은 힘이여, 빈번히 당신에게 기도하도록 일깨우소서. 멈추어 당신의 음성에 귀 기울이도록 일깨우소서. 당신이 나를 너무나 사랑함을 일깨우소서.

### ♧ 오늘의 행동

하루를 마치는 시간에 오늘이 나에게 가져다 준 선물의 목록을 기록하는 시간을 가지겠다. 이것이 첫 번째 목록일 것이다: 나는 맑은 정신으로 산다.

## 11-5

**받아들임과 신뢰는 100% 단주생활을 만들어낼 수 있다.**

- Grapevine -

받아들임과 신뢰는 회복에서 가장 중요한 부분을 차지한다. 1단계와 2단계를 요약하면 결국 받아들임과 믿음으로 귀결된다.

받아들임이란 세상을 우리가 원하는 대로가 아니라 있는 그대로 보는 것을 의미한다. 우리는 자신을 신이 아니라 인간으로 보기 시작한다. 우리는 선하다, 또한 우리는 악하다. 우리는 세상을 내 뜻대로 움직이는 것이 아니라 세상과 조화를 이루어야 한다.

*받아들임은 신뢰로 이끈다.* 신뢰란 믿는 것이다. 우리는 누군가 혹은 어떤 무엇이 우리를 보살피고 지켜줄 것임을 믿는다. 신뢰란 또한 결과에 대한 조종을 포기하는 것이다. 우리는 더 높은 힘에게 "당신의 뜻이 이루어지기를"이라고 말하는 것을 배운다.

**♧ 오늘의 기도**

더 높은 힘이여, 나의 질병을 받아들이도록 도우소서. 당신과 내가 함께 노력하여 단주생활을 유지할 것임을 아는 신뢰를 주소서.

**♧ 오늘의 행동**

오늘 하루 종일 나는 11단계에 대해 숙고해보겠다. 나는 더 높은 힘에게 "나의 뜻이 아니라 당신의 뜻이 이루어지기를"이라고 기도하겠다.

## 11-6

**나에게 가장 잘 어울리는 옷이 가장 좋은 옷이다.**

- John Clark -

나를 타인에게 맞추기 위해서 우리는 얼마나 많은 시간을 소비했던가? 우리 중 많은 이들은 타인들이 우리의 옷이나 생각, 일과 같은 것에 대해 어떻게 생각할지 너무나 많은 걱정을 하곤 했다. 제대로 된 술을 마시고, 제대로 된 차를 몰고, 제대로 된 음악을 듣고 있는지에 대해.

프로그램에서 우리는 여전히 유행이나 동료들의 압력에 관심을 가지는지 유심히 관찰해야 한다. 우리는 진정으로 더 높은 힘과 접촉하고 있는지 물어야 한다. 우리는 내적인 평화와 목적을 가지고 있는 후원자를 찾고 있는가? 혹은 과거에 어울리던 친구들과 유사한 이들을 찾고 있는 것이 아닌가?

더 높은 힘을 따르는 *자신의 길을 찾게 된다면* 우리는 자신이 타인과 다른 것이 아무렇지 않다.

**♧ 오늘의 기도**

더 높은 힘이여, 오늘 될 수 있는 최선의 내가 되도록 도우소서.

**♧ 오늘의 행동**

오늘, 내가 만나는 모든 사람들에게 대해 정직하게 자신이 되기 위해 노력하겠다.

## 11-7

**진실은 말하는 것은 꽤나 어려운 일이다.**

- Thomas Wolfe -

우리는 종종 진실을 말하는 것이 두려웠다. "어떻게 될까? 곤란해지지 않을까? 누군가 나에게 화내지 않을까?"하고 생각했기 때문이다. 이러한 일은 물론 일어날 수 있다. 그러나 좋은 일 역시 일어날 수 있다.

때로는 우리는 거짓말을 원했다. 어느 누구도 우리에게 분노하는 것이나 언짢아하는 것을 원치 않았기 때문이다. 우리는 사람들에게 뒷모습을 보이기 싫었다. 그래서 우리는 거짓을 말했다. 그리고 그것은 되돌아와서 우리를 유령처럼 따라다녔다.

진실을 말하는 것이 궁극적으로는 최선임을 믿어야 한다. 프로그램은 우리가 정직하다면 단주생활을 할 수 있다고 말한다. 진실을 말하는 것은 믿음을 필요로 한다. 우리는 프로그램에 대한 믿음을 가져야 한다. 우리는 정직해야 한다. 우리의 *단주생활과 생명이 그것에 달려있다.*

♧ **오늘의 기도**

더 높은 힘이여, 내가 진실을 말할 때 당신의 길을 행하고 있음을 기억하도록 도우소서.

♧ **오늘의 행동**

나는 오늘 내가 했던 말에 대해 생각해보겠다. 나는 최선을 다해 정직하겠다.

## 11-8

**누구나 실수를 저지를 수 있다.**
**그러나 오직 바보만이 그것을 계속한다.**

- Cicero -

삶의 도전에 대해 어떻게 직면하느냐에 따라 그것이 우리의 삶에 의미를 던져줄 수 있다. 만일 우리가 저지른 실수에서 도피한다면 그것은 계속 우리를 쫓아온다. 똑바로 서서 그것을 연구하면 우리는 배움을 얻는다.

실수를 직시하는 것을 통해 지혜와 용기를 배울 수 있다. 우리의 자기 존중감이 성장한다. 영적인 성장이란 "이 실수에 대해 더 높은 힘이 나에게 처리하기 원하는 방식은 무엇일까?"하고 스스로에게 묻는 것이다. 그 때 우리는 대답을 듣게 되고 필요한 행동을 취한다.

우리가 실수를 더 잘 바라볼수록 우리는 그것으로부터 더 잘 배울 수 있게 된다. 아메리카 원주민의 문화에서 가르치는 것은 인생에서 저지르는 모든 *실수가 선물이라*는 *것*이다. 그것은 우리가 배울 수 있는 기회를 얻는 것이다.

### ♧ 오늘의 기도

더 높은 힘이여, 내 인생에서 저지른 실수를 똑바로 보고 그것이 가지고 있는 교훈을 발견하도록 도우소서.

### ♧ 오늘의 행동

내가 실수를 저지를 때 나는 멈추어 서서 다음과 같이 묻겠다. "더 높은 힘은 여기서 내가 무엇을 배우기를 원하는가?"

## 11-9

**충고를 받아들이는 사람은 때때로 충고를 하는 사람보다 훌륭하다.**

- Karl von Knebel -

회복의 과정에서 우리는 모든 것을 알 수는 없다는 것을 배운다. 우리는 경청하지 않았다. 우리들 대부분은 가족, 친구, 그리고 의사, 고용주들로부터 음주를 중단할 것을 요청 받았다. 그러나 우리는 듣지 않았다. 만일 그것을 들었었다면 우리는 오래 전부터 이 프로그램에 참석하고 있었을 것이다.

중독은 우리가 듣는 방법에도 영향을 미친다. 우리는 듣고 싶은 것만 들었다. 나는 아직도 내가 원하는 것만 듣고 있는가?

회복을 위해 우리는 *경청하는 것을 배워야* 한다. 우리는 집단의 이야기를 경청한다. 우리는 후원자가 말하는 것을 경청한다. 우리는 책이 말하는 것을 경청한다. 잘 들을수록 회복을 더 잘할 수 있다.

### ♧ 오늘의 기도

더 높은 힘이여, 우리의 귀와 눈을 열어 새로운 삶의 방법을 보게 하소서. 12-단계에 나타난 당신의 지혜에 귀 기울이게 하고 남의 충고를 받아들일 수 있는 사람이 되게 하소서.

### ♧ 오늘의 행동

오늘 나는 경청하기 위해 노력하겠다. 나는 다른 사람의 충고를 구하겠다. 나의 후원자에게 어떻게 하면 나의 프로그램을 향상시킬 수 있는지 물어보겠다.

## 11-10

**비록 당신이 올바른 길 위에 있더라도**
**거기에 앉아만 있다면 추월당할 것이다.**

- Will Rogers -

회복은 가장 위대한 모험이다. 그리고 회복에서 중요한 것은 행동이다. 12-단계가 행동으로 가득 차 있는 이유는 바로 그 때문이다. 모든 세계가 우리 앞에 펼쳐진다. 때로는 이것이 우리를 두렵게 한다. 그러나 우리는 혼자가 아니다. 더 높은 힘이 우리를 돕기 위해 거기에 계신다.

우리가 스스로에게 물어야 할 모든 것은 "나의 이 행동은 더 높은 힘과의 접촉을 유지시켜 주는가?" 하는 것이다. 그렇다는 대답이 나오면 행동을 취한다. 그렇지 않다는 대답이 나온다면 행동을 멈춘다.

회복의 과정에서 우리는 분주할 것이다. 우리는 자신의 결점을 인정해야 한다. 우리는 변화를 위한 목록을 만들어야 한다. 우리는 해답을 찾아야 한다. 도움을 구해야 한다. 삶에서 가능한 한 많은 것들을 배워야 한다. 앉아서 구경만 해서는 안 된다. 우리는 삶에 뛰어들어서 삶을 살아야 한다.

### ♧ 오늘의 기도

더 높은 힘이여, 당신은 나에게 새로운 삶의 기회를 주었습니다. 그 기회를 사용하게 하고 두려움 때문에 중단하지 않도록 하소서.

### ♧ 오늘의 행동

오늘 나는 지금까지 두려움 때문에 시도하지 못했던 일 다섯 가지의 목록을 만들겠다. 그리고 신뢰할 수 있는 사람에게 내가 이것을 어떻게 할 수 있을지에 대해 이야기 하겠다.

## 11-11

**살고자 하는 용기를 가져라. 누구나 한 번은 죽는다.**

- Robert Cody -

산다고 하는 것은 인생의 모든 것을 있는 *그대로 직면하는* 것이다. 삶은 기쁨과 동시에 슬픔이다. 우리는 늘 슬픔이 없는 기쁨만을 원했다. 그러나 사람은 평탄한 때 보다 역경의 시기에 많은 것을 배운다. 고난의 시기를 통과하는 것은 종종 우리를 성장시키기 때문이다.

일이 힘들어지면 돌아서서 도망치고 싶어진다. 그때 우리의 내면에서 부드러운 음성이 들려온다. "내가 너와 함께 있다. 너는 너를 도울 수 있는 친구가 있다." 만일 우리가 그것을 경청한다면 그것은 우리의 더 높은 힘의 음성을 듣는 것이다.

이것이 11단계에서 말하는 "의식적 접촉"이다. 더 높은 힘과의 의식적 접촉이 자랄수록 우리의 용기도 성장한다. 그리고 역경에 직면할 수 있는 힘을 발견하게 된다.

### ♧ 오늘의 기도

나는 살고자 하는 힘과 용기를 위해 기도합니다. 또한 역경의 시기를 다시 혼자서 맞이하지 않기를 기도합니다.

### ♧ 오늘의 행동

나의 생활에서 "의식적 접촉"의 두 가지 예를 기록해 보겠다.

# 11-12

## 가장 많은 꿈을 꾸는 사람이 가장 많은 일을 한다.

- Stephen Leacock -

*꿈은 우리에게 희망을 준다.* 그것은 우리의 세계를 더욱 확장시킨다. 꿈은 11단계의 한 부분이다. 명상을 할 때 우리는 꿈을 꾼다.

꿈을 통해 우리는 자신을 알게 되고 자신의 맑은 정신을, 그리고 더 높은 힘을 만나게 된다. 어떤 특별한 일을 우리가 할 수 있을까? 우리의 꿈이 그것을 말해 줄 수 있다.

일을 해야 할 때가 있고 꿈을 꾸어야 할 때가 있다. 꿈은 더 높은 힘이 우리에게 하기를 원하는 일을 알 수 있도록 돕는다.

### ♧ 오늘의 기도

더 높은 힘이여, 내 꿈을 통해 나에게 말하소서.

### ♧ 오늘의 행동

나는 꿈을 꿀 시간을 가지겠다. 나는 촛불이나 그림, 혹은 창밖을 바라보면서 내 마음 속을 이리저리 거닐어 보겠다.

# 11-13

**당신을 사랑하는 사람의 충고를 받아 적으라.**
**비록 지금은 당신이 그것을 싫어할지라도.**

- 익명 -

우리 중독 환자들은 종종 배우는 것을 싫어한다. 과거에는 어느 누구에게도 충고를 듣는 것이 매우 어려웠다. 지금도 여전히 힘들지만 매일 조금씩 나아지고 있다.

이제 우리는 삶에서 생기는 모든 일을 혼자서 처리할 수 없음을 안다. 우리를 도울 수 있는 힘이 있음을 믿는다. 그리고 우리는 *도움과 충고를 요청하는 방법*을 배우고 있다.

때로는 우리가 듣는 충고가 싫다. 꼭 그 충고대로 해야 하는 것은 아니지만 우리를 사랑하고 이해하는 사람의 충고라면 그것을 경청하고자 노력할 수 있다. 그것을 받아 적고 곰곰이 생각해보라. 어느 날 그것이 이해될 수 있을 것이다.

**♧ 오늘의 기도**

더 높은 힘이여, 나를 사랑하는 이들을 통해 일하소서. 나는 당신의 충고를 필요로 합니다. 그것을 경청할 수 있도록 나를 도우소서.

**♧ 오늘의 행동**

나 자신에 대한 노트를 만들고 중요한 사항을 기록하겠다. 그리고 그것을 가끔씩 읽어보겠다.

# 11-14

**매일매일 당신이 하기 싫어하는 일을 반드시 하라.**

- Mark Twain -

자기훈련은 단주생활의 핵심이다. 우리는 모임에 규칙적으로 참여하기 위해 자기훈련을 필요로 한다. 우리는 12-단계를 이해하기 위해 자기훈련을 필요로 한다. 또한 우리는 12-단계를 실천하기 위해 자기훈련을 필요로 한다.

그 결과 우리는 많은 것을 얻을 수 있다. 자기훈련을 통해 *자신을 신뢰하는 법*을 배운다. 자기훈련을 통해 무엇이 자신을 가장 사랑하는 방법인지 그리고 보호하는 방법인지 배우고 실행에 옮긴다.

얼마나 놀라운 일인가! 우리가 가진 질병의 최악의 증상은 자신을 신뢰할 수 없다는 것이었다. 우리는 무엇을 해야 할지 몰랐다. 자기훈련은 이것을 치유한다.

**♧ 오늘의 기도**

더 높은 힘이여, 당신은 나에게 많은 것을 제공하였습니다. 하루의 일부를 당신에게 제공하는 것이 지당합니다. 나는 당신이 행한 경이로운 일에 대해 기도하고 명상하겠습니다.

**♧ 오늘의 행동**

나의 회복 프로그램 중에서 자기훈련이 부족한 부분의 목록을 만들겠다. 그것을 모임과 후원자와 함께 공유하고 그들이 한 달 동안 내가 어떻게 실천하고 있는지 알도록 하겠다.

## 11-15

**신을 만날 수 있는 최상의 방법은 많은 것들을 사랑하는 것이다.**

- 빈센트 반 고흐 -

이제 우리는 회복의 길을 걸어가고 있기에 우리는 사람을 사랑하는 것에 대해 배우고 있다. 자연을 사랑하는 것에 대해 배우고 있다. 또한 삶에 대한 새로운 생각들을 사랑하는 것에 대해 배우고 있다. 그 결과 어떤 일이 일어나고 있는가? 이제 우리 스스로를 돌보고 우리의 느낌을 사랑한다.

우리의 더 높은 힘은 정말 가까이에 있는가? 많은 것들을 사랑함으로써 정말로 우리는 더 높은 힘을 만날 수 있을까? 그렇다. 우리가 사랑하고 있을 때 우리는 모든 만물의 일부인 우리 자신의 한 측면을 일깨우게 되는데 그것은 우리의 맑은 정신이다.

우리가 사랑하고 있을 때 우리는 *진정한 생명으로 돌아온다.*

### ♧ 오늘의 기도

더 높은 힘이여, 내가 누군가를 사랑하거나 무엇인가를 사랑할 때 당신이 가까이 있음을 알게 하소서. 사랑의 에너지는 당신으로부터 비롯됩니다.

### ♧ 오늘의 행동

더 높은 힘이 나와 가까이에 있음을 알게 해주는, 내가 사랑하는 것 세 가지의 목록을 작성하겠다.

## 11-16

**그대의 과업을 성취하기에 필요한 힘을 주시기를 기도하라.**

- Phillips Brooks -

우리의 과업은 단주를 유지하고 아직 중독으로 고통 받는 이들을 돕는 것이다. 이것은 인내와 이해를 필요로 한다. 또한 많은 사랑을 필요로 한다. 무엇보다 강력한 프로그램에 참여하는 것이 필요하다.

12-단계를 잘 이해하게 될 수 있기를 기도하라. 타인을 돕기를 원할 수 있도록 기도하라. 용기와 지혜를 위해 기도하라. 이러한 것들을 위해 기도하라. 그리하면 강력한 프로그램을 얻을 수 있을 것이다.

프로그램 속에서 우리는 *기도의 힘을 배운다.* 기도가 우리의 삶을 변화시키고 주위에 있는 사람들의 삶을 변화시키는 것을 본다. 우리는 기도의 힘을 알게 되었다.

**♧ 오늘의 기도**

더 높은 힘이여, 당신의 의지를 알게 해 주시고 그것을 실행할 수 있는 힘을 얻기 위해 기도합니다.

**♧ 오늘의 행동**

오늘 나는 더 높은 힘에게 도움을 간청함으로써 나의 결핍을 인정하겠다.

## 11-17

**불행은 칼과 같아서 우리를 벨 수도 있고**
**도움을 줄 수도 있다.**
**그것은 우리가 칼날을 잡느냐 손잡이를 잡느냐에 달려 있다.**

- Herman Melville -

우리는 역경의 시기를 거쳐 왔다. 우리는 중독으로 인해 고통 받아 왔다. 우리 중 어떤 이들은 남용에 빠져 있었다. 우리는 마치 가슴이 찢어지는 듯 한 고통을 느꼈다. 그러나 우리는 살아남았다. 이제 우리는 치유될 수 있음을 배우고 있다.

회복한다는 것은 모든 일이 *쉬워지는 것을 의미하는 것은 아니다.* 그러나 우리를 도와주는 더 높은 힘이 있다. 우리에게는 경청하고, 돌봄을 받고, 고통을 함께할 동료가 있다.

우리의 회복 프로그램으로 인해 우리는 삶에 대한 희망과 사랑을 유지한다. 한 번에 하루씩.

### ♧ 오늘의 기도

더 높은 힘이여, 역경을 이기도록 도와주소서. 당신의 사랑과 보호를 신뢰하게 하소서.

### ♧ 오늘의 행동

나는 오늘 후원자와 함께 계획하겠다. 역경이 왔을 때 강력한 지원을 받기 위해 지금 해야 할 것은 무엇인가?

## 11-18

**인생은 짧다. 유쾌한 삶을 살라.**

- Nikita Khrushchev -

만일 단주 생활이 중독에 빠진 삶보다 즐겁지 않다면 우리는 오랫동안 그것을 유지할 수 없을 것이다. 진실은 알코올이나 약물, 혹은 다른 중독에 빠져 있는 것은 더 이상 즐거운 일이 아니었다는 것이다. 그것은 고통이었지만 우리는 자신에게 여전히 즐거운 일이라고 말했을 뿐이었다.

그러므로 *유쾌한 삶을 살라.* 새로운 일을 시도하라. 새로운 친구를 만나라. 새로운 음식을 시도하라. 위험을 감수하고 모험을 하는 것은 인간의 기본적인 욕구이다. 그러므로 그것을 향해 나가라.

단주생활은 즐겁다. 영적인 삶은 즐겁다. 밖으로 나가서 삶을 살라!

♧ **오늘의 기도**

더 높은 힘이여, 나에게 유희를 가르치소서. 나에게 즐거움을 가르치소서. 나에게 삶을 가르치소서!

♧ **오늘의 행동**

오늘은 즐거움을 위한 날이다. 나는 새로운 행동을 시도하겠다. 내가 얼마나 많은 사람에게 미소 지을 수 있는지 보겠다. 그리고 맑은 정신으로 살아가는 것을 스스로 축하하겠다.

## 11-19

### 우리가 살아보지 않은 것은 남들에게 가르칠 수 없다.

- Day By Day -

기억하라 – 우리가 12–단계를 체득할 때 까지 타인에게 메시지를 전할 수 없다. 우리는 먼저 술 없이 사는 방법을 배워야 한다. 맑은 정신으로 사는 것은 시간을 필요로 한다. 우리는 먼저 음주와 약물 복용, 그리고 다른 중독 행동을 중단해야 한다. 그러나 *그것은 시작에 불과하다.*

집을 짓기 위해 시간이 필요한 것처럼 새로운 삶의 방식을 건축하기 위해서는 시간을 필요로 한다. 우리는 친구들 그리고 후원자들과 함께 12–단계에 대해 토론 한다. 그것을 우리의 삶에 적용하기 위해 노력한다. 그런 후 12–단계가 우리에게 어떤 효과가 있는지 이야기 한다. 그리고 내가 어느 단계에서 어려움을 겪고 있는지 이야기 한다.

이 모든 것은 시간이 걸린다. 우리는 서두르지 않는다. 우리의 앞에는 일생이 놓여있다. 기억하라. – 우리가 프로그램을 생활화 할수록 타인을 더 잘 도울 수 있다.

**♧ 오늘의 기도**

더 높은 힘이여, 당신은 내가 언제 메시지를 전해야 할지 알려 줄 것입니다. 그 때까지 내가 맑은 정신으로 영적인 삶을 살도록 나와 함께 하소서.

**♧ 오늘의 행동**

나는 프로그램에서 어디 쯤 와 있는지 생각해 보는 시간을 가지겠다. 그것에 대해 친구와 함께 이야기하겠다.

## 11-20

**사람은 자신이 이 세상에서 모든 것을 가질 수는 없다고 하는 사실을 너무나 쉽게 잊어버린다. 따라서 우리는 선택을 해야 한다.**

- H. Mathews -

단주생활은 선택에 대한 문제이다. 맑은 정신을 선택할 때 마다 우리는 자신에게 더 나은 선택을 하는 방법을 가르친다.

*삶은 선택이다.* 영적인 사람이 되기 위해 우리는 영적인 선택을 해야 한다. 정직은 영적인 선택이다. 그리고 12-단계를 실천하는 것은 영적인 선택이다.

인생은 선택의 총합이다. 우리의 삶은 우리가 하는 현명한 선택에 달려있다. 프로그램의 덕택으로 이제 우리는 그것을 할 수 있다.

### ♧ 오늘의 기도

더 높은 힘이여, 영적인 삶을 선택할 수 있도록 도우소서. 당신과 더 좋은 관계를 가질 수 있는 선택을 하도록 도우소서.

### ♧ 오늘의 행동

오늘 나는 내가 하는 수많은 선택들을 자각하겠다. 하루를 마치면서 내가 했던 모든 선택에 대해 숙고해 보겠다. 나는 자신의 선택이 자랑스러운가?

## 11-21

**타인을 사랑하기 위해 우리는 먼저 자신을 사랑해야 한다.**

- 익명 -

때때로 우리는 꿈꾸던 사람을 만날 수 있다면 우리의 삶이 얼마나 멋질까하고 생각한다. 그러나 누군가를 사랑하는 일은 쉽지 않다. 우리의 나쁜 습관들이 문제를 만들어내기 때문이다. 따라서 우리는 변해야 한다.

때로는 우리는 아직 어떤 특별한 사람과 관계를 가질 준비가 되어있지 않다. 우리는 먼저 회복집단의 동료들과의 만남 속에서 자신이 더 건강해지도록 보살피고 도와야 한다. 우리는 신뢰를 배워야 하고 정직해지는 것과 도움을 주는 것, 그리고 타인을 사랑하는 것을 배워야 한다.

우리 자신 외에 어떤 사람도 우리의 삶을 멋지게 만들 수 없다는 것은 진리이다. *행복은 우리의 내부에 있다.* 그것은 우리의 영혼 속에 있다. 다른 곳에서 행복을 찾지 말라.

### ♧ 오늘의 기도

더 높은 힘이여, 자신을 사랑할 수 있도록 도우소서.

### ♧ 오늘의 행동

나는 오늘 자신을 사랑하는 다섯 가지 방법을 찾아보겠다.

## 11-22

**고통은 그것을 철저히 경험함에 의해서만 치유될 수 있다.**

- Marcel Proust -

우리는 결코 과거를 잊어서는 안 된다. 우리의 *질병이 우리에게 행사했던 그 무자비한 힘*을 기억해야 한다. 왜? 그래야만 회복이 어떻게 시작되었는지 기억할 수 있기 때문이다. 그래야만 우리가 아직 완치되지 않았음을 기억할 수 있기 때문이다. 그래야만 우리의 이야기를 전할 수 있다.

우리는 과거에 어떤 행동을 했는지 기억해야만 한다. 왜? 그래야만 매일 매일의 행동을 볼 수 있기 때문이다. 그래야만 다시는 중독 환자의 행동과 생각을 하지 않을 수 있기 때문이다.

우리들 대부분은 친구, 가족, 그리고 우리 자신과 관계가 좋지 않았다. 우리는 자신이 얼마나 외로웠는지 기억해야 한다. 그리하여 우리는 한 번에 하루씩 날마다 더 강력하게 회복을 성장시킬 수 있을 것이다.

### ♧ 오늘의 기도

더 높은 힘이여, 나의 질병이 나를 어떻게 파괴시켰는지 항상 기억하도록 도우소서. 그 기억에 대한 고통을 똑바로 직시할 수 있도록 도우소서.

### ♧ 오늘의 행동

나는 오늘 회복의 후원자에게 나의 과거에 대해 이야기하겠다. 내가 반드시 잊지 말아야 할 나의 과거가 어떠했는지 그들에게 이야기하겠다.

## 11-23

**그들의 목소리가 아니라 나의 목소리를 듣게 하소서.**

- Gertrude Stein -

우리는 종종 주변에 있는 모든 사람들을 기쁘게 하려고 한다. 그러나 그렇게 하는 것은 우리를 행복하게 만들지 못한다. 우리는 화가 나고 이용당했다는 느낌이 들게 된다.

우리는 물론 타인에게 친절할 수 있다. 그러나 *먼저 우리 자신을 사랑해야* 한다. 어떻게? 우리 자신의 목소리를 경청하는 것을 통해. 우리 자신의 꿈에 귀 기울이는 것을 통해. 더 높은 힘의 목소리를 경청하는 것을 배움을 통해. 그것은 우리를 점점 더 행복하게 만든다. 그리하여 주변에 있는 사람들도 행복해진다.

AA 메달에 씌어있는 것처럼 "그대 자신에게 진실하십시오"

**♧ 오늘의 기도**

나는 내부에서 들려오는 온화하고 사랑스러운 목소리를 경청하기를 기도합니다. 더 높은 힘이여, 내가 당신과 "의식적인 접촉"을 더 잘 할 수 있도록 도우소서.

**♧ 오늘의 행동**

나는 오늘 왜 자신에게 진실해야 하는가 하는 네 가지의 이유를 적어보겠다.

## 11-24

### 자유만으로는 충분하지 않다.

- Lyndon B. Johnson -

우리는 알코올과 약물, 그리고 다른 중독에서 자유를 얻었다. 우리는 두 번째의 삶, 세 번째의 삶을 살고 있는 것이다. 그 점에 대해 우리는 더 높은 힘에게 감사드린다.

우리는 새로운 삶을 시작했다. 그러나 이 새로운 삶을 지속하기 위해서는 변화가 필요하다. 우리는 새로운 친구를 필요로 한다. 더 높은 힘이 우리의 마음과 정신, 그리고 몸을 지도하도록 하는 것이 필요하다. 우리는 새로운 가치를 배워야하고 그것을 실천하는 방법을 배워야 한다. 우리는 마음을 주고받는 방법을 배워야 한다.

중독에서의 자유만으로는 충분하지 않다. 우리는 행복하게 되기를 원하고 우리의 삶에서 무엇인가 중요한 일을 하기를 원한다. 그래서 *날마다 우리는 배우고 성장한다.* 중독으로부터 자유로운 매일매일은 신의 선물이다.

**♧ 오늘의 기도**

더 높은 힘이여, 당신은 나를 자유롭게 했습니다. 이제 자유에 머무르도록 나를 가르치소서. 나를 인도하소서, 이 자유를 지키는 것은 위대한 과업입니다.

**♧ 오늘의 행동**

나는 나의 자유에 대해 명상하겠다. 지금 내가 자유로운 모든 것의 목록을 만드는 시간을 가지겠다.

## 11-25

### 사랑은 사랑에 대한 보답이다.

- Johann von Schiller -

우리가 알코올이나 약물, 혹은 다른 중독에 빠져 있을 때는 타인에게 가능하면 적게 나누어 주려 한다. 우리의 마음에 사랑이 없어지기 때문이다. *우리는 매우 이기적으로 된다.* 그 결과 우리는 매우 외로워지게 된다.

그런데 이 모든 것을 변화시킬 어떤 일이 일어났다. 처음으로 모임에 참석했을 때를 생각해보라. 당신은 나누어주고 있는 사람을 만났을 것이다. 아마 그들은 미소를 나누어주고 있었을 수도 있고 자신의 이야기를 나누어 주고 있었을 수도 있으며 혹은 한 잔의 커피를 당신에게 나누어 주었을 수도 있다.

12-단계 프로그램 안에서 진행되는 나눔은 위대하다. 우리는 많이 나누어줄수록 더 많은 것을 얻을 수 있다. 타인에게 나누어주는 것을 통해 우리는 회복된다. 타인을 돕는 것은 단주생활을 유지할 수 있는 매우 좋은 방법이다. 사랑은 사랑에 대한 보답이기 때문이다.

**♧ 오늘의 기도**

타인이 나를 필요로 할 때 내가 그곳에 있게 하소서. 봉사가 내 삶의 큰 부분이 되게 하소서.

**♧ 오늘의 행동**

오늘 나는 나의 도움을 필요로 하는 친구들에 대해 숙고하겠다. 나는 그들과 대화하고 거기에 그들과 함께 있겠다고 제안하겠다.

## 11-26

**그것은 멀고 어려운 길이 될 것이다.**
**그러나 우리는 해낼 것이다.**

- Janis Joplin -

어떤 사람들은 신음소리를 내면서 하루를 시작한다. 그들은 단주생활을 하는 것이 아무런 재미도 없는 것처럼 살고 있다. 그들은 아마도 자신의 질병은 더 높은 힘에게 맡겼을지 몰라도 아직 자신의 의지와 생명을 맡기지는 못했다. 그들은 우리를 사랑하는 더 높은 힘이 우리를 변화시켜 행복한 사람이 되게 할 수 있음을 알지 못한다.

아마도 그들은 변화를 원하지 않을지 모른다. 그들은 단지 기분이 좋아지는 것만을 원한다. 하지만 변화는 원하지 않고 기분만 좋아지는 것을 원하는 것, 그것이 바로 우리가 음주를 하는 원인이다.

12–단계 프로그램은 우리가 기꺼이 변화하기를 요구한다. 그것이 우리가 *더 행복한 사람이 될 수 있는 길*이다.

### ♧ 오늘의 기도

더 높은 힘이여, 당신의 음성을 경청하도록 도우소서. 당신의 안내를 따르는 것이 나를 행복하게 만드는 길임을 가르치소서.

### ♧ 오늘의 행동

오늘 나는 내 삶에서 아직도 더 높은 힘에게 맡기지 못한 세 가지의 목록을 만들겠다. 왜 이것들이 나에게 중요한가? 이것들을 맡기기 위해서 나는 무엇을 해야 하는가?

## 11-27

**생명은 한 번의 죽음에 의해서 상실되는 것이 아니다.**
**생명은 시시각각 그리고 매일 매일 반복되는**
**수 천 수 만 가지의 사소한 부주의에 의해 상실된다.**

- Stephen V. Benet -

12-단계 프로그램은 새로운 방식의 삶을 약속한다. 그러나 우리들 대부분은 새로운 태도를 하루아침에 얻을 수 없다. 우리가 반복적으로 열중해야만 이 새로운 방식의 삶을 얻을 수 있다.

12-단계는 새로운 삶을 건축하는 도구이다. 도구를 더 자주 사용할수록 더 쉽게 사용할 수 있다. 12-단계도 마찬가지이다. 목수가 자신의 도구에 의지하듯이 우리는 12-단계에 의지해야 한다.

새로운 삶을 기다리기만 한다면 그것은 결코 오지 않을 것이다. 우리가 더 빨리 열중할수록 더 빨리 변화할 것이다.

### ♧ 오늘의 기도

더 높은 힘이여, 열중하도록 도우소서. 새로운 삶의 방식을 창조하도록 도우소서.

### ♧ 오늘의 행동

오늘, 나는 12-단계를 사용할 방법을 찾아보겠다. 만일 내가 어떤 문제를 가지고 있다면 나는 우선 멈추어서 12-단계가 그 문제를 해결하는 데에 어떤 도움을 줄 수 있는지 생각해 보겠다.

## 11-28

**자유의 목적은 그것을 다른 사람을 위해 재창조하는 데 있다.**

- Bernard Malamud -

단주생활은 자유다. 이 자유를 통해 우리는 아직도 고통 받고 있는 다른 중독자를 도와야 할 책임을 진다. 프로그램은 12번째 단계에서 이것을 말하고 있다. 우리의 경험을 이야기 하고 희망을 보여줌으로써 이를 행한다.

우리는 기꺼이 돌보는, 기꺼이 자신을 제공할 준비가 되어있어야 한다. 이것이 곧 영성이다. 우리가 타인들을 도울 때 우리의 다음으로 프로그램에 참여할 사람들을 위한 길을 예비하는 것이다.

12전통의 5번째 전통은 말한다. “모든 그룹은 아직도 고통 받고 있는 중독자에게 메시지를 전하는 유일한 목적을 가진다.” 이것은 우리가 *타인을 도움으로써 자신이 향상된다는 것*을 의미한다.

### ♧ 오늘의 기도

더 높은 힘이여, 내가 더 많은 자유를 창조하도록 도우소서. 나를 필요로 하는 곳에 보내소서. 메시지를 잘 전할 수 있도록 도우소서.

### ♧ 오늘의 행동

오늘 나는 아직도 고통 받고 있는 중독 환자를 도울 수 있는 방법을 생각해 보겠다. 그리하여 내가 도움이 될 수 있는 한 가지 방법을 선택하겠다. 그것을 후원자와 상의하고 내 계획을 실천해 나가겠다.

# 11-29

**사람은 자신의 노력의 결과에 의해 행복해진다.**

- George Sand -

행복은 우연이 아니다. 그것은 우리 각자의 *내면에서 들려오는 영적인 목소리*를 따를 때 주어지는 것이다. 이것은 항상 쉬운 일은 아니다. 때때로 그 음성은 우리가 두려워하는 것을 하라고 말하기 때문이다.

예를 들면 우리가 외로울 때 그 음성은 우리에게 도움을 줄 수 있는 누군가에게 전화하라고 말하지만 우리는 그것을 하지 않으려고 변명할지 모른다. 목소리가 우리에게 다시 말한다. "전화만 하면 돼." 만일 우리가 그 목소리를 따르면 우리는 행복을 발견할 수 있다.

우리들의 내면에서 들려오는 영적인 음성은 보살핌과 사랑에 대해 말한다. 그것은 결코 자신이나 타인을 해치라고 말하지 않는다. 그것은 우리의 더 높은 힘의 목소리이다. 이것이 바로 11단계에서 말하는 "의식적 접촉"이다. 그 음성의 안내를 따를 때 그것은 우리를 행복으로 인도한다.

**♧ 오늘의 기도**

나의 내면에서 들려오는 영적인 음성에 귀를 기울여 더 높은 힘을 알게 되기를 기도합니다.

**♧ 오늘의 행동**

나는 오늘 명상을 통하여 나의 내면에서 들려오는 더 높은 힘의 부드러운 음성에 귀를 기울이겠다.

## 11-30

### 사랑에는 두려움이 없습니다.
### 완전한 사랑은 두려움을 없애줍니다.

- 요한 1서 4:18 -

사랑은 다른 사람으로 하여금 당신의 일부가 되게 하는 일이다. 우리가 누군가를 사랑할 때 우리는 그 사람을 내부에서 느낀다. 영적인 사랑이란 우리의 더 높은 힘이 우리의 일부가 되게 하는 것이다. 우리는 더 높은 힘을 우리의 내부에서 느낀다. 이것이 11단계에서 말하는 *더 높은 힘과의 "의식적 접촉"*이다.

우리가 알코올이나 약물, 혹은 다른 중독에 빠져 있었을 때 우리는 타인들을 우리의 밖으로 몰아내었다. 내면적으로 우리는 자신을 나쁘게 느꼈으며 어느 누구와도 가까워지는 것을 원하지 않았다.

이제 우리는  사랑과 그것의 치유적인 힘에 자신을 개방하라고 요청받고 있다. 사랑의 기쁨은 타인들과 친밀해지는 것에서 비롯된다. 당신은 아마 다음과 같은 의문이 생길지도 모른다. "다른 사람들이 있는 그대로의 내 모습을 알게 되어도 내 곁에 있어줄까?" 사랑이 대답한다. "그렇다"라고.

**♧ 오늘의 기도**

더 높은 힘이여, 당신의 사랑을 신뢰하게 하소서. 그리하여 나의 두려움을 없애주소서.

**♧ 오늘의 행동**

오늘 나는 내 마음에 더 높은 힘 을 초대하겠다. 나는 의식적인 접촉을 수련하겠다.

# 12월

## 12단계

이러한 단계로써 생활해 본 결과 우리는 영적으로 각성되었고
중독자들에게 이 메시지를 전하려고 노력했으며
우리 생활의 모든 면에서도 이러한 원칙을 실천하려고 했다.

# 12-1

## 이러한 단계로써 생활해 본 결과 우리는 영적으로 각성되었고...

- 12-단계 중 제 12 단계 -

우리는 깨어났다! 우리의 맑은 정신이 살아서 움직인다. 우리는 이 세상의 일부분이며 이 세상과 연결되어 있는 존재이다. 중독은 더 이상 우리의 눈을 흐리게 하지 못한다. 어떻게? 열두 번째 단계가 여기에 대답한다.

만일 우리의 맑은 정신이 죽어가고 있음을 느끼기 시작하면 우리는 그것을 일깨울 방법도 알고 있다고 하는 것이 열두 번째 단계의 아름다움이다. 그것은 단순하다. 12-단계로 돌아가라. 그것을 실천하는 것을 통해 우리의 맑은 정신이 깨어난다.

우리가 느끼는 희망과 내면의 평화는 프로그램이 우리에게 주는 선물이다. 12-단계에 더 많이 의지할수록 우리의 생명이 더 풍성해진다. 12-단계는 우리의 영혼에 양식을 공급하며 그것을 치유한다.

### ♧ 오늘의 기도

더 높은 힘이여, 12-단계에 대해 감사합니다. 나의 단주생활을 지키는 것은 나 자신임을 믿는다면, *나의 생명은 12-단계에 달려있음을* 기억하게 하소서.

### ♧ 오늘의 행동

오늘, 나는 12-단계 전문을 읽어 보겠다. 나는 각 단계들이 어떻게 나의 맑은 정신을 깨어나게 하는지 생각해 보겠다.

# 12-2

## ...알코올 중독자들에게 이 메시지를 전하려고 노력했으며...

- 열두 번째 단계 중반부 -

열두 번째 단계의 이 부분은 희망이라는 메시지를 전하는 것에 관한 것이다. 그러나 사람들이 우리의 메시지를 받아들일 것인지는 우리에게 달린 것이 아니다. 그것은 우리가 신의 역할을 하는 것을 방지한다. 우리는 다만 온화하게 메시지를 전달할 따름이다. 우리는 사람들에게 프로그램을 강요하지 않는다.

일반적으로 말한다면 열두 번째 단계는 다음과 같이 말하고 있다. "우리가 도울 수 있는 사람에게 도움이 되라." 이웃이 병들었다면 그 집의 잔디를 깎아 주라. 친구가 병원에 입원했다면 그를 방문하라. 열두 번째 단계는 우리가 중요한 일을 할 수 있음을 상기시킨다.

우리는 *세상에 전할 희망*을 가지고 있다. 그리고 아직도 중독으로 고통 받는 이들에게 우리는 그 희망을 대변한다. 우리는 또한 중독자의 가족에게 희망을 대변한다. 희망을 대변하는 것은 얼마나 아름다운가! 우리의 삶이 절망을 대변하던 시절을 기억하는가? 얼마나 놀라운 변화인가!

### ♧ 오늘의 기도

더 높은 힘이여, 희망의 상징이 되어 밝게 빛나도록 나를 도우소서.

### ♧ 오늘의 행동

오늘, 나는 곤경에 빠진 사람을 돕겠다. 그것은 중독 환자일수도 있고 단지 곤란에 빠진 사람일수도 있다. 나는 이 세상이 더 좋은 곳이 되도록 돕겠다.

## 12-3

**...우리 생활의 모든 면에서도 이러한 원칙을 실천하려고 했다.**

- 열두 번째 단계 후반부 -

이것은 우리에 관한 진술이다. 우리는 이제 가치 있는 삶을 살고 있다. 이 가치는 우리가 영적으로 성장했음을 반영한다. 우리는 다른 사람을 돕는 방법을 알고 있다. 우리는 자신의 잘못을 인정할 줄 안다. 우리는 자신을 돌아보고 결점을 변화시킬 줄 안다. 우리는 정직한 삶을 사는 방법을 안다.

열두 번째 단계는 우리에게 말한다. “가서 이 도구들을 사용하여 더 나은 삶을 살라. 당신이 될 수 있는 *최상의 존재가 되라*. 인생을 즐기고 당신 자신이 자랑스러운 삶을 살라.”

열두 번째 단계는 또한 사랑하는 관계를 만드는 방법에 대해 말한다. 열두 번째 단계를 성취하기 까지 우리는 많은 관계들을 새롭게 만들거나 회복시켜 왔다. 그 중 가장 중요한 것은 더 높은 힘과의 관계이다. 프로그램 속에서 성장해 감에 따라 우리는 모든 관계들이 영적인 선물이라고 하는 것을 안다.

### ♧ 오늘의 기도

더 높은 힘이여, 나는 이제 수많은 가면 대신에 하나의 얼굴을 가지게 되었습니다. 당신 앞에서 수치스러운 사람이 아니라 자랑스러운 사람으로 설 수 있도록 도우소서.

### ♧ 오늘의 행동

오늘, 나는 한 친구와 대화를 나누고 그에게 나의 새로운 가치에 대해 말하겠다. 나의 삶에 얼마나 많은 변화가 있었는지 이야기하겠다.

## 12-4

**어떤 사람의 진정한 성품은 자신이 누구인지**
**아무도 모르는 곳에서 과연 무엇을 행하는가 하는 데에 있다.**

- Thomas Macaulay -

우리는 새로운 삶을 *언제나 살아야 한다*. 이것이 열두 번째 단계에서 "우리 생활의 모든 면에서 이러한 원칙을 실천하려고 했다."가 의미하는 것이다.

우리는 항상 정직하려고 노력한다. 우리는 거짓을 말하지 않고, 질문을 받았을 때는 진실을 말한다. 우리는 다른 징벌은 면할 수 있어도 자신의 징벌은 면할 수 없다는 사실을 배운다.

이것은 우리의 삶을 훨씬 편안하게 만든다. 우리의 대인관계와 영성은 견고한 기초 위에 세워진다. 그리하여 우리는 자신을 신뢰하게 된다. 우리는 올바른 일을 하기 위해 자신에게 의지한다. 그리고 그것을 행동에 옮긴다. 자신에게 의지할 수 있다는 것은 얼마나 멋진 일인가!

### ♧ 오늘의 기도

더 높은 힘이여, 나의 모든 생활에서 12-단계를 실천할 수 있도록 힘을 주소서.

### ♧ 오늘의 행동

나는 스스로를 괴롭히는 어떤 것을 하고 있는가? 만일 그렇다면 그것에 대해 후원자와 의논할 시간을 가지겠다. 둘이서 함께 하면 그 문제를 해결할 수 있는 방법을 찾을 수 있다.

## 12-5

**매일매일 세상 어느 곳에선가 어떤 알코올 중독자가 다른 중독자에게 자신의 경험과 힘, 그리고 희망을 전할 때 회복은 시작된다.**

- A.A. -

세상 모든 곳에서 회복 중인 중독자들이 자신의 새로운 삶을 살기 위해 12-단계를 사용한다. 우리의 친교는 계속해서 성장하고 있다. 그것이 커질수록 성장도 빨라진다. 왜? 이 프로그램은 우리의 영을 생명으로 되돌리기 때문이다.

세상 모든 곳에서 우리 중 많은 사람들이 죽어가고 있었다. 그러나 지금 우리는 *생명과 사랑이 충만한 삶*을 살고 있다. 우리는 세상을 생명으로 되돌리고 있다. 우리의 경험과 힘, 그리고 희망을 나눔에 따라 우리는 다른 사람들이 생명으로 되돌아가기 위해 우리와 함께 할 수 있도록 돕는다.

**♧ 오늘의 기도**

더 높은 힘이여, 오늘 내가 단주할 수 있도록 도우시고 나와 그리고 당신의 뜻을 행하는 모든 이들의 길을 안내하소서.

**♧ 오늘의 행동**

오늘, 나는 12-단계의 메시지를 전파할 수 있는 세 가지 방법을 생각해 보겠다.

## 12-6

**모든 전사(warrior) 중에서 가장 강력한 두 가지가 있다.**
**- 시간과 인내가 그것이다.**

- Leo Tolstoy -

회복에서 우리가 첫 번째로 배우는 것은 시간에 관한 것이다. 이전에는 우리는 시간을 압박하면서 그것을 마음대로 조종하려고 노력했다. 우리는 모든 일과 모든 사람에 대해 황급히 서둘렀다. 우리는 '빨리 고치기'를 원했다. 그러나 프로그램은 우리에게 *느긋하게 하라*고 말한다. 편안하게 하라.

우리는 평생 단주할 수 있다고 생각할 수 없을지도 모른다. 그래서 오늘 하루만 단주하기 위해 노력하라고 배운다. 우리는 프로그램을 한 번에 하루씩 실행하는 것을 배운다.

그리하여 우리는 시간이 우리의 친구가 될 수 있음을 배우고 있다. 시간은 모든 것을 단숨에 해치우지 않는 우리의 더 높은 힘의 방식이다.

### ♧ 오늘의 기도

더 높은 힘이여, 당신은 나의 스승입니다. 내 모든 배움은 당신을 통해서 이루어집니다. 이것을 받아들이도록 도우소서. 나의 시간을 현명하게 사용하도록 가르치소서.

### ♧ 오늘의 행동

오늘, 나는 도움이 되지 않는 시간 사용의 다섯 가지 방법을 기록하겠다. 나는 시간을 내 친구로 만들기 위해 애쓰겠다.

## 12-7

**우리는 생명으로부터 이득을 얻기 위해서가 아니라
생명에 보탬을 주기 위해 여기에 있다.**

- Sir William Osler -

우리는 프로그램에서 봉사라고 하는 단어를 듣는다. 봉사란 우리가 타인을 위해서 하는 일을 말한다. 그것은 우리 프로그램의 핵심이다. 이유는 간단하다. 더 높은 힘과 타인에 대한 봉사는 우리의 *자기중심적인 이기심을 허물어* 버리기 때문이다.

봉사는 우리를 세상으로 다시 돌려보낸다. 우리가 다른 사람을 위해 커피를 준비하고 의자를 정리하거나 모임에서 자기 이야기를 전할 때 진실로 공동체의 한 구성원이 된다. 집안 심부름을 하고 식사준비와 집안일을 도울 때 우리는 진실로 가족의 일부임을 느낀다.

"오늘 나를 사용하여 다른 사람을 돕게 하소서"라고 기도할 때 우리는 진실로 더 높은 힘과 연결된다. 봉사는 자기중심적인 이기심으로 인한 외로움을 이길 수 있게 한다.

### ♧ 오늘의 기도

더 높은 힘이여, 내가 당신과 타인을 위한 봉사를 할 수 있도록 도우소서. 나를 필요로 하는 곳을 보여주소서.

### ♧ 오늘의 행동

오늘을 봉사의 날로 정하겠다. 나의 기술을 필요로 하는 곳을 찾아보겠다. 내가 얼마나 가치 있게 느껴지는지 보겠다. 내가 타인으로부터 받을 것임을 알기에 또한 타인에게 나를 제공하겠다.

## 12-8

**열두 살이 되었을 때 나는 내가 천재임에 틀림없다고 생각했지만 아무도 그것을 알아채지 못했다.**

- John Lennon -

우리 모두는 자신에 대해 비밀스런 생각을 가지고 있다. 우리는 얼마나 자주 '만일 그들이 그것을 안다면...' 하고 생각했던가? 하지만 우리가 다른 사람들을 관찰해 볼 때, 비밀이란 그렇게 은밀하지 않음을 알게 된다. 우리는 종종 사람들이 행동하는 방식을 통해 그가 자신을 어떻게 보고 있는지 추측할 수 있다. 우리는 모두 *자신의 비밀을 행동으로 나타낸다.*

믿음이란 우리의 비밀에 대해 더 높은 힘을 신뢰하는 것이다. 타인을 믿는다는 것은 우리의 은밀한 감정에 대해 그들을 신뢰한다는 것이다.

왜 이러한 비밀을 나누어야 하는가? 우리가 알코올이나 약물, 혹은 다른 중독에 빠져 살 때 우리는 너무도 많은 비밀 속에서 살았다. 우리는 자신을 타인으로부터 분리시키는 이러한 비밀들을 포기해야 한다. 우리는 삶을 위해 타인들을 필요로 한다. 우리의 맑은 정신은 타인들과 친밀해져야 한다.

### ♧ 오늘의 기도

신이여, 내가 다른 사람에게 이야기하는 것을 부끄러워하지 않는 삶을 살도록 나를 도우소서. 내가 당신과 그리고 다른 사람들을 아무 부끄러움 없이 만나게 하소서.

### ♧ 오늘의 행동

오늘, 나는 내 비밀 중의 한 가지를 내가 사랑하는 친구와 나누겠다.

## 12-9

**공동의 적 보다 더 강력한 우정의 끈은 없다.**

- Frankfort Moore -

우리의 치료 공동체는 중독이라고 하는 공동의 적에 대항하는 친교의 자리이다. 우리의 결속은 회복할 수 있는 힘을 준다. 우리는 비록 상대방의 이름을 몰라도 그들이 단주할 수 있도록 하기 위해 무엇이든 한다.

우리의 질병은 많은 것을 빼앗아갔다. 그러나 그것은 또한 우리에게 많은 것을 주었다. 우리는 수백만의 새로운 친구를 얻었다. 세계 어디를 가든지 우리의 멤버를 만날 수 있다. 새로운 삶의 방식은 우리가 나누는 친교의 힘에 달려있다. 우리는 그것을 약화시킬 수 있는 어떠한 것이라도 해서는 안 된다.

당신이 모임에 나가고 싶지 않을 때에는 자신을 위해서 만이 아니라 그들을 위해서 나가라. 그들은 *당신을 필요로 한다.*

### ♧ 오늘의 기도

더 높은 힘이여, 당신은 나에게 치료 공동체를 주었습니다. 이제 내가 그것을 지속시킬 수 있도록 도우소서. 내가 공동체를 필요로 하듯이 공동체는 나를 필요로 합니다. 내가 원하지 않을 때에도 그들에게 줄 수 있도록 도우소서.

### ♧ 오늘의 행동

오늘, 나는 프로그램에 무엇인가를 제공하겠다. 나는 새로운 친구를 부르고 모임에서 자원봉사를 하거나 혹은 한 잔의 차를 제공하겠다.

## 12-10

**제공하는 친절이 사랑을 창조한다.**

- 노자 -

우리가 병들어 있었을 때, 우리는 받는 사람들이었다. 이제 우리는 변화했다. 이제 우리는 주는 사람들이다. 준다는 것은 회복에서 중요한 부분을 차지한다. 우리는 그것을 봉사라고 부른다. 우리의 프로그램은 보호, 존중, 그리고 봉사에 기반하고 있다. 프로그램은 "우리 생활의 모든 면에서도 이러한 원칙을 실천"하라고 말한다.

모임에 일찍 나가서 커피를 준비하든지 혹은 메시지를 전하러 가든지 그것은 모두 우리 자신을 주는 일이다. 우리는 자신을 내어줌으로써 그것이 중요함을 알 수 있다. 자신을 내어줌으로써 우리는 보다 더 잘 사랑할 수 있는 방법을 알 수 있다.

회복 안에서 *치유하는 힘은 사랑이다.* 타인들에게 사랑과 친절을 제공할 때 우리가 치유된다. 왜 그럴까? 타인에게 친절과 사랑을 베풀 때 사람은 성장하기 때문이다.

### ♧ 오늘의 기도

더 높은 힘이여, 당신의 도움을 받아 친절과 사랑을 제공하는 사람이 되겠습니다. 당신의 친절을 나누어 줄 방법을 찾겠습니다.

### ♧ 오늘의 행동

오늘, 나는 다른 사람들에게 봉사할 수 있는 다섯 가지 방법의 목록을 만들겠다. 그 중 최소한 한 가지를 오늘 실천에 옮기겠다.

## 12-11

**습관을 파괴할 때 새로운 세계가 나타난다.**

- Tuli Kupferberg -

우리는 회복하고 있다. 우리는 알코올과 약물, 그리고 다른 중독 행동을 중단하였고 그러자 마치 마술과도 같이 *새로운 세계가 나타났다.* 단주생활은 사람의 생명을 확실히 흔들어 깨운다.

매순간 우리의 세계를 흔들어 깨우는 것은 대단한 일이다. 그리하여 우리는 하나만이 아니라 여러 개의 세계가 있음을 본다. 성장할 때마다 우리는 새로운 세계로 진입하며 새로운 것들을 배운다. 물론 중독도 한때는 새롭고 자극적인 세계였다. 그러나 우리는 덫에 걸렸고 출구를 찾을 수 없었다. 우리의 더 높은 힘이 우리를 자유롭게 해야 했다.

우리는 새로운 세계를 찾기 위해 노력해야 한다. 그러나 우리는 항상 더 높은 힘과 함께 함으로써 정직과 사랑, 그리고 신뢰가 가득한 세계를 찾아가야 한다.

### ♧ 오늘의 기도

더 높은 힘이여, 새로운 세계로 나를 인도하여 충만한 삶에 대해 더 많이 배우게 하소서.

### ♧ 오늘의 행동

나는 오늘, 새로운 세계에 발을 들여놓을 수 있는 세 가지 방법의 목록을 만들겠다. 예를 들면 새로운 책을 읽고, 박물관에 가 보고, 새로운 음식을 먹겠다.

## 12-12

**신은 우리에게 12월에도 장미를 꽃 피울 수 있다는 기억을 주셨다.**

- James M. Barrie -

당신이 술에 취해 있었을 때를 기억하는가? 그 수치심을 기억하는가? 그 외로움을 기억하는가? 그 거짓과 멈추기 위한 몸부림을 기억하는가? 그 무력감과 절망감을 기억하는가?

또한 당신은 자신이 질병에 걸려있다는 것을 믿기 시작했을 때 그것이 어떻게 느껴졌는지 기억하는가? 당신은 수치심에서 벗어났다. 모임에서 주위를 돌아보면서 자신이 거기에 소속되어 있음을 알았을 때의 느낌을 기억하는가? 당신은 외로움에서 벗어났다. 가족들이 당신을 다시 신뢰하기 시작했을 때를 기억하는가? 당신은 거짓에서 벗어났다.

단주생활은 우리에게 많은 장미를 선사했다. 그것을 기억함으로써 우리는 그것들을 신선하게 유지할 수 있다.

### ♧ 오늘의 기도

*잊지 않게 하소서.* 왜냐하면 한 잔의 술과 한 알의 약이 당신을 잃어버리게 만들기 때문입니다.

### ♧ 오늘의 행동

오늘, 나는 신뢰하는 친구를 만나 내가 술 마시는 동안 어떤 생활을 했으며 또한 내가 어떻게 맑은 정신을 되찾게 되었는지 이야기하겠다.

## 12-13

### 삶을 살라. 그리고 타인을 살게 하라.

- A.A. 슬로건 -

중독에 빠져 있었을 때, 우리는 아무 것도 보살피지 않았다. 우리는 다른 사람들을 보살피지 않았으며 그렇게 하고 싶었어도 할 수 없었다.

또한 우리는 자기 자신을 보살피지 않았다. 우리는 자신에게 나쁜 일이 일어나도록 방치해 두었다. 그리고 우리는 생활을 보살피지 않았다. 우리는 아무 목표도 없었고 취미도 만들지 않았으며 꽃향기를 맡지도 않았다.

회복과 함께 우리는 *보살피기 시작한다.* 우리는 타인과 자신, 그리고 생명을 돌본다. 우리의 맑은 정신이 다시 살아나고 심장에는 생명이 있다. 우리의 육체가 회복되고 다시 꿈꾸는 모험을 한다. 우리는 삶을 살고 있다!

**♧ 오늘의 기도**

더 높은 힘이여, 오늘 나에게 생명과 에너지를 불어넣어 주시고 나의 새 생명을 사랑하게 하소서.

**♧ 오늘의 행동**

오늘, 나는 내가 살아있음에 집중하겠다. 내가 숨을 들이마실 때 나는 자연에서부터 더 많은 생명의 에너지를 흡입하겠다.

## 12-14

**꿈을 굳세게 붙들라.**
**만일 꿈이 죽는다면 삶은 날개가 부러진 새와 같다.**

- Langston Hughes -

중독이 심해짐에 따라 많은 꿈들이 사라져 갔다. 우리는 상실의 아픔을 느꼈지만 그것을 말할 수 없었다.

회복과 함께 우리는 다시 꿈꿀 수 있게 되었다. 우리의 삶을 가족과 함께 나누고 친구가 다시 돌아오는 꿈이다. 그것은 술 생각을 없애 준다. 자부심과 자기 존중의 꿈을 다시 꾼다. 그것은 끔직한 수치심을 없애준다.

"꿈을 굳세게 붙들라..." 우리의 꿈은 미래에 대한 소망이다. 거기에는 우리가 되고 싶어 하는 그림이 담겨 있다. 우리는 꿈속에서 우리의 맑은 정신은 비상한다. 신과 다른 사람들, 그리고 우리 자신과 가까워짐을 느낀다. 신이여, 감사합니다. 우리는 다시 꿈꿀 수 있습니다.

### ♧ 오늘의 기도

더 높은 힘이여, 나의 날개를 고쳐주심에 감사합니다. 내가 날아갈 때 나를 인도하소서.

### ♧ 오늘의 행동

오늘, 나는 꿈꾸는 시간을 가지겠다. 내 꿈을 내가 사랑하는 사람들과 나누겠다.

## 12-15

**당나귀는 당나귀에게 돼지는 돼지에게 아름답다.**

- 영국 격언 -

술에 취해 행동이 통제되지 않는 사람을 만났을 때 우리는 그의 내면에 숨겨져 있는 아름다운 사람을 볼 수 있는가? 우리가 할 수 없다면 누가 할 것인가? 12-단계는 우리가 아직도 고통 받고 있는 중독 환자들을 도와야 함을 일깨운다.

우리들 대부분은 과거를 돌아보고 우리의 모습을 볼 수 있어야 하기 때문에 이 과제가 주어진 것이다. 우리는 그 때 거기에 있었다. 우리는 아무 의미 없는 세상의 함정에 빠져 있는 것이 어떠한 것인지 안다. 그 기억이 희미해졌다면 우리는 1단계로 돌아가야 한다.

만일 술에 취한 사람을 보고 화를 낸다면 그것은 우리가 과거를 잊어버렸다는 신호다. 기억하라, "그러나 신의 은혜로..."

### ♧ 오늘의 기도

더 높은 힘이여, 나의 과거와 현재를 기억하게 하소서. 이것은 내가 아직도 고통 받고 있는 중독 환자들을 돌볼 수 있게 합니다.

### ♧ 오늘의 행동

오늘, 나는 나의 질병을 존중하겠다. 나는 술이나 약에 취한 사람의 내면에 숨겨져 있는 아름다움을 찾아보겠다.

## 12-16

**자선은 정당한 이유가 있는 사람을 위한 것이 아니라
필요로 하는 사람을 위한 것이다.**

- 독일 격언 -

자선이란 단순히 좋은 목적을 위해 돈을 내는 것이 아니다. 자선은 기꺼이 줄 수 있는 마음을 가지는 것이다. 자선은 새벽 두 시에 어려움에 처한 친구를 돕는 것이다. 자선은 부탁받지도 않았는데도 모임에 일찍 나가서 커피를 나누는 것이다.

봉사는 12-단계가 말하는 자선이다. 봉사와 자선은 생활방식이다. 우리는 우리를 필요로 하는 곳을 본다. 그리고 그들을 돕기 위해 노력한다. 우리의 가치관과 가슴이 어떻게 도울 것인지 가르쳐 줄 것이다.

*봉사는 우리 프로그램의 중요한 부분을 차지한다.* 봉사는 우리 자신만이 아니라 타인을 생각하게 한다. "그것이 나와 무슨 관계야?"하고 묻는 것을 멈춘다. 타인을 위한 행동은 우리 모두를 위한 것이다. 단주생활은 우리 모두를 위한 것이다. 마음의 평화는 우리 모두를 위한 것이다.

### ♧ 오늘의 기도

더 높은 힘이여, 당신은 나에게 많은 재능을 주셨습니다. 이 재능들이 어떻게 세상을 더 좋은 곳으로 만들 수 있는지 보게 하소서. 나 자신을 주는 것은 당신을 신뢰하는 일이고 또한 나 자신을 신뢰하는 일입니다.

### ♧ 오늘의 행동

오늘, 나는 내 재능의 목록을 만들겠다. 그리고 그것을 가지고 타인들을 도울 수 있는 방법을 생각해 보겠다.

## 12-17

**장미와 가시, 그리고 슬픔과 기쁨은 서로 연결되어 있다.**

- Saadi -

우리가 술을 마시고 약물을 복용하던 시절에는 감정을 스스로 조절할 필요가 없었다. 우리는 감정을 알코올이나 약물로 지워버렸다. 알코올과 약물을 놓아버리고 삶으로 다시 돌아오니 여러 가지 감정들이 되살아나기 시작한다.

그러나 회복하고 있는 지금에도 우리는 너무 많은 행복을 두려워한다. 우리가 슬픔과 고통을 원하지 않는다는 것은 사실이다. 하지만 감정은 그것이 긍정적이든 부정적이든 계속해서 우리에게 다가온다.

그래서 우리는 그것들을 처리해야 한다. 우리는 감정을 통제하는 방법을 배우고 있다. 우리는 그것들을 처리할 수 있을 만큼 강해지고 있다. 프로그램에서 함께 하는 친구들의 도움으로 그리고 더 높은 힘의 도움으로 우리는 삶을 살 준비가 되었다.

♧ **오늘의 기도**

더 높은 힘이여, 나는 충만한 삶을 원합니다. 그러나 나는 조금 두렵기도 합니다. 오늘 *나의 감정을 잘 처리하기 위해 무엇을 해야 하는지* 알 수 있도록 나를 도우소서.

♧ **오늘의 행동**

오늘, 나는 내 감정을 개방하겠다. 유쾌한 감정을 즐기고 나누겠다. 힘든 감정에 대해서는 기도를 하고 친구를 불러서 도움을 요청하겠다.

# 12-18

**우리가 두려워해야 할 오직 한 가지는 두려움 바로 그것이다.**

- Franklin D. Roosevelt -

중독에 빠져 있었을 때 우리는 수많은 두려움을 가지고 있었다. 어떤 이들은 실패를 두려워했다. 그래서 우리는 충분히 시도해보지 못했다. 혹은 항상 너무 힘들게만 노력했다. 두려움을 잊기 위해 음주를 했지만 그것은 없어지지 않았다. 오히려 악화되었다.

이제 우리는 두려워할 필요가 없음을 안다. 우리의 삶을 더 높은 힘과 함께 할 때 우리는 안전하다. *신뢰는 두려움을 치유한다.*

여전히 두려움은 우리의 내부에서 되살아나곤 한다. 그래도 괜찮다. 그것은 정상이다. 단주생활은 너무나 새로운 것들이 많아서 다음에 무슨 일이 일어날지 우리는 다 알지 못한다.

더 높은 힘을 신뢰하는 것을 항상 기억하는 것은 어려운 일이다. 더 높은 힘의 말씀을 항상 실행한다는 것은 어려운 일이다. 항상 믿음을 가지는 것도 어려운 일이다. 우리는 두려움을 더 높은 힘에게 맡기는 것을 연습해야 한다.

**♧ 오늘의 기도**

더 높은 힘이여, 내가 두려울 때 나와 함께 하소서. 당신을 신뢰해야 함을 기억하도록 도우시고 나의 두려움이 그렇게 못하도록 할 때에도 그렇게 할 수 있도록 도우소서.

**♧ 오늘의 행동**

오늘, 나는 두려움을 인지하고 알아차리겠다. 그리고 내가 두려워질 때 마다 기도하겠다.

## 12-19

### 진실은 사실보다 더 중요하다.

- Frank Lloyd Wright -

회복이 시작되기 전에 우리는 중독에 대한 잘못된 사실에 의존해왔다. 우리는 "마음만 먹으면 끊을 수 있어"라든지 "우리 가족과 함께 산다면 당신도 마실 수밖에 없을 거야."등과 같이 말해왔다.

그러나 진실은 우리가 조절불능의 상태라는 것이었다. 우리는 생활을 처리할 수 없었다. 우리는 병들었고 두려움에 떨고 있었다. 그러나 누군가 그렇게 말하면 우리는 그것을 부정했다.

우리 프로그램의 핵심을 이루고 있는 정직은 진실에 관한 것이다. 모임을 시작할 때 우리는 "알코올 중독 환자 ...입니다", "약물 중독 환자 ...입니다."라고 말함으로써 우리가 누구인지에 대한 진실을 말한다. *진실은 우리를 중독에서 해방시킨다.* 진실은 우리를 치유하고 편안함을 준다. 그것은 마치 추운 겨울밤의 담요와도 같다.

♧ **오늘의 기도**

더 높은 힘이여, 내가 정직한 사람이 되도록 도우소서. 진실에 직면하고 그것을 말할 수 있는 힘을 주소서.

♧ **오늘의 행동**

나는 오늘, 삶에 대해 정직하지 못했던 세 가지의 목록을 만들겠다.

# 12-20

**빛을 퍼뜨리는 데에는 두 가지 방법이 있다 : 스스로 빛이 되는 것과 그 빛을 반사시키는 거울이 되는 것이다.**

- Edith Wharton -

우리의 더 높은 힘은 빛이다. 그리고 우리는 거울이 되어 그 온화한 사랑의 빛을 되비춘다.

그러나 우리가 술을 마시던 시절에는 스스로 빛이 되고자 했다. 우리는 사람들을 조종하고 싶어 했다. 우리 중 많은 사람들은 *조절되지 않는 자신을 숨기기 위해* 이와 같이 행동했다. 우리는 조절할 수 없다는 것을 인정함으로써 행복해질 수 있다는 것을 결코 생각할 수 없었다.

회복이 시작되면서 거울이 되는 것은 좋은 것이라는 것을 받아들인다. 더 높은 힘에 대해 우리를 인도하는 빛으로 받아들인다. 우리는 더 높은 힘이 얼마나 우리를 사랑하는지를 되비추어 보여주는 거울이 되고 싶어 한다.

### ♧ 오늘의 기도

더 높은 힘이여, 당신이 나에게 주신 빛과 따뜻함에 감사하나이다.

### ♧ 오늘의 행동

나는 오늘 밤, 초를 켜서 거울 앞에 두고 촛불과 거울이 방안을 어떻게 비추는지 살펴보겠다.

## 12-21

### 요청받기 전에는 충고하지 말라.

- Desiderius Erasmus -

만일 누군가가 당신의 충고를 원한다면 그는 그것을 요청할 것이다. 이것이 12-단계 프로그램에서 우리가 사람들을 가담시키기 위해 분주하게 애쓰지 않는 한 가지 이유이다.

사람들은 우리에게 충고해 주기를 요청할 것이다. 그들은 우리가 어떻게 변화했는지 보게 될 것이며 *우리가 가지고 있는 희망과 힘*을 원할 것이다. 우리가 해야 하는 것은 그것들을 어디서 발견했는지 그들에게 알려주는 일이다. 그것은 A.A.나 N.A., 혹은 다른 12-단계 모임이다.

우리는 그들에게 무엇을 하라고 말하지 않는다. 그들에게 우리 자신의 이야기를 할 뿐이다. 우리가 과거에 어떠했고 무슨 일이 일어났고 그리고 지금 우리가 어디에 있는지를. 그리고 우리는 그들을 우리 모임에 초대한다.

**♧ 오늘의 기도**

더 높은 힘이여, 나의 충고를 요청하는 이에게 프로그램의 치유의 메시지를 전하도록 도우소서.

**♧ 오늘의 행동**

나의 도움을 원하는 사람을 위해 시간을 낼 것을 결심하겠다.

## 12-22

**서로 다르면서 동시에 문제가 없는 것은 가능한 일이다.**

- Anne Wilson Schaef -

우리 모두는 특별하다. 어떤 면에서 우리는 모두 다르다. 그것은 또한 좋은 일이다. 왜냐하면 우리 모두가 똑같다면 매우 지루할 것이기 때문이다.

때로는 우리는 자신의 특별한 점을 숨기려 했다. 우리는 남과 다른 것을 원하지 않았다. 그러나 남과 다른 점이 우리를 특별하게 만든다. 우리 중 어떤 이는 유머 감각이 뛰어나다. 또 어떤 이는 물건을 고치는 기술이 뛰어나다. 어떤 이는 아름다운 예술품을 만들 수 있으며 또 어떤 이는 아이들과 잘 어울린다.

더 높은 힘은 우리들을 서로 다르게, 그리고 독특하게, 또한 아름다운 눈송이로 만들었다.

### ♧ 오늘의 기도

더 높은 힘이여, 당신이 주신 특별한 선물을 당신의 뜻대로 사용할 수 있도록 도우소서. *타인들과 함께 나눌 수 있는 특별한 것*을 감사하게 하소서.

### ♧ 오늘의 행동

내가 가지고 있는 특별한 점 한 가지에 대해 생각해 보겠다. 그것에 대해 나의 후원자와 이야기하겠다.

## 12-23

**우리는 기꺼이 주어야 할 뿐 아니라
흔쾌히 받을 수 있어야 한다.**

- <희망에 관하여>에서 -

우리 중 많은 사람들은 중독에 빠져 있었을 때 다른 사람에게서 너무나 많을 것을 빼앗아 갔기 때문에 지금은 남들에게 아무것도 요청하지 않을 수 있다. 도움을 요청하는 것을 두려워한다면 필요한 것을 얻을 수 없다. 사실 우리 중 많은 이들은 받기보다는 주려고만 한다.

회복에서 우리는 빼앗는 것과 받는 것의 차이를 이해해야 한다. 타인에게 주는 것은 중요한 일이다. 타인으로부터 받는 것도 중요한 일이다. 영적으로 성장함에 따라 *우리는 선물을 받는 것을 배운다.* 단주라고 하는 선물이 이것을 가르쳐 준다. 우리는 세상이 우리에게 준 선물을 부끄러움 없이 받아야 한다.

우리는 특권을 받았다. 만일 우리가 기꺼이 받으려 한다면 신은 우리를 사랑하고 많은 것은 줄 것이다.

### ♧ 오늘의 기도

더 높은 힘이여, 당신의 선물을 기꺼이 받을 수 있도록 도우소서. 내가 이 세상의 모든 행복을 누릴 특권을 받았음을 보게 하시고 그것을 믿을 수 있도록 도우소서.

### ♧ 오늘의 행동

오늘, 나의 친구가 나에게 제공한 것에 대해 숙고해 보겠다. 그리고 그 친구에게 감사를 전하겠다.

## 12-24

**우리는 단결해야 합니다.**
**그렇지 않으면 우리는 흩어져버릴 것 입니다.**

- Benjamin Franklin -

우리는 혼자서는 단주하지 못했고 그것을 유지할 수도 없었다. 우리의 프로그램은 이것을 할 수 있게 한다. 이것이 12–단계가 왜 그렇게 중요한가 하는 이유이다.

우리는 필요할 때마다 기꺼이 프로그램에 봉사를 제공해야 한다. 어떤 친구가 전화를 해서 음주충동을 느낀다고 했을 때 우리는 단지 애석하다는 말만 하지 않는다. 우리는 그를 만나서 모임에 참석시킨다. 우리의 생존은 이러한 행동에 달려있다.

우리는 메시지를 전해야 한다. 그러나 메시지는 말로 전하는 것이 아니라 행동으로 전하는 것이다. 우리는 *행동을 기반으로 형성된 친교*를 나눈다. 그것은 사랑의 안내를 받는 친교이다. 우리의 단주생활을 유지시켜 주는 것은 말이 아니다. – 그것은 행동이다.

**♧ 오늘의 기도**

더 높은 힘이여, 나의 도움이 필요 할 때 마다 항상 준비되어 있게 하소서. 나의 이기적인 자아의지를 밀어낼 수 있는 힘을 주소서.

**♧ 오늘의 행동**

오늘, 나는 우리 모임의 동료들을 생각해 보겠다. 누가 나의 도움을 필요로 할까? 나의 도움을 필요로 하는 이에게 전화를 하고 방문하겠다.

## 12-25

**사랑이란 자신의 행복을 타인의 행복 안에 두는 것이다.**

- Gottfried Wilhelm von Leibnitz -

이제 우리는 회복되고 있으므로 어느 때 보다도 사랑이 필요함을 느낀다. 우리는 알코올을 섭취하여 기분 좋게 느낌으로써 사랑에서부터 도피하려 했다. 그러나 그렇게 되지 않았다. 중독은 우리를 사람들로부터 단절시켰다.

우리는 사랑에 대한 필요를 어떻게 채우는가? 다음과 같은 사실을 숙고할 수 있다: 사람들은 언제나 우리에게 사랑의 기회를 준다. 단지 우리가 그것을 못 볼 따름이다. 누군가가 함께 회복되기 위해 모임에 나오는 모든 순간은 사랑의 기회이다. 사랑은 전부 아니면 전무와 같은 것이 아니다.

*사랑의 여린 싹은 모든 곳에 존재한다.* 그것을 찾도록 하라. 그리고 그것을 즐기라. 그것을 타인들에게 제공하라.

♧ **오늘의 기도**

더 높은 힘이여, 사랑은 당신으로부터 옵니다. 그것을 보고, 느끼고, 또한 주게 하소서.

♧ **오늘의 행동**

나는 오늘, 내 눈에 띄는 세 사람을 보고 그들에게 미소로써 사랑을 전하겠다.

## 12-26

**누군가에게 감정적으로 헌신하는 것은 매우 어렵다.**
**그러나 혼자서 사는 것은 불가능하다.**

- Stephen Sondheim -

관계를 가지는 것은 어려운 작업임을 직시하자. 그러나 우리는 행운아들이다. *회복은 관계에 관한 것이다.* 우리는 관계를 가지는 방법을 배운다. 우리는 다른 사람의 말을 경청하고 말하는 법을 배운다.

1단계에서 우리는 자신과 새로운 관계를 시작한다. 2단계와 3단계에서는 우리의 더 높은 힘과의 관계를 시작한다. 이후의 단계에서는 가족 및 친구와의 관계를 개선한다.

후원자와의 관계에서 우리는 친구가 되는 것에 대해 배운다. 과거의 알코올과의 관계는 다른 사람들 그리고 더 높은 힘과의 관계로 바뀌고 있다.

### ♧ 오늘의 기도

더 높은 힘이여, 나의 모든 새로운 관계들에 대해 감사드립니다. 내가 다시 인간을 느끼는 방법을 가르쳐 주심에 감사드립니다.

### ♧ 오늘의 행동

오늘, 나는 단주생활을 통해 만들어진 모든 새로운 관계의 목록을 만들겠다.

## 12-27

**독서와 정신과의 관계는 운동과 신체와의 관계와 같다.**

- Joseph Addison -

좋은 생각은 우리를 성장시키는 씨앗이다. 우리는 모임에서 이야기를 듣는다. 우리는 후원자의 이야기를 듣는다. 우리는 프로그램에 관한 오디오 테이프를 듣는다. 그리고 우리는 책을 읽는다.

독서는 특별한 것이다. 그것은 우리가 혼자서 할 수 있는 것이기 때문이다. 원하는 대로 천천히 읽을 수도 있고 빨리 읽을 수도 있다. 인상적인 구절에 표시를 하고 그것을 몇 번이고 되씹을 수도 있다.

우리는 나름대로의 계획을 할 수 있다. 그러나 *출발하기 위해 우리는 도움을 필요로 한다.* 이것이 우리가 독서를 하는 이유이다. 그것은 생각해볼 만한 좋은 아이디어를 제공한다.

### ♧ 오늘의 기도

더 높은 힘 이여, 좋은 책을 통해 나에게 말씀하시고 나의 최선을 다해 배우게 하소서.

### ♧ 오늘의 행동

독서는 많이 읽을수록 더 쉬워진다. 오늘, 나는 내 마음이 더욱 건강한 사고를 하도록 프로그램의 필독서를 읽은 것을 자랑스러워하겠다.

## 12-28

**만일 절름발이와 같이 길을 걷는다면
당신은 머잖아 다리를 절게 될 것이다.**

- Seamas MacManus -

회복을 시작하기 전에 우리는 우리만큼 혹은 더 심한 사람들과 교제해왔다. 우리는 자신의 삶을 향상시키기 위해 노력하는 사람들을 증오하거나 비웃었다. 그들은 우리를 무서워했다. 그들은 마치 거울처럼 우리가 어떻게 길을 잃어버리게 되었는지 되비춰 주었다.

이제 우리는 회피해왔던 사람들과 함께 걷고 있다. 이제 우리는 무엇이 소중한 지 안다. 우리는 영적인 믿음을 가지고 있다. 이러한 가치와 믿음에 맞게 산다는 것은 어려울 수 있다. 따라서 우리는 스스로의 가치를 가지고 사는 사람들의 주위에서 살아야 한다.

우리는 *회복을 위해 타인들이 필요로 함*을 배운다. 1단계의 첫 번째 단어가 '우리'임을 기억하라. 우리는 생활에서 좋은 사람들을 필요로 한다. 듣고 싶어 하는 말만 하지 않는 진정한 친구를 필요로 한다. 잘못한 것을 말해주는 친구를 필요로 한다.

### ♧ 오늘의 기도

나는 종종 아무도 필요 없는 것처럼 행동합니다. 친구를 현명하게 선택할 수 있도록 도우소서. 나의 생명이 위기에 처해 있습니다.

### ♧ 오늘의 행동

오늘, 나는 한 친구를 선택하겠다. 그리고 우리가 서로를 더 잘 도울 수 있는 방법에 대해 대화하겠다.

## 12-29

**많은 사람들이 그것을 인식하지 못한 채**
**감정이라는 감옥에서 살고 있다.**

- Virgia Satir -

우리의 질병은 우리의 감옥이었다. 우리는 너무나 힘들었기 때문에 굉장히 나쁜 짓을 했음에 틀림이 없다고 생각했다. 그러나 우리가 자신의 질병을 야기한 것은 아니었다. 우리는 술 마신 것 외에 병에 걸릴만한 아무런 것도 하지 않았다. 엄밀하게 말하면 병에 걸린 것에 대해 우리는 책임이 없다.

그러나 *회복에 대해 우리는 책임이 있다.* 우리는 감옥에서 나왔지만 보호관찰 중이다. 보호관찰은 단순하다. 술을 마시거나 약물을 복용하지 않고 12-단계를 실천하는 것이다. 만일 이러한 단순한 규칙을 따른다면 우리는 사면될 것이다. 그리고 우리보다 위대한 힘만이 이러한 자유를 줄 수 있음이 명백하다.

### ♧ 오늘의 기도

더 높은 힘이여, 내가 자유를 얻게 하소서. 앞으로 24시간 동안 음주나 약물에 대한 충동에서 벗어나게 하소서. 당신의 도움으로 나는 자유를 얻을 수 있습니다.

### ♧ 오늘의 행동

오늘, 나는 내 질병에 대해 숙고해보겠다. 나는 도덕적인 결함이 있는 것이 아니다. 나는 위험한 질병에 걸려있다. 나의 질병에서 자유를 얻기 위해 어떻게 할 것인가?

## 12-30

### 단순하게 살아라.

- AA 슬로건 -

중독은 우리의 생각을 복잡하게 만든다. 1단계를 할 때 그것을 알게 된다. 우리는 여러 가지를 잃어버렸다. 우리는 기억상실을 겪었다. 우리는 변명을 했었고 스스로 그것을 믿게 되었다. 우리는 뒤죽박죽이었다. 생각을 해낼 수 없었다. 술 마시고 기분 내려고 하고는 그것을 잊어버렸다.

이제는 우리의 정신이 맑아졌다. 만일 우리가 프로그램대로 생활하고 단순하게 산다면 우리는 단주생활을 유지할 수 있다. 술이나 다른 약물을 사용하지 말라. 모임에 참석하라. 12-단계를 실천하라. 자신이 되라. 도움을 청하라. 더 높은 힘을 신뢰하라.

우리를 복잡하게 만드는 두 가지가 있다. 그것은 "나도 알아, 그렇기는 하지만...."과 "그래서 어쨌다고?"이다. 그것을 마음에 품지 말라. 단순하게 살아라.

**♧ 오늘의 기도**

더 높은 힘이여, 나의 회복에 감사드립니다. 오늘도 단주하게 하시고 맑은 정신으로 살도록 도우소서.

**♧ 오늘의 행동**

오늘, 나는 한 번에 한 가지씩, 그리고 단순하게 살겠다.

## 12-31

### 당신이 살아있는 모든 날들을 충만하게 살기를...

- Jonathan Swift -

오늘밤 자정, 새로운 한 해가 시작된다. 새해가 어떤 모습으로 다가올지 아무도 모른다. 그러나 새로운 한 해를 살아갈 때 우리는 회복의 정신을 굳게 붙잡을 것이라는 것을 신뢰할 수 있다. 새로운 한 해가 시작될 때 우리는 *새로운 삶의 방식을 기쁨으로* 맞이할 것이다. 우리의 의지와 생명을 더 높은 힘에게 맡길 것이다. 이렇게 하여 우리는 새해를 준비할 것이다.

**♧ 오늘의 기도**

더 높은 힘이여, 당신의 사랑의 팔 안에서 안전하게 한 해를 시작하게 하시고 나의 회복 프로그램을 실천하도록 하소서.

**♧ 오늘의 행동**

오늘, 자정이 되었을 때 나는 평온을 청하는 기도를 하겠다. 나는 깨어있는 오늘 하루를 읽고 기도하고 있을 모든 사람들을 생각하겠다. 우리는 회복 공동체이다.

# 역자 소개

**김 경 승**

- 부산대학교 의과대학 졸업
- 정신건강의학과 전문의
- 한국중독정신의학회장 역임
- 한국알코올상담협회장 역임
- 고담의료재단 마야병원장 및 마더스 병원장 역임
- 고담의료재단 마야병원장 및 • 마더스병원 정신건강의학연구원 원장
- 울산 남구 중독관리통합지원 센터 센터장

**주요저서 및 논문**

- 중독에서의 회복을 위한 심신자각치료 프로그램 깨어있는 온마음 MBRA (Mindfulness-Based Recovery from Addiction) 워크북
- 마음챙김 명상에 기초한 알코올의존 회복 프로그램 : 실험적 연구(2012)
- 윤동주 시편의 예술적 감동에 대한 정신의학적 고찰(1992)

**역서**

- 심신자각에 근거한 중독행동의 재발예방 하나의학사(2014)

중독의 근본적 치유와
영성훈련, 12단계 촉진을 위한

# 깨어있는 오늘 하루

초판인쇄일 : 2015년 4월 10일
초판발행일 : 2015년 4월 20일
저　　자 : Anonymous
옮 긴 이 : 고담의료재단 마야 • 마더스 병원 정신건강의학연구원 | 김경승
펴 낸 이 : 오 무 근
펴 낸 곳 : 도서출판 **하나의학사**
출 판 신 고 : 제25100-2013-000061호(1988. 4. 1)
주　　소 : 서울시 서대문구 거북골로7-7 하나빌딩 1층
전 화 번 호 : (02) 730-2555, 2556
팩　　스 : (02) 730-2557
이 메 일 : hanampc1@naver.com

정가 22,000원



ISBN 979-11-85696-13-3 93510